医学高职高专规划教材同步学习指导
湖南省精准健康扶贫基层卫生人才本土化培养规划教材

病理学学习指导

主　编　卜丹霞　刘圆月
副主编　毛　丽　侯菊花　丁　矢

供临床、护理、预防、中医、药学、检验、放射、康复等专业学生及精准健康扶贫定向医学生使用

科学技术文献出版社
SCIENTIFIC AND TECHNICAL DOCUMENTATION PRESS
·北京·

图书在版编目（CIP）数据

病理学学习指导 / 卜丹霞，刘圆月主编. —北京：科学技术文献出版社，2019. 10
ISBN 978-7-5189-5842-9

Ⅰ. ①病… Ⅱ. ①卜… ②刘… Ⅲ. ①病理学—高等职业教育—教学参考资料 Ⅳ. ① R36

中国版本图书馆 CIP 数据核字（2019）第 159348 号

病理学学习指导

策划编辑：张宪安　责任编辑：薛士滨　郭　蓉　责任校对：文　浩　责任出版：张志平

出 版 者　科学技术文献出版社
地　　址　北京市复兴路15号　邮编 100038
编 务 部　（010）58882938，58882087（传真）
发 行 部　（010）58882868，58882870（传真）
邮 购 部　（010）58882873
官方网址　www.stdp.com.cn
发 行 者　科学技术文献出版社发行　全国各地新华书店经销
印 刷 者　长沙鸿发印务实业有限公司
版　　次　2019 年 10 月第 1 版　2019 年 10 月第 1 次印刷
开　　本　787 × 1092　1/16
字　　数　405千
印　　张　17.25
书　　号　ISBN 978-7-5189-5842-9
定　　价　48.00元

编委会名单

作 者 名 单

主　　编　卜丹霞　刘圆月

副 主 编　毛　丽　侯菊花　丁　矢

编　　者　（按姓氏笔画排列）

丁　矢　常德职业技术学院

卜丹霞　岳阳职业技术学院

王炼词　长沙卫生职业学院

毛　丽　长沙卫生职业学院

邓之婧　益阳医学高等专科学校

刘　婷　湘潭医卫职业技术学院

刘圆月　益阳医学高等专科学校

杨　燕　岳阳职业技术学院

邹　进　岳阳职业技术学院

金　岚　常德职业技术学院

侯菊花　益阳医学高等专科学校

谢　川　益阳医学高等专科学校

彭　刚　湘潭医卫职业技术学院

潘　玲　常德职业技术学院

瞿晓晓　长沙卫生职业学院

主编简介

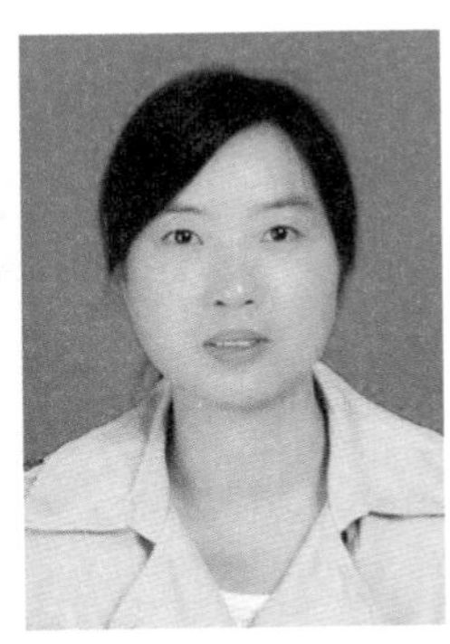

卜丹霞，女，硕士研究生、讲师、院级青年骨干教师。2011 年研究生毕业后即在岳阳职业技术学院基础医学部病理学教研室从事病理学教学工作。作为骨干人员参与院级精品课程、优质网络课程、优质核心课程《病理学》的课程建设。参与“十二五”规划教材和校本教材《病理学》的编写。担任校本教材《病理学实训指导》的副主编。参与多项省级科研项目，参与学院信息化教学设计大赛并获二等奖。

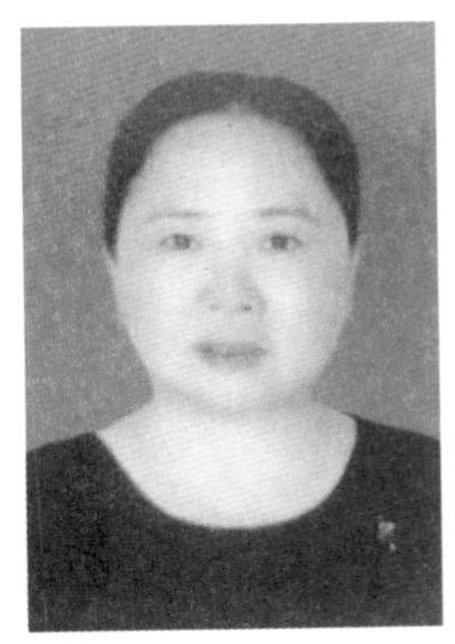

刘圆月，女，1988 年毕业于衡阳医学院临床医学专业，医学学士，病理学教授。担任益阳医专基础医学系病理教研室主任兼益阳医专附属医院病理科主任。具有高校教师资格和执业医师资格，属双师型教师。现为益阳市医学会病理专科学会主任委员，湖南省病理生理学会教学委员会委员，湖南省医学会病理学专业委员会委员。2015 年获得益阳市首届“周谷城教育奖”。曾 2 次获得益阳市科技进步一等奖，2 次获益阳市自然科学优秀学术成果奖。任本职工作以来 5 次被评为优秀教师；被学校授予首届“十佳班主任”、首届“师德标兵”的称号。主持省级教研教改课题 1 项，省级科研课题 2 项，参与省、厅、校级科研课题 13 项。在国家级刊物上发表论文 14 篇，其中 CSCD 4 篇，教研教改论文 6 篇。主编国家级教材 3 部，作为副主编参与教材编写 3 部，作为其他人员参编 2 部。

前　言

为了贯彻落实《国务院关于加快发展现代职业教育的决定》和《国务院关于印发国家职业教育改革实施方案的通知》等文件精神，推动我省医学职业教育发展，提升医学高职高专教学水平，积极推进学历证书和执业资格证书“双证书”制度，不断提升人才培训质量，特别是湖南省精准健康扶贫农村订单定向医学生的培训质量，根据湖南省卫生健康委员会领导指示，经益阳医学高等专科学校、湘潭医卫职业技术学院、岳阳职业技术学院、长沙卫生职业学院、常德职业技术学院、永州职业技术学院、娄底职业技术学院、湖南省卫健委培训中心等单位的院长、教务处长和有关系主任会议讨论，一致同意合作编写出版医学高职高专规划教材《人体解剖学学习指导》《生理学学习指导》《病理学学习指导》《药理学学习指导》《临床实践技能学习指导》五本配套教材。

人体解剖学、生理学、病理学、药理学是医学专业的主干课程，是最主要、最重要的医学基础课程，医学生必须学好这些基础主干课程，才能进一步学习其他医学基础课和临床课程。医学作为一门实践性很强的学科，不仅要求医师具有系统的理论知识，还必须具有熟练的医学专业技能。实践技能考试是医师资格考试的重要组成部分，只有通过实践技能考试，才有资格参加医学综合考试。

近几年来，随着专科层次的医学教育高职化，基础课被不同程度压缩，在有限的教学学时内，体现“必需、实用、够用”的原则，突出专业课程技术性和实用性，达到最佳的教学效果是十分重要的。因此本套学习指导教材编写结合了医学教育特点，以高职医学生专业培养目标和岗位实际需要为出发点，促进学生熟练掌握基础知识。

本套教材的编写目标是为基层培养具有高尚职业道德和良好专业素质，掌握专业知识和技能，能独立开展工作，能为社区居民提供基本医疗卫生服务的合格的卫生人才。本套教材供医学高职高专各专业在校学生学习使用，尤其适合精准健康扶贫农村订单定向医学生学习使用。

本套教材的编写以《人体解剖学》《生理学》《病理学》《药理学》规划教材和教学大纲为依据，以培养目标为导向，以职业能力培训为根本，体现职业教育对卫生人才的要求，突出“三基”即基本理论、基本知识、基本技能，强调“五性”即思想性、科学性、先进性、启发性和实用性。

本套教材编写风格一是坚持创新，体现以学生为中心的编写理念，以实现和满足学生的发展为需求。二是贯彻现代职业教育理念，体现“以就业为导向，以能力为本位，以技能为核心”的职业教育理念。三是突出技能培养，提倡“做中学、学中做”的“理实一体化”思想，突出应用型、技能型教育内容。

章节编排按照《人体解剖学》《生理学》《病理学》《药理学》规划教材的章节编章，每章包括学习目标、学习要点、自测试题和自测题答案四个部分。本套教材根据现行教学大纲和助理执业医师、执业护士考试大纲而编写，以帮助学生厘清思路、实施以点带面整体推进的单元整合教学策略，增强学生自主学习的兴趣和能力。《临床实践技能学习指导》依据《临床诊断学》《实验诊断学》《内科学》《外科学》等相关规划教材及《执业助理医师考试大纲》《卫生专业技术初级职称考试大纲》编写而成。

由于全国卫生技术资格考试和国家执业医师资格考试都采用客观选择题型，本书各章自测试题和附录模拟试卷也都采用客观选择题形式，分为Ⅰ型题、Ⅱ型题、Ⅲ型题和Ⅳ型案例分析题**4**大类。这有利于提高学生毕业考试、执业助理医师资格考试和卫生专业技术职称考试的应试能力。

参与本套教材编写的老师都具有丰富的教学经验，均为本书的编写付出了辛勤的劳动。本套教材的编写参考了许多国家级规划教材，并得到了湖南卫生健康委员会、各参编学校、科学技术文献出版社有限公司等单位领导的大力支持与帮助，在此一并表示诚挚的感谢！

由于学识水平和经验有限，加之时间仓促，本套学习指导教材难免会有不妥和有待完善之处，敬请广大读者批评指正。

医学高职高专规划教材同步学习指导
湖南省精准健康扶贫基层卫生人才本土化培养规划教材

编委会主任 刘建强

自测试题题型介绍

由于目前全国卫生专业技术资格考试和国家执业医师资格考试都采用客观选择题型。本书各章自测试题和附录模拟试卷也都采用客观选择题形式，分为Ⅰ型题、Ⅱ型题、Ⅲ型题和Ⅳ型题 **4** 大类。

Ⅰ单选题（**A1**、**A2** 型题）

由一个题干和五个备选答案组成，题干在前，选项在后。选项 **A**、**B**、**C**、**D**、**E** 中只有 **1** 个为正确答案，其余均为干扰答案。干扰答案可以部分正确或完全不正确，考生在回答本题型时需对备选答案进行比较，找出最佳的或最恰当的备选答案，排除似是而非的选项。

Ⅱ共用题干单选题（**A3**、**A4** 型题）

以叙述一个以单一患者或家庭为中心的临床情境，提出 **2** ~ **6** 个相互独立的问题，问题可随病情的发展逐步增加部分新信息，每个问题只有 **1** 个正确答案，以考查临床综合能力。

Ⅲ共用备选答案单选题（**B** 型题）

由 **2** ~ **3** 个题干和 **5** 个备选答案组成，选项在前，题干在后。一组题干共用上述 **5** 个备选答案，且每个题干对应一个正确的备选答案，备选答案可以重复选择或不选。

Ⅳ案例分析题（临床医学各专业"专业实践能力"科目特有题型）

案例分析题是一种模拟临床情境的串型不定项选择题，用以考查考生在临床工作中所应该具备的知识、技能、思维方式和对知识的综合应用能力。侧重考查考生对病情的分析、判断及其处理能力，还涉及对循证医学的了解情况。考生的答题情况在很大程度上与临床实践中的积累有关。

试题由一个病例和多个问题组成。开始提供一个模拟临床情境的病例，内容包括患者的性别、年龄（诊断需要时包括患者的职业背景）、就诊时间点、主诉、现病史、既往疾病史和有关的家族史。其中主要症状包括需体格检查或实验室检查才可得到的信息。随后的问题根据临床工作的思维方式，针对不同情况应该进行的临床任务提出。问题之间根据提供的信息可以具有一定的逻辑关系，随着病程的进展，不断提供新的信息，之后提出相应的问题。每道案例分析题至少 **3** ~ **12** 问，每问的备选答案至少 **6** 个，最多 **12** 个，正确答案及错误答案的个数不定（≥**1**）。考生每选对一个正确答案给 **1** 个得分点，选错一个扣 **1** 个得分点，直至扣至本问得分为 **0**，即不含得负分。

目　　录

第一章　绪　论

一、学习目标

（一）掌握人体病理学的研究方法；病理学的观察方法。

（二）熟悉病理学的内容和任务；实验病理学的研究方法。

（三）了解病理学在医学中的地位、作用和发展史。

二、学习要点

病理学是研究疾病的病因、发病机制、病理变化和转归的医学基础学科。它揭示疾病的本质和发生发展规律，为疾病的诊断、治疗、护理和预防提供科学的理论基础。它是基础医学与临床医学之间的桥梁，在医学教育、临床诊疗和医学研究中都具有重要作用。

（一）病理学的研究方法

1. 人体病理学的研究方法

（1）尸体剖检（尸检）：

1）概念：指对死者的遗体进行病理解剖及系统的形态学分析，是病理学最传统最主要的研究方法。

2）意义：

①明确诊断，查明死因，有助于验证临床诊断和治疗的正确性，为医疗事故和医疗纠纷提供依据；

②及时发现和确诊某些传染病、地方病和新发疾病；

③为科研和教学积累人体病理资料。

（2）活体组织检查（活检）：

1）概念：指用钳取、搔刮、穿刺、局部切取和手术摘除等方法从患者病变处获取病变组织进行病理诊断，是临床最为常用的病理学检查方法。

2）意义：

①明确诊断（术前、术中和术后）；

②指导治疗；

③估计预后。

（3）细胞学检查

1）概念：指通过采集病变处的细胞涂片染色后进行诊断的方法，如宫颈刮片细胞学检查和痰细胞学检查等。

2）意义：

①健康普查；

②肿瘤筛查。

2. 实验病理学研究方法，包括动物实验和组织细胞培养。

（二）病理学的观察方法

1. 大体观察。

2. 组织学和细胞学观察，组织切片最常用的染色方法是 HE 染色法。

3. 组织化学和细胞化学观察，如用 PAS 染色法显示细胞内糖原，用苏丹Ⅲ染色法显示细胞内脂滴等。

4. 免疫组织化学和免疫细胞化学。

5. 超微结构观察。

三、自测试题

【A1、A2 型题】

1. 病理学的研究内容不包括（　）

A. 病因　　B. 病变机体的功能代谢变化　　C. 治疗

D. 发病机制　　E. 病变组织器官的形态结构变化

2. 通过钳取、搔刮、局部切取和摘除等方法从患者病变处获取病变组织进行诊断，称（　）

A. 活检　　B. 尸检　　C. 细胞学检查

D. 动物实验　　E. 组织细胞培养

3. 为了查明某猝死患者的死亡原因，宜进行下列哪种检查方法？（　）

A. 活检　　B. 尸检　　C. 体格检查

D. X 线检查　　E. 细胞学检查

4. 某女，左乳腺发现一蚕豆大质硬肿块，你认为确诊的方法是（　）

A. 活检　　B. 细胞学检查　　C. 钼靶 X 线

D. 乳腺彩超　　E. CT 检查

5. 某可疑肺癌患者，首选病理学诊断方法是（　）

A. 痰细胞学检查　　B. 螺旋 CT　　C. 核磁共振

D. 粗针穿刺活检　　E. 组织培养

6. 诊断疾病最可靠的方法是（ ）
A. 望诊　B. 听诊　C. CT
D. X 线　E. 病理诊断

【A3、A4 型题】

（7～8 题共用题干）
患者，女，42 岁。孕 6 产 4。主诉：阴道不规则流血及臭水 9 月。自 9 月前生小孩后一直阴道不规则流血，白带多而臭，伴下腹部及解大便时疼痛，明显消瘦。临床诊断为子宫颈癌。
7. 首选病理学检查方法为（ ）
A. 宫颈细胞学检查　B. 宫颈锥切　C. 阴道镜检查
D. 宫颈诊刮术　E. 细胞培养
8. 上述病例宫颈细胞学检查发现细胞存在有一定的异型性，需进一步做什么检查?（ ）
A. 活检　B. 彩超　C. 宫颈锥切
D. 细胞培养　E. HPV 检查

【B 型题】

（9～13 题共用选项）
A. 活检　B. 尸检　C. 细胞学检查
D. 动物实验　E. 组织细胞培养
9. 病理学基本的研究方法是（ ）
10. 临床最为常用的病理学检查方法是（ ）
11. 用于健康普查是（ ）
12. 用于肿瘤筛查是（ ）
13. 良、恶性肿瘤的鉴别诊断用（ ）
（14～16 题共用选项）
A. HE 染色　B. 镀银染色　C. PAS 染色
D. 苏丹Ⅲ染色　E. 革兰染色
14. 病理切片最常用的染色方法是（ ）
15. 为显示细胞内脂滴，可选择（ ）
16. 为显示细胞内糖原，可选择（ ）

四、自测试题答案

1. **C**　2. **A**　3. **B**　4. **A**　5. **A**　6. **E**　7. **A**　8. **A**　9. **B**　10. **A**
11. **C**　12. **C**　13. **A**　14. **A**　15. **D**　16. **C**

第二章　细胞和组织的适应、损伤和修复

一、学习目标

（一）掌握萎缩、化生的概念、类型及意义；变性的概念、类型及病理变化；坏死的概念、类型及病理变化；再生的概念及各种细胞的再生能力；肉芽组织的结构和功能；一期愈合与二期愈合的条件与特点。

（二）熟悉肥大、增生的概念、类型及意义；坏死的结局；影响创伤愈合的因素。

（三）了解凋亡的概念；瘢痕组织的概念、病理变化及对机体的影响；骨折的愈合过程及影响因素。

二、学习要点

（一）细胞和组织的适应

当内环境发生改变或在各种轻微致损伤因素持久作用下，机体可通过改变其自身的代谢、功能和结构加以调整，以维持细胞在新环境下的活力和功能，这个过程称为适应。

适应从形态学上可表现为萎缩、肥大、增生和化生。

1. 萎缩

（1）概念：已发育正常的实质细胞、组织和器官体积的缩小。

（2）类型：

1）生理性萎缩：青春期后胸腺的萎缩、更年期后卵巢子宫的萎缩。

2）病理性萎缩：

①全身营养不良性萎缩：主要见于长期饥饿、慢性消耗性疾病。如恶性肿瘤晚期的恶病质。

②局部营养不良性萎缩：动脉粥样硬化引起的脑萎缩。

③压迫性萎缩：脑积水引起的脑萎缩，肾盂积水引起肾皮质、髓质萎缩。

④失用性萎缩：骨折固定后肢体萎缩。

⑤去神经性萎缩：脊髓灰质炎（小儿麻痹症）引起下肢肌肉萎缩。

⑥内分泌性萎缩：垂体功能低下引起肾上腺、甲状腺、性腺等器官萎缩。

（3）病理变化：

1）肉眼：器官体积缩小、重量减轻、质地变硬、颜色加深。

2）镜下：实质细胞体积缩小、数量减少。

（4）意义：

1）功能降低。

2）轻度萎缩→原因去掉→恢复正常。

3）持续性萎缩→细胞死亡。

2. 肥大

（1）概念：细胞、组织和器官的体积增大。

（2）类型：

1）生理性肥大：

①代偿性肥大：运动员的肌肉发达；

②内分泌性肥大：妊娠期的子宫。

2）病理性肥大：

①代偿性肥大：高血压病时左心室肥大；

②内分泌性肥大：垂体腺瘤分泌生长激素过多导致肢端肥大症。

（3）意义：

1）使肥大的组织、器官、功能增强，具有代偿意义。

2）过度肥大：呈失代偿状态。如心肌过度肥大→心力衰竭。

3. 增生

（1）概念：组织或器官的实质细胞数量增多，常导致组织或器官体积增大。

（2）类型：

1）生理性增生：月经期间子宫内膜的增生。

2）病理性增生：

①代偿性增生：缺碘时甲状腺滤泡上皮的增生、组织损伤后组织的修复性增生；

②内分泌性增生：雌激素过多刺激子宫内膜增生过长。

（3）意义：

1）增强细胞的功能，有代偿意义。

2）过度增生可逐渐发展为肿瘤。

4. 化生

（1）概念：由一种分化成熟的组织或细胞转化成为另一种分化成熟的组织或细胞的过程。

（2）类型：

1）上皮组织化生：

①鳞状上皮化生：最常见，常发生于支气管或宫颈的黏膜上皮；

②肠上皮化生：常见于慢性萎缩性胃炎。

2）间叶组织化生：骨化生、软骨化生。

(3) 意义:

1) 可增强局部组织对外界刺激的抵抗力，但却使原有的组织功能丧失。

2) 可引起细胞恶变，如支气管鳞状上皮化生和胃黏膜肠上皮化生是肺鳞状细胞癌和胃腺癌的病理学基础。

(二) 细胞可逆性损伤

细胞可逆性损伤称变性，是指细胞或细胞间质内出现了某些异常物质或原有正常物质数目显著增多，常伴不同程度的功能障碍。

1. 细胞水肿：最常见、病变最轻的变性。

(1) 概念：细胞内水、钠增多。

(2) 病因：感染、中毒、缺氧、高热等。

(3) 机制：病因→线粒体受损→ATP↓→Na^+-K^+泵功能障碍→Na^+、水进入细胞内。

(4) 好发部位：心、肝、肾等。

(5) 病理变化:

1) 大体：器官体积变大，包膜紧张，重量增加，色泽混浊，颜色灰白，似开水烫过。切面隆起，边缘外翻。

2) 镜下：细胞胀大，胞质疏松淡染，胞质中充满红色细微颗粒。严重时称气球样变。

(6) 意义:

1) 轻度细胞水肿（浊肿）时，原因消除，可恢复正常。

2) 重度细胞水肿（气球样变）时，病变细胞功能下降，可引起脂肪变性或细胞坏死。

2. 脂肪变性

(1) 概念：非脂肪细胞内出现脂肪滴或者脂滴增多。

(2) 病因：营养障碍、感染、中毒、缺氧等。

(3) 常见部位：肝（最常见）、心、肾等。

(4) 病理变化:

1) 大体：体积增大，包膜紧张，色黄，质软，有油腻感。

2) 镜下：细胞体积增大，胞质内出现大小不等的圆形空泡，苏丹Ⅲ染色呈橘红色。

3) 心肌脂肪变（慢性酒精中毒或缺氧）在左心室心内膜下形成红黄相间的斑纹，似虎皮斑纹，称虎斑心。

4) 心肌脂肪浸润：心外膜增生的脂肪组织沿间质伸入心肌细胞间。

(5) 意义:

1) 轻度脂变时，原因消除，病变细胞可恢复正常。

2) 重度脂变时，器官功能降低，如肝细胞脂肪变性（脂肪肝）→黄疸、肝功能障碍→肝硬化；心肌细胞脂肪变性（虎斑心）→心肌收缩力下降→心力衰竭。

3. 玻璃样变性

(1) 概念：在细胞或间质内出现均质、红染、半透明蛋白质蓄积。

(2) 类型:

1）血管壁玻璃样变性：发生于全身细小动脉壁，多见于缓进型高血压病和糖尿病。血管壁出现玻璃样物质沉积，管壁增厚变硬，管腔狭窄，导致血压升高、局部组织缺血。

2）纤维结缔组织玻璃样变：胶原纤维老化的表现，多见于瘢痕组织、动脉粥样硬化的纤维斑块。病变处肉眼灰白色，半透明，质韧，无弹性；镜下见胶原纤维增粗、融合，纤维细胞明显减少。

3）细胞内玻璃样变：各种原因引起细胞内蛋白质异常蓄积，形成均质、红染的圆形物质。如酒精性肝病，肝细胞内出现圆形、红染的玻璃样物质（Mallory 小体）；肾小球肾炎时肾小管上皮细胞内出现玻璃样小体。

4. 黏液样变性：细胞质内出现类黏液物质的积聚。常见于间叶组织肿瘤、营养不良的骨髓和脂肪组织等。

5. 淀粉样变：细胞间质内淀粉样蛋白质和黏多糖复合物积聚。HE 染色呈淡红色均质状物，刚果红染色呈橘红色，遇碘呈棕褐色，再加稀硫酸呈蓝色。

6. 病理性色素沉积：有色物质（色素）在细胞内外的异常蓄积。

（1）含铁血黄素：巨噬细胞吞噬、降解红细胞中的血红蛋白后所产生的 Fe^{3+} 与蛋白质结合而成。HE 染色呈金黄色或褐色颗粒，普鲁士蓝染色呈蓝色。生理情况下可见于肝、脾、淋巴结和骨髓等器官组织内，病理情况下可见于出血部位、溶血性疾病等。

（2）脂褐素：细胞自噬溶酶体内未被消化的细胞碎片残体，为黄褐色微细颗粒（脂质和蛋白质的混合体）。常见于慢性消耗性疾病萎缩的心肌细胞、肝细胞等。

（3）黑色素：黑色素细胞胞浆中的酪氨酸氧化聚合产生黑褐色细颗粒。常见于皮肤、黑痣、黑色素瘤等。

（4）胆红素：红细胞衰老后的产物，来源于血红蛋白，但不含铁。是正常胆汁的主要色素。血浆胆红素升高，患者皮肤黏膜黄染（黄疸）。

7. 病理性钙化

（1）概念：骨和牙齿之外的组织中固体钙盐沉积。

（2）病理变化：

1）肉眼：灰白色，颗粒状或团块状坚硬的物质，触之有砂粒感。

2）镜下：HE 染色呈蓝色。

（3）类型：

1）营养不良性钙化：钙盐沉积于坏死或即将坏死的组织或异物中。常见于结核病、血栓、动脉粥样硬化斑块、瘢痕组织等。

2）转移性钙化：由于全身钙磷代谢失调而导致钙盐沉积于正常组织内。主要见于甲状旁腺功能亢进、维生素 D 摄入过多、肾功能衰竭等。

（三）细胞不可逆性损伤

细胞不可逆性损伤即细胞死亡，表现为坏死和凋亡。

1. 坏死

（1）概念：活体内局部组织细胞的死亡。

（2）基本病变：

1）细胞核的变化：是坏死的主要形态标志，表现为核固缩、核碎裂、核溶解。

2）细胞质的变化：嗜酸性增强。

3）间质的变化：细胞外基质崩解液化成片状模糊无结构物。

（3）类型：

1）凝固性坏死：

①特点：坏死组织蛋白质凝固、失水变干。

②好发部位：心、肾、脾等。

③病理变化：肉眼，灰白色或黄白色、干燥结实的凝固体，与周围正常组织分界清；镜下，微细结构消失，组织轮廓存在。

④特殊类型：干酪样坏死，见于结核病灶。肉眼，坏死灶黄色，质细腻，似干燥的奶酪；镜下，组织细胞坏死更彻底，呈红染、细颗粒状、无结构的物质。

2）液化性坏死：

①特点：坏死组织蛋白质少、水或磷脂多或能产生大量水解酶。

②好发部位：脑、胰腺、化脓菌感染、阿米巴肝脓肿。

③病理变化：肉眼，坏死组织溶解液化成液体状态，并可形成坏死囊腔；镜下，呈空网状结构。

④特殊类型：脂肪坏死，可分为酶解性和创伤性脂肪坏死，常见于急性胰腺炎和乳房外伤。

3）纤维素样坏死：又称纤维素样变性。

①特点：坏死组织镜下呈细丝、颗粒状或块状无结构的物质，呈强嗜酸性，状如纤维素（纤维蛋白）。

②好发部位：结缔组织、血管壁。

③常见于急性风湿病、系统性红斑狼疮、肾小球肾炎等过敏反应性疾病。也可见于急进型高血压病的小动脉。

4）坏疽：

①概念：坏死后继发腐败菌感染，组织呈黑色，有臭味。

②类型：可分为干性坏疽、湿性坏疽和气性坏疽，它们的特点，见表2–1。

表2–1　三种类型的坏疽及其特点

类型	发生条件	好发部位	病变特点	对机体的影响
干性坏疽	动脉受阻而静脉回流通畅；水分容易蒸发	四肢末端	干燥皱缩，呈黑褐色，与周围健康组织之间有明显的分界线	局限，无全身中毒症状
湿性坏疽	动静脉同时或先后受阻；水分不容易蒸发	与外界相通的内脏；四肢末端	肿胀，黑色或污绿色；坏死组织与健康组织间无明显分界线	有全身中毒症状
气性坏疽	合并产气菌（如产气荚膜梭菌等）的感染	深部肌肉开放性创伤，四肢末端常见	组织内大量气体（捻发音）；坏死组织与健康组织无明显分界线	全身中毒症状重

（4）坏死的结局

1）溶解吸收。

2）分离排出：形成组织缺损，造成糜烂、溃疡、窦道、瘘管和空洞。

3）机化与包裹：新生肉芽组织取代坏死组织、血栓或其他异物的过程称机化。

4）钙化。

2. 凋亡

（1）概念：是由体内外因素触发细胞内预存的死亡程序而导致的细胞主动性死亡方式。

（2）主要见于细胞的生理性死亡，也可发生于病理情况下。

（3）多为单个散在细胞的死亡。

（4）形态特征：凋亡小体。

（四）损伤的修复

1. 概述

（1）概念：损伤造成机体部分细胞和组织丧失后，机体对所形成的缺损进行修补恢复的过程。

（2）修复的形式：再生和纤维性修复。

2. 再生

（1）概念：组织、细胞损伤后，缺损由邻近健康的同种细胞修复的过程。

（2）分类：

1）生理性再生：是指生理过程中老化、消耗的细胞由同种细胞分裂增生补充，如表皮的不断更新、子宫内膜的增生、血细胞的更新等。

2）病理性再生：是指病理状态下，组织细胞损伤后发生的再生，如骨折。

（3）各种细胞的再生能力：

1）不稳定细胞：又称持续分裂细胞，不断增殖代替衰老、破坏的细胞。再生能力最强，如皮肤、呼吸道、消化道、泌尿道、生殖道的被覆上皮、淋巴造血细胞、间皮细胞等。

2）稳定细胞：又称静止细胞，生理情况下，细胞增殖不明显，组织损伤后表现出较强的再生能力，如腺体、肝、胰、软骨、平滑肌等。

3）永久性细胞：又称非分裂细胞，几乎无再生能力，如神经细胞、骨骼肌细胞和心肌细胞。

3. 纤维性修复

（1）概念：是指先由肉芽组织填补组织缺损，再转化为瘢痕组织的过程。

（2）肉芽组织：

1）概念：由新生的毛细血管、成纤维细胞、炎细胞构成的幼稚的结缔组织。

2）形态特点：鲜红色、颗粒状、柔软湿润，似鲜嫩的肉芽，无痛觉，触之易出血。

3）作用：

①抗感染保护创面；

②机化坏死组织、血栓、炎性渗出物；

③填补伤口及其他组织缺损。

4）结局：瘢痕组织。

（3）瘢痕组织：

1）概念：肉芽组织经改建成熟后形成的纤维结缔组织。

2）病理变化：

①肉眼：颜色苍白或灰白半透明，质韧缺乏弹性；

②镜下：大量平行、交错分布的胶原纤维束呈均质红染状，纤维细胞少。

3）对机体影响：

①有利影响：填补创口，维持组织器官的完整性；大量胶原纤维，抗拉力强，保持组织器官的坚固性。

②不利影响：瘢痕收缩可造成粘连、挛缩、狭窄、变形等。

（五）创伤愈合

1. 概念：指机体遭受外力作用，皮肤等组织出现离断或缺损后的恢复过程。

2. 皮肤创伤愈合

（1）创伤愈合的基本过程：以皮肤手术切口为例。

1）伤口早期变化。

2）伤口收缩。

3）肉芽组织增生、瘢痕形成。

4）表皮、其他组织再生。

（2）创伤愈合的类型：可分为一期愈合和二期愈合，其条件与特点，见表2–2。

表2–2　一期愈合与二期愈合的条件和特点

类型	条件	特点
一期愈合	组织缺损少、创缘整齐、无感染、经黏合或缝合后创面对合严密的伤口	愈合的时间短，形成的瘢痕少
二期愈合	组织缺损较大、创缘不整、哆开、无法整齐对合，或伴有感染的伤口	愈合的时间较长，形成的瘢痕也大

3. 骨折愈合

（1）骨折愈合基本过程：

1）血肿形成期：暂时连接骨断端。

2）纤维性骨痂形成：初步固定。

3）骨性骨痂形成：编织骨。

4）骨痂改建与再塑：板状骨。

（2）影响骨折愈合的因素：

1）及时、正确的复位。

2）及时、牢靠的固定。

3）早期的功能锻炼，良好的血液供应。

4. 影响创伤愈合的因素

（1）全身因素：

1）年龄。

2）营养：蛋白质、维生素 C、铁、铜、锌等微量元素的缺乏，使细胞增生和基质形成缓慢或质量欠佳。

3）大量使用细胞增生抑制剂：使用皮质激素（抑制新生毛细血管形成）、吲哚美辛、细胞毒药物及放射线照射等，创伤性炎症和细胞增生可受抑制。

4）免疫功能低下：免疫功能低下的疾病，如糖尿病、肝硬化、尿毒症、白血病或艾滋病等，使中性粒细胞、单核巨噬细胞、淋巴细胞的功能降低，影响组织修复。

5）全身性严重并发症：休克、凝血功能障碍、器官功能衰竭等。

（2）局部因素：

1）局部血液循环：良好促使愈合，不良影响愈合。

2）感染与异物：影响伤口愈合，引起组织坏死，延缓愈合。

3）神经支配：神经受损时可致局部血液供应发生障碍，影响组织细胞再生。

4）电离辐射：损伤小血管，抑制成纤维细胞增生和胶原蛋白的合成分泌，并直接损伤各类细胞，阻止瘢痕形成。

5）局部制动不够：因组织修复需要局部稳定，否则新生的组织受到继续损伤。

三、自测试题

【A1、A2 型题】

1. 萎缩的概念下列哪项是错误的（　）

A. 细胞体积缩小　B. 细胞数目减小　C. 细胞功能降低

D. 细胞适应减弱　E. 器官体积缩小

2. 当尿路阻塞时，尿液在肾盂中潴留，引起肾体积增大，肾实质变薄，称为（　）

A. 变性　B. 肥大　C. 萎缩

D. 增生　E. 化生

3. 骨折时石膏固定后患肢可出现（　）

A. 营养不良性萎缩　B. 失用性萎缩　C. 压迫性萎缩

D. 去神经性萎缩　E. 内分泌性萎缩

4. 细胞内或间质中出现异常物质或正常物质堆积，称为（　）

A. 代偿　B. 适应　C. 变性

D. 坏死　E. 凋亡

5. 最常见的轻度变性是（　）

A. 细胞水肿　B. 脂肪变性　C. 玻璃样变性
D. 纤维素样变性　E. 黏液样变性

6. 脂肪变性是指（　）

A. 脂肪细胞内出现了脂肪滴　B. 组织内出现了脂肪细胞
C. 器官内出现了脂肪细胞　D. 脂肪组织中脂滴增多
E. 正常不见或仅见少量脂滴的细胞质内出现脂滴或脂滴增多

7. 局部组织细胞代谢停止，功能丧失是（　）

A. 变质　B. 变性　C. 坏死
D. 死亡　E. 萎缩

8. 细胞水肿和脂肪变性主要发生于（　）

A. 脾、肾、肺　B. 心、肝、肾　C. 心、肺、脾
D. 肝、肾、脾　E. 肾、肺、脾

9. 最严重的组织损伤是（　）

A. 水变性　B. 脂肪变性　C. 玻璃样变性
D. 坏死　E. 黏液样变性

10. 血管壁的玻璃样变常发生于（　）

A. 细动脉　B. 小动脉　C. 大动脉
D. 小静脉　E. 大静脉

11. 下列哪种变性实为组织坏死的一种表现（　）

A. 玻璃样变性　B. 脂肪变性　C. 纤维素样变性
D. 黏液样变性　E. 水变性

12. 判断细胞坏死的主要标志是哪项改变（　）

A. 细胞膜　B. 细胞质　C. 细胞器
D. 细胞核　E. 细胞间质

13. 坏死与坏疽的主要区别是（　）

A. 病变部位不同　B. 病变范围不同　C. 病变性质不同
D. 有无腐败菌感染　E. 病变程度不同

14. 干性坏疽多发生于（　）

A. 肢端　B. 肺　C. 肾
D. 脾　E. 肝

15. 下列各项无再生能力的是（　）

A. 神经纤维　B. 神经细胞　C. 平滑肌细胞
D. 原始间叶细胞　E. 血管内皮细胞

16. 完全再生是指（　）

A. 同种细胞的修复　B. 邻近细胞的修复　C. 纤维性修复
D. 手术修复　E. 瘢痕修复

17. 肉芽组织在光镜下主要由什么成分构成（ ）

A. 炎症细胞及成纤维细胞　B. 成纤维细胞及胶原纤维

C. 炎症细胞及胶原纤维　D. 毛细血管及胶原纤维

E. 新生的毛细血管及成纤维细胞及炎细胞

18. 坏死组织逐渐被肉芽组织取代的过程称为（ ）

A. 纤维化　B. 机化　C. 钙化

D. 分化　E. 再生

19. 一种已分化成熟组织转变为另一种已分化成熟组织的过程称为（ ）

A. 化生　B. 分化　C. 机化

D. 再生　E. 钙化

20. 下列哪种情况不属于化生（ ）

A. 柱状上皮变为复层鳞状上皮　B. 胃黏膜上皮变为肠型上皮

C. 肉芽组织变为瘢痕组织　D. 纤维组织变为骨组织

E. 结缔组织软骨化

21. 下述哪项病变不是出现在细胞内（ ）

A. 细胞水肿　B. 脂肪变性　C. 玻璃样变性

D. 黏液样变性　E. 气球样变

22. 坏死组织的细胞结构消失，但组织结构的轮廓存在为（ ）

A. 干性坏疽　B. 湿性坏疽　C. 干酪样坏死

D. 液化性坏死　E. 凝固性坏死

23. 下列哪种组织再生能力较强（ ）

A. 平滑肌　B. 心肌　C. 骨骼肌

D. 肝细胞　E. 神经细胞

24. 肉芽组织填补创口将转变为（ ）

A. 上皮组织　B. 瘢痕组织　C. 脂肪组织

D. 肌组织　E. 血管组织

25. 凋亡是细胞的（ ）

A. 液化性坏死　B. 干酪样坏死　C. 脂肪坏死

D. 程序性细胞坏死　E. 凝固性坏死

26. 胃黏膜肠上皮化生属于（ ）

A. 组织适应　B. 组织损伤　C. 损伤修复

D. 异常增生　E. 细胞萎缩

27. 外伤性骨折愈合的重要条件是（ ）

A. 正确复位固定　B. 合理用药　C. 预防感染

D. 防止活动　E. 加强营养

28. 有关坏疽，下列哪项是错误的（ ）

A. 坏疽是一种坏死　B. 坏疽易见于肝脏　C. 坏疽局部颜色变黑

D. 坏疽分为干性、湿性和气性　　E. 坏疽发生在与外界相通的脏器

29. 下列哪项不属于适应性反应（　）

A. 高血压时左心室肥大　　B. 脑动脉硬化所致脑萎缩

C. 支气管上皮鳞状上皮化生　D. 血管壁玻璃样变性

E. 肾盂积水导致的肾萎缩

【A3、A4 型题】

（30～33 题共用题干）

患者，男，65 岁，吸烟史 40 年，慢性支气管炎病史 25 年。近几年出现呼吸功能、心功能不全，气急，发绀，全身水肿，因肺部感染和心力衰竭经治疗无效死亡。尸检：①支气管黏膜上皮为复层扁平上皮。②右心室壁增厚。③脑沟变宽，脑回变窄，镜下观察神经细胞体积变小。

30. 支气管黏膜发生的病变是（　）

A. 鳞状上皮化生　　B. 肠上皮化生　　C. 坏死

D. 水肿　　E. 适应

31. 右心室发生的病变是（　）

A. 萎缩　　B. 肥大　　C. 坏死

D. 凋亡　　E. 增生

32. 大脑发生的病变是（　）

A. 压迫性萎缩　　B. 内分泌性萎缩　　C. 失用性萎缩

D. 去神经性萎缩　　E. 营养不良性萎缩

33. 支气管黏膜将来最严重的病变是（　）

A. 萎缩　　B. 肿瘤　　C. 坏死

D. 凋亡　　E. 增生

（34～35 题共用题干）

患者，男，58 岁，患动脉粥样硬化 20 年，1 年前开始双下肢发麻、发凉，活动时出现阵发性疼痛，休息后可缓解。近 1 月左足剧痛，感觉消失，足趾发黑渐坏死，左下肢逐渐变细。

34. 左足发生的病变是（　）

A. 干性坏疽　　B. 湿性坏疽　　C. 气性坏疽

D. 变性　　E. 适应

35. 左足发生此种病变的原因是（　）

A. 动脉堵塞　　B. 静脉堵塞　　C. 动静脉均有堵塞

D. 压迫　　E. 增生

【B 型题】

（36～40 题共用选项）

A. 营养不良性萎缩　　B. 内分泌性萎缩　　C. 失用性萎缩

D. 去神经性萎缩　　E. 压迫性萎缩

36. 肾盂积水导致肾皮质的改变属于（　）

37. 小儿麻痹症肌肉的改变属于（　）

38. 长期卧床导致肌肉的改变属于（　）

39. 垂体肿瘤导致肾上腺的改变属于（　）

40. 脑血栓导致的大脑的改变属于（　）

（41～47 题共用选项）

A. 凝固性坏死　　B. 干酪样坏死　　C. 玻璃样变性

D. 纤维素样坏死　　E. 液化性坏死

41. 急性心肌梗死属于（　）

42. 肺结核的病变属于（　）

43. 缓进型高血压细小动脉的病变属于（　）

44. 急进型高血压动脉的病变属于（　）

45. 急性胰腺炎属于（　）

46. 脑血栓导致的脑梗死属于（　）

47. 风湿性心脏病时，风湿小体的病变属于（　）

（48～50 题共用选项）

A. 溶解吸收　　B. 机化　　C. 组织再生

D. 包裹钙化　　E. 分离排出

48. 肺结核球属于（　）

49. 肺结核空洞的形成属于（　）

50. 大叶性肺炎的恢复属于（　）

四、自测试题答案

1. **D**	2. **C**	3. **B**	4. **C**	5. **A**	6. **E**	7. **C**	8. **B**	9. **D**	10. **A**
11. **C**	12. **D**	13. **D**	14. **A**	15. **B**	16. **A**	17. **E**	18. **B**	19. **A**	20. **C**
21. **D**	22. **E**	23. **D**	24. **B**	25. **D**	26. **A**	27. **A**	28. **B**	29. **D**	30. **A**
31. **B**	32. **E**	33. **B**	34. **A**	35. **A**	36. **E**	37. **D**	38. **C**	39. **B**	40. **A**
41. **A**	42. **B**	43. **C**	44. **D**	45. **E**	46. **E**	47. **D**	48. **D**	49. **E**	50. **A**

第三章　局部血液循环障碍

一、学习目标

（一）掌握充血、淤血、血栓形成、栓塞、梗死的概念；肺淤血、肝淤血的病因及病变特点；血栓形成的条件；梗死的类型和病理变化。

（二）熟悉充血的类型；淤血的原因、病理变化及对机体的影响；血栓的类型、结局及对机体的影响；栓子的类型及运行途径；常见栓塞类型及对机体的影响。

（三）了解出血的原因、病理变化及对机体的影响。

二、学习要点

（一）充血

1. 动脉性充血（充血）

（1）概念：机体局部组织或器官的动脉血管内血液含量增多。

（2）类型：

1）生理性充血：妊娠时子宫的充血、进食后胃肠黏膜充血。

2）病理性充血：

①炎症性充血；

②减压后充血，如解除止血带后、大量放腹水后；

③侧支性充血。

（3）病理变化：

1）大体：体积增大，颜色红，温度高，功能增强。

2）镜下：小动脉、毛细血管扩张。

2. 静脉性充血（淤血）

（1）概念：因静脉回流受阻，造成的局部毛细血管和小静脉血液淤滞。

（2）原因：

1）静脉管腔阻塞：见于静脉血栓堵塞管腔。

2）静脉受压：见于包扎、肿瘤等压迫静脉。

3）心力衰竭：左心衰→肺淤血；右心衰→体循环淤血。

（3）病理变化

1）大体：体积增大，颜色暗红（皮肤黏膜发绀），温度降低。

2）镜下：毛细血管、小静脉扩张。

（4）后果：

1）淤血性水肿：淤血，毛细血管内流体静压升高，毛细血管通透性增加，液体漏出。漏出的液体若集聚在组织间隙引起水肿；若集聚在浆膜腔造成积液。

2）淤血性出血：毛细血管通透性增加，红细胞漏出。

3）实质细胞萎缩、变性、坏死：淤血时局部组织细胞缺氧以及代谢产物堆积，导致组织细胞萎缩、变性、坏死。

4）组织器官硬化：纤维组织增生使组织器官质地变硬。

（5）重要器官的淤血：

1）肺淤血：

①病因：左心衰。

②病变：肉眼，肺肿大，色暗红，切面有粉红色泡沫状液体流出。镜下，肺泡壁小静脉、毛细血管高度扩张；肺泡腔内充满水肿液、少量红细胞、巨噬细胞，可见心力衰竭细胞（肺泡腔内的红细胞被巨噬细胞吞噬后，将血红蛋白转变为含铁血黄素，这种含有含铁血黄素颗粒的巨噬细胞称为心力衰竭细胞）；慢性肺淤血时，肺泡壁纤维组织增生，使肺质地变硬，同时大量含铁血黄素的沉积使肺呈棕褐色，称肺褐色硬化。

2）肝淤血：

①病因：右心衰。

②病变：肉眼，肝体积增大，颜色暗红，包膜紧张，切面呈红黄相间的网络状条纹，似槟榔，又称槟榔肝。镜下，肝小叶中央区中央静脉和肝窦扩张淤血，肝细胞因受压、缺氧而发生萎缩、变性或消失；周边区肝细胞发生脂肪变性；晚期纤维组织增生导致淤血性肝硬化。

（二）出血

1. 概念：血液由心腔或血管逸出。

2. 病因与发病机制

（1）破裂性出血：

1）血管机械性损伤：见于割伤等。

2）血管壁或心脏病变：见于动脉粥样硬化、心肌梗死等。

3）血管周围病变：恶性肿瘤、结核病、溃疡等侵犯血管。

4）静脉破裂：肝硬化时食管下段静脉丛曲张破裂。

（2）漏出性出血：毛细血管和毛细血管后静脉通透性增加。如感染、中毒、缺氧、维生素 C 缺乏等。

3. 病理变化

（1）内出血：

1）血肿：血液集聚于组织间隙内。

2）积血：血液集聚于体腔（浆膜腔）内。

（2）外出血：

1）鼻衄：鼻黏膜出血排出体外。

2）咯血：肺、支气管出血经口排出体外。

3）呕血：胃、食管出血经口排出体外。

4）血便：结肠、胃出血经肛门排出体外。

5）血尿：泌尿道出血经尿排出。

6）瘀点：微小的出血进入皮肤、黏膜、浆膜形成小的出血点。

7）紫癜：稍微大的出血。

8）瘀斑：直径超过1～2cm的皮下出血。

4. 后果：取决于出血量、出血速度和出血部位。

（1）少量缓慢的漏出性出血，一般不会引起严重后果。

（2）长期慢性出血，可引起贫血。

（3）大范围的漏出性出血，可导致出血性休克。

（4）破裂性出血，短时间丧失循环血量的20%～25%时，可发生出血性休克。

（5）发生在重要器官的出血，即使出血量不多，也可引起严重后果，如脑干出血、心脏破裂。

（三）血栓形成

1. 定义：在活体的心腔或血管腔内，血液中某些有形成分凝集或血液发生凝固，形成固体质块的过程。形成的固体质块叫血栓。

2. 血栓形成的条件与机制

（1）心血管内皮细胞的损伤：

1）多见于创伤性或炎症性动静脉损伤、风湿性心内膜炎、感染性心内膜炎、高血压病、动脉粥样硬化、心肌梗死、缺氧、休克、细菌毒素等。

2）内皮细胞损伤，胶原暴露，激活血小板和凝血因子Ⅻ，启动内源性凝血途径。

3）内皮细胞损伤，释放组织因子，启动外源性凝血途径。

（2）血流状态的改变：

1）血流缓慢：常见于长期卧床休息、久坐等。血流缓慢可使血小板靠边；局部已存少量凝血活性物不被正常血流稀释、运走；流入局部血液的凝血物在局部滞留而形成血栓。

2）涡流形成：常见于静脉瓣、心瓣膜等部位。涡流使血小板进入边流；凝血因子局部堆积、活化而形成血栓。

3）静脉比动脉更容易形成血栓，因为静脉内有静脉瓣，易形成涡流；静脉内血流速度慢；静脉壁薄，易损伤。

（3）血液凝固性增高：

1）遗传性高凝状态：第Ⅴ因子基因突变等。

2）获得性高凝状态：手术、创伤、妊娠、分娩前后、弥散性血管内凝血等。

3. 血栓的类型与形态：见表 3–1。

表 3–1　血栓的类型与形态

类型	形成条件	主要成分	形态特征
白色血栓	血流较快时，主要见于心瓣膜，静脉延续性血栓头部	血小板	灰白、波浪状、质实、与瓣膜壁血管相连
混合血栓	血流缓慢的静脉，静脉延续性血栓体部	血小板 纤维蛋白 白细胞 红细胞	粗糙、干燥、圆柱状、与血管壁粘连紧密
红色血栓	血流缓慢甚至停滞的静脉，静脉延续性血栓尾部	红细胞 纤维蛋白	红、湿润、有弹性、但易干枯、脱落
透明血栓	弥散性血管内凝血、微循环内	纤维蛋白	镜下可辨

4. 血栓的结局

（1）软化、溶解、吸收。

（2）机化与再通。

（3）钙化。

5. 血栓对机体的影响

（1）堵塞管腔：动脉血栓引起组织器官缺血而发生梗死；静脉血栓引起淤血。

（2）血栓栓塞：血栓脱落随血流阻塞远端血管。

（3）心瓣膜变形：心瓣膜的血栓机化可引起瓣膜变形，导致瓣膜狭窄或关闭不全。

（4）广泛性出血：见于弥散性血管内凝血。

（四）栓塞

1. 定义：在循环血液中出现不溶于血的异常物质，随血流运行阻塞血管腔的现象。不溶于血的异常物质称栓子，栓子可以是固体、气体或液体，最常见的栓子是血栓。

2. 栓子的运行途径

（1）顺行性栓塞：与血流方向一致。

1）来自体循环静脉及右心的栓子，栓塞于肺动脉或其分支内。

2）来自左心及动脉系统的栓子，栓塞于心、脑、肾、脾等器官小动脉内。

3）来自门静脉系统的栓子，栓塞于肝内门静脉分支。

（2）交叉性栓塞。

（3）逆行行栓塞。

3. 栓塞的类型及对机体的影响

（1）血栓栓塞：

1）肺动脉栓塞：

①栓子多来源于下肢深部静脉（90%）。

②后果取决于栓子大小、数目和心肺功能情况：栓子小且少，肺动脉小分支栓塞，无明显后果；栓子小，数目多，大量肺动脉小分支栓塞，肺循环血量锐减，引进右心室压力上升和右心衰竭；中等大小栓子栓塞叶及段肺动脉，慢性肺淤血时，局部肺梗死；大栓子栓塞肺动脉主干，使肺循环血量减少 50% 以上而发生猝死。

2）体循环的动脉栓塞：

①栓子多来源于左心腔的附壁血栓、心瓣膜上的血栓、动脉粥样硬化溃疡处的血栓。

②常栓塞在下肢、脑、肠、肾、脾等。

③后果取决于栓塞部位、局部侧支循环情况及组织对缺血的耐受性：栓塞较小动脉且有足够侧支循环建立时，无严重后果；栓塞较大动脉无足够侧支循环建立时，局部组织发生梗死。

（2）脂肪栓塞：见于长骨粉碎性骨折、严重的脂肪组织挫伤。后果取决于脂滴大小和量，以及全身受累情况。主要影响肺和神经系统，引起水肿和出血。

（3）气体栓塞：

1）空气栓塞：外界空气多由破裂的静脉入血。后果，小量时，不引起严重后果；超过 100mL 时造成猝死。

2）减压病：又称沉箱病，是由氮气引起的栓塞，常发生于潜水员。

（4）羊水栓塞：羊膜破裂、胎头阻塞产道、子宫强烈收缩→宫内压增高→羊水被压入破裂的子宫壁静脉窦→羊水进入肺内血管，引起肺动脉栓塞、过敏性休克、DIC，产妇突然发生呼吸困难、发绀、休克，常导致死亡。

（5）其他栓塞：肿瘤细胞、细菌团等也可引起栓塞。

（五）梗死

1. 定义：器官或局部组织由于血液供应中断而侧支循环不能迅速建立引起的缺血性坏死。

2. 原因

（1）血管管腔阻塞：血栓形成（最常见）和动脉栓塞。

（2）动脉痉挛。

（3）血管受压闭塞：肿瘤压迫、肠扭转、肠套叠等。

3. 发生条件

（1）器官供血特性：双重供血器官如肺、肝，一条动脉阻塞还有另一条动脉可维持供血，不易发生梗死；吻合支丰富如前臂、手等很少发生梗死。单一血管供血及吻合支少的器官，如心、肾、脾等，动脉阻塞后侧支循环不易建立，容易发生梗死。

（2）对缺血的敏感性。

(3) 血流阻断发生的速度。

4. 病理变化

(1) 梗死灶的形状：与阻塞动脉的血管分布一致。

1) 脾、肾、肝、肺血管分布呈锥形，其梗死灶呈锥形，切面为三角形。

2) 心冠状动脉分支不规则，心肌梗死灶呈不规则地图状。

3) 肠系膜动脉分支呈辐射状，肠梗死灶呈节段性。

(2) 梗死灶的质地：取决于坏死类型。

1) 心、肾、脾等为凝固性坏死，质地较硬。

2) 脑为液化性坏死，质软，形成囊腔。

(3) 梗死灶的颜色：与含血量多少有关。

1) 心、肾、脾梗死灶含血量少呈灰白色或灰黄色。

2) 肺、肝、肠梗死灶含血量多呈暗红色。

5. 类型

(1) 贫血性梗死：

1) 条件：

①动脉阻塞；

②组织结构致密、侧支循环不丰富的实质器官。

2) 好发部位：心、肾、脾、脑等。

(2) 出血性梗死：

1) 条件：

①动脉阻塞；

②淤血；

③组织疏松、双重血供或吻合支丰富的器官。

2) 好发部位：肺、肠等。

6. 后果

(1) 脑动脉栓塞→脑梗死→中枢神经系统功能障碍→失语、偏瘫、昏迷、死亡。

(2) 脾栓塞→脾梗死→脾区疼痛。

(3) 肾栓塞→肾梗死→腰痛、血尿。

(4) 肠系膜动脉栓塞→肠梗死→剧烈腹痛、呕吐甚至可引起弥漫性腹膜炎。

(5) 心冠状动脉栓塞→心肌缺血→心绞痛→心肌梗死→心力衰竭。

三、自测试题

【A1、A2 型题】

1. 局部组织、器官内动脉血输入量增多的状态称（ ）

A. 生理性充血　　B. 静脉性充血　　C. 出血

D. 病理性充血　　E. 动脉性充血

2. 大量放腹水后，腹腔细动脉反射性扩张而致的充血称（　）

A. 生理性充血　　B. 静脉性充血　　C. 炎性充血

D. 急性充血　　E. 减压后充血

3. 淤血组织或器官的主要病变是（　）

A. 体积增大，颜色暗红，切面湿润，温度降低

B. 体积增大，颜色鲜红，切面干燥，温度升高

C. 体积增大，颜色苍白，切面湿润，温度降低

D. 体积缩小，颜色暗红，切面湿润，温度降低

E. 体积增大，颜色苍白，切面干燥，温度升高

4. 心力衰竭细胞是指左心衰竭时出现的（　）

A. 含脂褐素的心肌细胞　　B. 含有含铁血黄素的巨噬细胞

C. 脂肪变性的心肌细胞　　D. 含有尘埃的巨噬细胞

E. 含有黑色素的巨噬细胞

5. 出血是指（　）

A. 血管破裂后血液成分外出　B. 血液从心腔、血管内流出到体外

C. 血液从心腔、血管内溢出　D. 血液从心腔、血管内进入到组织间隙

E. 血浆成分从心腔、血管内溢出

6. 左心衰引起淤血的器官是（　）

A. 肺　　B. 肝　　C. 脾

D. 下肢　　E. 胃肠道

7. 槟榔肝的形成是因为（　）

A. 肝脂变和肝窦淤血交互存在　　B. 肝细胞坏死和肝脂变交互存在

C. 肝淤血和出血交互存在　　D. 肝细胞坏死和增生交互存在

E. 结缔组织增生和肝脂变交互存在

8. 构成白色血栓的主要成分是（　）

A. 白细胞　　B. 红细胞　　C. 纤维蛋白

D. 纤维组织　　E. 血小板

9. 构成微血栓的主要成分是（　）

A. 纤维蛋白　　B. 红细胞　　C. 血小板

D. 微生物　　E. 白细胞

10. 血栓形成是指（　）

A. 在活体心血管内，血小板聚集成固体质块的过程

B. 血栓脱落后引起栓塞的现象

C. 血管破裂后形成的血凝块

D. 在活体心血管内，有固体质块物

E. 在活体心血管内，血液成分形成固体质块的过程

11. 延续性血栓形成的顺序为（　）
A. 白色血栓、红色血栓、混合血栓
B. 混合血栓、红色血栓、白色血栓
C. 白色血栓、混合血栓、红色血栓
D. 混合血栓、白色血栓、红色血栓
E. 红色血栓、混合血栓、白色血栓

12. 血栓被肉芽组织取代的过程称（　）
A. 血栓吸收　B. 血栓软化　C. 血栓愈合
D. 血栓机化　E. 血栓再通

13. 减压病是由（　）引起的栓塞
A. 氧气　B. 氯气　C. 二氧化碳
D. 氦气　E. 氮气

14. 最常见的栓塞类型是（　）
A. 血栓栓塞　B. 羊水栓塞　C. 气体栓塞
D. 瘤细胞栓塞　E. 脂肪栓塞

15. 股静脉血栓脱落后最终栓塞在（　）
A. 肺动脉　B. 肠系膜动脉　C. 下肢静脉
D. 脑内动脉　E. 肾动脉

16. 来自门脉系的栓子常栓塞在（　）
A. 肝动脉　B. 肠系膜静脉　C. 肝内门静脉分支
D. 脾静脉　E. 肝静脉

17. 引起脑、心肌梗死最常见的原因是（　）
A. 血栓形成　B. 动脉痉挛　C. 动脉血栓栓塞
D. 静脉血栓形成　E. 动脉受压

18. 出血性梗死常发生于（　）
A. 脑、肺　B. 肠、肺　C. 肠、脾
D. 心脏、肺　E. 肾、心脏

19. 梗死灶的形状为锥形，主要取决于（　）
A. 梗死灶的大小　B. 该器官的组织结构　C. 梗死灶内的含血量
D. 梗死的时间　E. 该器官的血管分布

20. 贫血性梗死常发生于（　）
A. 脾、肾、心脏　B. 脑、肺、心脏　C. 肺、肠、脑
D. 肠、脑、心脏　E. 脾、肠、肺

21. 梗死后最易发生液化的器官是（　）
A. 脑　B. 心肌　C. 肠
D. 脾　E. 肾

【A3、A4 型题】

（22～24 题共用题干）

患者，女，48 岁。左侧股骨头无菌性坏死多年，入院行股骨头置换术，术后卧床 20 多天，今日下午患者如厕，返回病房途中，突然出现呼吸急促、发绀、休克，抢救无效死亡。尸检见：左下肢肿胀，左股静脉变粗、变硬、被血液凝固物堵塞，该血液凝固物大部分呈暗红色，表面粗糙，质较脆，有处呈灰白色且与血管紧密粘连；肺动脉主干及两大分支内均被凝血块样的团块填塞，该团块呈暗红色、无光泽、表面粗糙、质脆，与肺动脉壁无粘连。

22. 左股静脉内血栓是何种血栓（　）

A. 白色血栓　　B. 混合血栓　　C. 红色血栓
D. 透明血栓　　E. 延续性血栓

23. 肺动脉内血栓是何种血栓（　）

A. 白色血栓　　B. 混合血栓　　C. 红色血栓
D. 透明血栓　　E. 黄绿色血栓

24. 肺动脉的栓子从哪里来的（　）

A. 左下肢　　B. 右下肢　　C. 左股骨头
D. 肺　　E. 右股骨头

（25～26 题共用题干）

患者，女，25 岁，胎膜早破欲行剖宫产手术，既往无特殊病史。进入手术室，BP 120/80mmHg，P 81 次/分，R 24 次/分。左侧卧位，欲进行麻醉，患者突然出现胸闷气短、发绀，继而抽搐、剧烈咳嗽、口鼻腔涌出大量粉红色泡沫样痰。经紧急气管插管后正压通气，应用地塞米松、氯丙嗪、氨茶碱等药物，患者自主呼吸恢复，病情逐渐平稳。抽静脉血 5mL 离心镜检发现脂肪滴及角化鳞状上皮。病情稳定 4 小时后在局麻下手术产一缺氧婴儿，经抢救无效死亡。患者术后 24 小时意识恢复正常。

25. 该患者的病理诊断是什么（　）

A. 气体栓塞　　B. 羊水栓塞　　C. 脂肪栓塞
D. 血栓栓塞　　E. 肿瘤栓塞

26. 患者口鼻腔涌出大量粉红色泡沫样痰是由哪种病变导致的（　）

A. 肺栓塞　　B. 过敏性休克　　C. DIC
D. 肺气肿　　E. 窒息

【B 型题】

（27～31 题共用选项）

A. 气体栓塞　　B. 羊水栓塞　　C. 脂肪栓塞
D. 血栓栓塞　　E. 肿瘤栓塞

27. 产妇容易发生的栓塞是（　）

28. 胸部手术时可能发生的栓塞是（　）

29. 恶性肿瘤转移是何种栓塞导致的（　）
30. 长骨骨折容易发生的栓塞是（　）
31. 长期卧床的瘫痪患者容易发生的栓塞是（　）
（32～36 题共用选项）
A. 地图状　B. 节段状　C. 灰白色锥形
D. 液化性　E. 红色锥形
32. 心肌梗死的梗死灶是（　）
33. 肾梗死的梗死灶是（　）
34. 脑梗死的梗死灶是（　）
35. 肠梗死的梗死灶是（　）
36. 肺梗死的梗死灶是（　）
（37～40 题共用选项）
A. 白色血栓　B. 混合血栓　C. 红色血栓
D. 透明血栓　E. 黄绿色血栓
37. 延续性血栓的头部是（　）
38. 延续性血栓的体部是（　）
39. 延续性血栓的尾部是（　）
40. 显微镜下才可见的血栓是（　）

四、自测试题答案

1. **E**　2. **E**　3. **A**　4. **B**　5. **C**　6. **A**　7. **A**　8. **E**　9. **A**　10. **E**
11. **C**　12. **D**　13. **E**　14. **A**　15. **A**　16. **C**　17. **A**　18. **B**　19. **E**　20. **A**
21. **A**　22. **E**　23. **C**　24. **A**　25. **B**　26. **A**　27. **B**　28. **A**　29. **E**　30. **C**
31. **D**　32. **A**　33. **C**　34. **D**　35. **B**　36. **E**　37. **A**　38. **B**　39. **C**　40. **D**

第四章　炎　症

一、学习目标

（一）掌握炎症的概念、基本病理变化、炎症的局部表现和全身反应；炎细胞的种类和功能。

（二）熟悉渗出性炎的类型和病理变化；肉芽肿性炎的概念、病变特点。

（三）了解炎症的原因；常见炎症介质及其作用；炎症的结局。

二、学习要点

（一）炎症的概念、病因及意义

1. 概述

（1）概念：炎症是指具有血管系统的活体组织对各种损伤因子的刺激所发生的以防御为主的反应。

（2）炎症的本质：防御为主的反应。

（3）中心环节：血管反应。

（4）炎症是损伤、抗损伤和修复的过程。

2. 病因：凡能引起组织和细胞损伤的因子均能引起炎症。

（1）生物性因子：最常见，如病毒、细菌、真菌、寄生虫等病原微生物。

（2）物理性因子：机械暴力、高温、低温、电离辐射等。

（3）化学性因子：强酸、强碱、尿素等。

（4）坏死组织、异常免疫反应和异物等。

3. 意义

（1）炎症是最常见的病理过程。

（2）炎症是最重要的保护性反应。

（3）炎症反应对机体有不同程度的危害。

（二）炎症的基本病理变化

炎症的基本病理变化有变质、渗出和增生。变质是损伤性过程，渗出和增生是抗损伤和修复的过程。

1. 变质：是指炎症局部组织和细胞发生的各种变性和坏死。

2. 渗出

（1）概念：

1）是指炎症局部组织血管内的液体成分、蛋白质和各种炎症细胞通过血管壁进入组织间隙、体腔、体表和黏膜表面的过程。

2）渗出的液体和细胞成分称渗出物或渗出液。

3）渗出是炎症最具特征性的变化。

（2）渗出的原因：

1）血流动力学的改变：

①细动脉短暂收缩；

②血管扩张和血流加速；

③血流速度减慢。

2）血管壁通透性增加。

（3）渗出液（渗出物）：

1）病变：

①炎性水肿（渗出液集聚于组织间隙）；

②积液（渗出液集聚于浆膜腔）。

漏出液也可引起组织水肿和浆膜腔积液，需与渗出液进行鉴别。渗出液与漏出液的区别，见表4-1。

表4-1 渗出液与漏出液的区别

	渗出液	漏出液
原因	炎症	非炎症
外观	混浊	澄清
蛋白含量	30g/L以上	30g/L以下
比重	>1.018	<1.018
细胞数	$>0.50\times10^9/L$	$<0.1\times10^9/L$
粘蛋白试验	阳性	阴性
凝固	能自凝	不能自凝

2）意义：

①有利意义：稀释毒素和有害物，减轻毒素对组织的损伤；带来营养物质和带走代谢产物；渗出液中含有大量的抗体、补体及溶菌物质，有利于杀灭病原体；渗出物中的纤维蛋白原所形成的纤维蛋白（纤维素）交织成网，可限制病原微生物的扩散，有利于白细胞吞噬消灭病原体。

②不良后果：炎性水肿和大量积液可造成压迫或阻塞；纤维素机化可引起组织粘连和

硬化。

（4）白细胞渗出：

1）概念：各种白细胞通过血管壁游出血管并到达炎症部位的过程。渗出的白细胞称炎细胞。渗出的白细胞在炎症部位集聚的现象称炎细胞浸润，是炎症反应最特征性的变化。

2）过程：白细胞边集→附壁→黏附→游出→趋化。

3）中性粒细胞最先渗出，紧接着是单核细胞渗出，淋巴细胞最晚渗出。因此，急性炎症或炎症早期，炎症部位主要是中性粒细胞浸润；慢性炎症或炎症后期，主要是淋巴细胞浸润。

4）白细胞在炎症部位的作用：

①吞噬作用；

②免疫作用；

③组织损伤作用。

（5）炎细胞的种类及功能，见表4–2。

表4–2　炎细胞的种类和功能

炎细胞种类	功能	临床意义
中性粒细胞	吞噬作用；产生炎症介质及趋化因子	见于急性炎症早期、化脓性炎症
巨噬细胞	由血液中的单核细胞渗出后转化而成；吞噬作用；释放炎症介质；处理抗原，参与特异性免疫反应	见于急性炎症后期、慢性炎症、非化脓性炎症
淋巴细胞	发挥特异性免疫作用：T细胞介导细胞免疫，B细胞发挥体液免疫作用	见于慢性炎症、病毒感染
浆细胞	产生抗体，发挥体液免疫功能	见于慢性炎症
嗜酸性粒细胞	吞噬免疫复合物	见于变态反应、寄生虫感染
嗜碱性粒细胞	通过脱颗粒释放炎症介质而发挥作用	见于变态反应

（6）炎症介质：参与炎症反应的化学因子。主要的炎症介质及其作用，见表4–3。

表4–3　主要的炎症介质及其作用

作用	主要的炎症介质
血管扩张	组胺、缓激肽、前列腺素（PGE_2、PGD_2、PGF2、PGI_2）、一氧化氮（NO）
血管通透性增高	组胺、缓激肽、补体C3a、补体C5a、白细胞三烯（LTC_4、LTD_4、LTE_4）
趋化作用	补体C5a、细菌产物、白细胞介素（IL–8）
发热	白细胞介素（IL–1、IL–6）、肿瘤坏死因子（TNF）、前列腺素（PG）
疼痛	前列腺素（PGE_2）、缓激肽
组织损伤	氧自由基、溶酶体酶、NO

3. 增生：是指在炎症因子和组织崩解产物的刺激下，炎症局部细胞增殖、细胞数目增多，包括间质细胞和实质细胞的增生。增生具有防御和修复的作用，但过度增生，也会产生损伤。

（三）炎症的局部表现与全身反应

1. 局部表现

（1）红：是由于充血，动脉性充血为鲜红色，静脉性充血为暗红色。

（2）肿：主要由于炎性水肿及充血。

（3）热：动脉性充血时血流量增加，血流速度加快，产热增加。

（4）痛：炎症介质的刺激（前列腺素、缓激肽）；组织水肿，张力增加，牵拉神经末梢。

（5）功能障碍：组织损伤，渗出压迫及疼痛。

2. 全身反应

（1）发热。

（2）外周血白细胞数量改变：

1）急性炎症时，白细胞（white blood cell，WBC）增高。

2）严重感染、抵抗力低下时，WBC 改变不明显。

3）不同病原菌感染引起不同类型的 WBC 增加。

4）伤寒杆菌、流感病毒感染，血中 WBC 常↓。

（3）单核巨噬细胞系统增生：引流区淋巴结和肝、脾肿大。

（4）实质器官改变：细胞变性、坏死→组织器官功能障碍。

（四）炎症的病理学类型

1. 变质性炎：以组织、细胞的变性、坏死改变为主，而渗出和增生反应轻微。常见于重症感染中毒以及超敏反应，如病毒性肝炎、阿米巴痢疾、肝脓肿及乙型脑炎等，常引起相应器官出现明显的功能障碍。

2. 渗出性炎

（1）浆液性炎：

1）特点：浆液渗出为主，主要为含有大量白蛋白的血浆。

2）病变部位：

①疏松结缔组织：蚊虫叮咬→炎性水肿；

②黏膜：感冒早期→浆液性卡他性炎；

③浆膜：结核性胸膜炎→胸腔积液（胸水）；

④皮肤：烫伤→水泡；

⑤滑膜：风湿病→风湿性关节炎→关节腔积液。

3）结局：吸收；大量积液，压迫器官。

(2) 纤维素性炎：

1) 特点：以纤维蛋白原渗出为主，形成纤维素。

2) 病变：

①黏膜：发生在黏膜的纤维素性炎，渗出的纤维素、坏死组织和中性粒细胞在黏膜表面形成假膜，又称假膜性炎，如白喉、细菌性痢疾。

②浆膜：发生于心包膜的纤维素性炎，在心包脏层即心外膜形成无数的绒毛状物，又称为“绒毛心”。

③肺：常见于大叶性肺炎。

3) 结局：

①假膜性炎的假膜可发生脱落引起窒息或溃疡形成。

②渗出的纤维素被溶解吸收，未被溶解吸收的纤维素发生机化，造成浆膜粘连、肺肉质变等。

(3) 化脓性炎症：以中性粒细胞渗出为特征，伴不同程度组织坏死和脓液形成。

1) 表面化脓和积脓：

①表面化脓：指浆膜或黏膜组织的化脓性炎，如流行性脑脊髓膜炎、化脓性心包炎。

②积脓：指脓液在浆膜腔、胆囊和输卵管腔等部位蓄积，如肾盂积脓。

③特点：大量中性粒细胞主要向表面渗出，深部组织没有明显的炎细胞浸润。

2) 蜂窝织炎：

①定义：指发生在疏松结缔组织的弥漫性化脓性炎。

②病因：溶血性链球菌。

③发生部位：皮肤、肌肉和阑尾等。

④病变特点：中性粒细胞弥漫浸润，与周围组织界限不清。炎症范围广，发展迅速，易发生全身中毒症状。

3) 脓肿：

①定义：指局限性化脓性炎伴有脓腔形成。

②病因：金黄色葡萄球菌。

③发生部位：内脏，如肝、脑和肺等；皮下，如疖（单个毛囊、皮脂腺及其周围组织的化脓性炎）、痈（多个疖的相互融合沟通）。

④病变特点：常有脓腔形成，脓肿破溃可形成溃疡、窦道和瘘管。

⑤结局：小的脓肿可被吸收；较大脓肿需切开排脓，纤维性修复；形成窦道（指组织深部的脓肿，逐渐向表面蔓延，形成一个向外排脓的盲端管道）或瘘管（脓肿向内穿通管道，向外开口于皮肤或体腔，形成两个或两个以上开口的通道）。

(4) 出血性炎：渗出物中含有大量红细胞，常见于流行性出血热、钩端螺旋体病和鼠疫等。

3. 增生性炎

(1) 非特异性增生性炎：

1) 常见于慢性炎症，也可见于少数急性炎症，如伤寒、肾小球肾炎。

2）炎症灶内浸润细胞主要为淋巴细胞、浆细胞和单核巨噬细胞。

3）常有纤维结缔组织、血管以及上皮细胞、腺体和实质细胞的增生。

4）炎性息肉：黏膜上皮、腺体、肉芽组织增生，形成带蒂的突起于黏膜表面的小肿块，如鼻息肉、宫颈息肉。

5）炎性假瘤：组织的炎性增生，形成境界清楚的肿瘤样团块，在肉眼及X线上均与肿瘤十分相似，如结核瘤。

（2）肉芽肿性炎：

1）概念：肉芽肿是指由单核巨噬细胞及其衍生细胞增生形成的境界清楚的结节状病灶。以肉芽肿形成为基本特点的炎症称肉芽肿性炎。

2）肉芽肿的主要成分：巨噬细胞及其衍生的细胞（上皮样细胞和多核巨细胞）。

3）类型：

①感染性肉芽肿：由细菌（结核杆菌、麻风杆菌等）、梅毒螺旋体、真菌（组织胞浆菌等）和寄生虫（血吸虫）等感染引起。形成具有特殊结构的肉芽肿，如结核性肉芽肿中央为干酪样坏死，周围为上皮样细胞和郎罕氏巨细胞（由上皮样细胞融合而成，细胞核排在细胞周边呈马蹄形或环形），外围为成纤维细胞和淋巴细胞。

②异物性肉芽肿：由异物如手术缝线、石棉、滑石粉、隆乳术的填充物等异物引起。异物性肉芽肿的中心为异物，周围为上皮样细胞和异物巨细胞（由上皮样细胞融合而成，细胞核杂乱无章排列）、淋巴细胞和成纤维细胞等。

（五）炎症的结局

1. 痊愈

（1）完全愈复：再生修复，完全恢复原来组织的结构和功能，如小脓肿疖。

（2）不完全愈复：纤维性修复，如大脓肿痈。

2. 迁延不愈转为慢性

3. 蔓延扩散

（1）局部蔓延：

1）沿组织间隙蔓延，如疖→痈。

2）沿器官自然管道蔓延，如急性膀胱炎→输尿管炎或肾盂肾炎。

（2）淋巴道播散：引起淋巴管炎和淋巴结炎（淋巴结肿大，质地变硬）。

（3）血道播散：细菌或毒素入血。

1）菌血症：细菌在局部繁殖，并进入血液循环，不引起全身中毒症状。

2）毒血症：大量细菌毒素或毒性代谢产物被吸收入血，并引起全身中毒症状，但血液中无细菌。

3）败血症：血液中既有细菌又有它们产生的毒素，并出现全身中毒症状。

4）脓毒败血症：由化脓性细菌引起的败血症。

三、自测试题

【A1、A2 型题】

1. 炎症的本质是________的病理过程（ ）

A. 以防御为主　B. 以损伤为主　C. 以增生为主

D. 以变性、坏死为主　E. 炎细胞浸润

2. 炎症局部组织的基本病理变化是（ ）

A. 变性、坏死　B. 增生、肿胀　C. 变质、渗出、增生

D. 机化、粘连　E. 炎细胞浸润

3. 病灶中以大量的中性粒细胞浸润为主的是（ ）

A. 出血性炎　B. 变质性炎　C. 化脓性炎

D. 浆液性炎　E. 卡他性炎

4. 构成炎性肉芽肿的主要细胞是（ ）

A. 淋巴细胞　B. 巨噬细胞　C. 成纤维细胞

D. 血管内皮细胞　E. 嗜酸性粒细胞

5. 假膜性炎是指（ ）

A. 黏膜的化脓性炎　B. 浆膜的纤维素性炎　C. 黏膜的纤维素性炎

D. 肺的浆液性炎　E. 皮肤的纤维素性炎

6. 慢性炎症时，炎区浸润的细胞主要是（ ）

A. 中性粒细胞及巨噬细胞　B. 单核细胞及巨噬细胞　C. 嗜酸性粒细胞

D. 淋巴细胞及浆细胞　E. 中性粒细胞和淋巴细胞

7. 引起蜂窝织炎的常见病原菌是（ ）

A. 葡萄球菌　B. 溶血性链球菌　C. 肺炎链球菌

D. 大肠杆菌　E. 草绿色链球菌

8. “绒毛心”是指（ ）

A. 心包脏层的纤维素性炎　B. 心包脏层的浆液性炎　C. 心包脏层的化脓性炎

D. 心包脏层的卡他性炎　E. 心包脏层的出血性炎

9. 病毒性肝炎属于（ ）

A. 渗出性炎　B. 增生性炎　C. 变质性炎

D. 化脓性炎　E. 卡他性炎

10. 化脓性炎症的主要特征是（ ）

A. 组织中有大量中性粒细胞浸润

B. 大量浆液渗出并含有白细胞

C. 渗出物为大量浆液及纤维素

D. 组织坏死明显的炎症

E. 组织坏死液化有脓液形成及大量中性粒细胞浸润

11. 下列疾病中哪种不是化脓性炎（　）

A. 痈　　B. 皮肤疖肿　　C. 急性肾小球肾炎

D. 急性蜂窝织炎性阑尾炎　　E. 急性肾盂肾炎

12. 金黄色葡萄球菌感染常引起（　）

A. 出血性炎　　B. 脓肿　　C. 蜂窝织炎

D. 浆液性炎　　E. 纤维素性炎

13. 病毒感染的病灶内，最常见的细胞是（　）

A. 中性粒细胞　　B. 嗜酸性粒细胞　　C. 淋巴细胞、单核细胞

D. 浆细胞　　E. 肥大细胞

14. 脓细胞是指（　）

A. 中性粒细胞　　B. 变性坏死的中性粒细胞　　C. 淋巴细胞

D. 变性坏死的淋巴细胞　　E. 变性坏死的巨噬细胞

15. 属于化脓性病变是（　）

A. 嗜酸性脓肿　　B. 阿米巴脓肿　　C. 疖和痈

D. 乙型脑炎　　E. 大叶性肺炎

16. 痢疾杆菌感染，结肠发生（　）

A. 蜂窝织炎　　B. 表面化脓　　C. 浆液性炎

D. 假膜性炎　　E. 出血性炎

17. 多核细胞不见于下列哪种疾病（　）

A. 伤寒　　B. 结核　　C. 霍奇金病

D. 血吸虫虫卵结节　　E. 异物肉芽肿

18. 下列哪项不属于肉芽肿性炎（　）

A. 风湿病　　B. 伤寒　　C. 矽肺

D. 乙脑　　E. 麻风

19. 下列哪项不属于渗出性炎（　）

A. 浆液性炎　　B. 纤维素性炎　　C. 化脓性炎

D. 肉芽肿性炎　　E. 出血性炎

20. 患者，女，55 岁，上呼吸道感染后出现流鼻涕、眼泪等症状，请问该症状属于（　）

A. 浆液性炎　　B. 纤维素性炎　　C. 化脓性炎

D. 肉芽肿性炎　　E. 出血性炎

21. 患儿，女，4 岁，因发烧、头痛和出现脑膜刺激症状被诊断为流行性脑脊髓膜炎。该病属于（　）

A. 化脓性炎　　B. 浆液性炎　　C. 纤维素性炎

D. 肉芽肿性炎　　E. 出血性炎

22. 患者，28 岁，突然出现黄疸和昏迷，三天后死亡。尸体解剖证实为急性重型肝炎。

该病属于（　）

A. 渗出性炎　　B. 增生性炎　　C. 变质性炎

D. 肉芽肿性炎　　E. 出血性炎

【A3、A4 型题】

（23～24 题共用题干）

患者，男，因救火而烧伤。面部和背部皮肤大片红斑，局部形成大泡，泡壁薄，剧痛，内有淡黄色液体。两前臂皮肤呈焦痂，微痛。

23. 该患者面部和背部的病变属于（　）

A. 浆液性炎　　B. 纤维素性炎　　C. 化脓性炎

D. 肉芽肿性炎　　E. 出血性炎

24. 该患者前臂的病变属于（　）

A. 渗出性炎　　B. 增生性炎　　C. 变质性炎

D. 肉芽肿性炎　　E. 出血性炎

（25～26 题共用题干）

患者，女，因阑尾炎入院行阑尾切除术。病理检查：阑尾肿胀，浆膜面充血，可见黄白色渗出物。阑尾腔内充满脓液，镜检发现：阑尾壁各层均显著充血、水肿、大量中性粒细胞弥漫浸润。

25. 请问该患者的阑尾发生了什么病变？（　）

A. 纤维素性炎　　B. 表面化脓　　C. 蜂窝织炎

D. 脓肿　　E. 出血性炎

26. 该病的致病菌常为（　）

A. 金黄色葡萄球菌　　B. 溶血性链球菌　　C. 大肠杆菌

D. 草绿色链球菌　　E. 肺炎链球菌

（27～28 题共用题干）

患者，男，40 岁，颈部患“疖”，红、肿、热、痛，10 天后局部红肿发展至手掌大，T 38℃，局部手术切开引流。当晚即恶寒、高热、头痛，次日体检发现患者轻度黄疸，肝脾肿大，T 39.5℃，WBC 21.0×10^9/L。

27. 该患者发生了何种病变（　）

A. 菌血症　　B. 毒血症　　C. 败血症

D. 疖　　E. 化脓性炎

28. 下列哪项不属于该病的全身症状（　）

A. 肝脾肿大　　B. 发热　　C. 白细胞升高

D. 黄疸　　E. 红肿

【B 型题】

（29～33 题共用选项）

A. 变质性炎　B. 浆液性炎　C. 蜂窝织炎

D. 纤维素性炎　E. 化脓性炎

29. 乙型脑炎属于（　）

30. 阿米巴肝脓肿属于（　）

31. 细菌性痢疾属于（　）

32. 渗出性结核性胸膜炎属于（　）

33. 急性化脓性阑尾炎属于（　）

（34～37 题共用选项）

A. 炎症反应的中心环节　B. 炎症反应最主要的作用　C. 引起炎症最常见的原因

D. 炎症反应的重要标志　E. 急性炎症早期血管反应的标志

34. 血管反应是（　）

35. 生物性因子是（　）

36. 炎性渗出是（　）

37. 局限和消灭损伤因子，修复损伤是（　）

（38～41 题共用选项）

A. 多核巨细胞　B. 单核细胞　C. 淋巴细胞

D. 嗜酸性粒细胞　E. 中性粒细胞

38. 寄生虫感染和过敏反应时增多的细胞为（　）

39. 急性化脓性炎症浸润的细胞多为（　）

40. 结核、麻风等疾病时浸润的细胞常为（　）

41. 当体内有较大的异物，如虫卵、外科缝线等，可出现（　）

（42～46 题共用选项）

A. 咽部感染引起颈部淋巴结肿大

B. 患者无全身中毒症状，血中可培养出病原菌

C. 患者有全身中毒症状，血中可培养出病原菌

D. 患者有全身中毒症状，血中没有病原菌

E. 患者有全身中毒症状，伴全身多发性小脓肿

42. 毒血症是指（　）

43. 菌血症是指（　）

44. 淋巴管扩散（　）

45. 败血症是指（　）

46. 脓毒败血症是指（　）

（47～50 题共用选项）

A. 皮肤黏膜的浅表缺损

B. 皮肤黏膜的深层缺损

C. 脓肿向内穿通管道，向外开口于皮肤或体腔，形成两个出口的通道

D. 深部脓肿向体表破溃，在组织内形成盲端管道

E. 坏死累及有腔脏器全层，穿透浆膜

47. 糜烂的特征是（　）

48. 溃疡的特征是（　）

49. 窦道的特征是（　）

50. 瘘管的特征是（　）

四、自测试题答案

1. **A**	2. **C**	3. **C**	4. **B**	5. **C**	6. **D**	7. **B**	8. **A**	9. **C**	10. **E**
11. **C**	12. **B**	13. **C**	14. **B**	15. **C**	16. **D**	17. **A**	18. **D**	19. **D**	20. **A**
21. **A**	22. **C**	23. **A**	24. **C**	25. **C**	26. **B**	27. **C**	28. **E**	29. **A**	30. **A**
31. **D**	32. **B**	33. **C**	34. **A**	35. **C**	36. **D**	37. **B**	38. **D**	39. **E**	40. **B**
41. **A**	42. **D**	43. **B**	44. **A**	45. **C**	46. **E**	47. **A**	48. **B**	49. **D**	50. **C**

第五章　肿　瘤

一、学习目标

（一）掌握肿瘤的概念、异型性、生长与扩散以及良恶性肿瘤的区别；癌前病变、非典型增生、原位癌的定义。

（二）熟悉肿瘤的命名与分类；癌与肉瘤的区别。

（三）了解肿瘤对机体的影响；肿瘤的分级与分期；常见肿瘤的特点；肿瘤的病因以及发病机制。

二、学习要点

（一）肿瘤的概念

1. 概念：在各种致瘤因素的作用下，局部组织细胞在基因水平失去对其生长的正常调控，导致克隆性异常增生而形成的新生物，常表现为局部肿块。

2. 肿瘤细胞的特征

（1）不同程度丧失了分化成熟的能力。

（2）相对无限制性生长，即使致瘤因素去除，仍继续生长。

（二）肿瘤的一般形态与组织结构

1. 肿瘤的大体形态

（1）数目：一般单个，也可以多个。

（2）大小：差别很大。

（3）形状：千姿百态。

（4）颜色：与肿瘤的组织来源、供血状态、有无出血坏死等因素有关。

（5）质地：不同肿瘤可有不同的质地，取决于肿瘤的组织来源、肿瘤细胞实质与间质成分的比例。

2. 肿瘤的组织结构

（1）实质：指肿瘤细胞，是肿瘤的主要成分。

1）肿瘤的特殊性由实质决定，不同肿瘤的实质不同。

2）根据肿瘤实质的形态来判断其组织来源，进行分类、命名和组织学诊断。

3）根据瘤细胞的分化程度和异型性来确定肿瘤的良恶性和恶性程度。

4）多数肿瘤只有一种实质，少数可有两种或两种以上。

（2）间质：指结缔组织、血管、淋巴管，起支持、营养作用。在各种肿瘤中无特殊性。

（三）肿瘤的分化与异型性

1. 肿瘤的分化

（1）分化：一种幼稚的、无特殊功能的组织或细胞向着成熟的、具有特殊功能的组织或细胞生长发育的过程。

（2）分化程度：肿瘤组织与其来源的正常组织在形态和功能上的相似程度。

（3）肿瘤组织的形态与功能与正常组织相似度越大，说明其分化程度高或分化好；与正常组织相似度越小，说明其分化程度低或分化差。

2. 肿瘤的异型性

（1）概念：肿瘤组织在细胞形态和组织结构上与其来源的正常组织有不同程度的差异，这种差异叫肿瘤的异型性。

（2）肿瘤分化程度越高，异型性越小；分化程度越低，异型性越大。

（3）肿瘤的异型性体现在细胞形态和组织结构两个方面。

1）细胞形态的异型性：

①细胞大小、形态不一致。

②细胞核大（核浆比例近1：1），深染，核形态不一，核仁肥大、数目增多，核分裂象增多，可见病理性核分裂象。

③细胞质嗜碱性增强。

2）组织结构的异型性：表现在空间排列方式上与其来源的正常组织的差异，如肿瘤细胞排列紊乱、无极性和数目增多等。

（4）良性肿瘤异型性较小，其细胞形态异型性不明显，而组织结构异型性明显；恶性肿瘤异型性较大，无论细胞形态异型性还是组织结构异型性均明显。

（四）肿瘤的生长与扩散

1. 肿瘤的生长

（1）生长速度：与肿瘤的性质、血液供应情况及机体免疫反应有关。

（2）生长方式：

1）膨胀性生长：多为良性肿瘤的生长方式。一般有包膜，与周围组织分界清。手术易切除，不易复发。

2）浸润性生长：多为恶性肿瘤的生长方式。一般无完整包膜，与周围组织分界不清。手术时需将周围较大范围的正常组织一并切除，容易复发。

3）外生性生长：良、恶性肿瘤皆可以此方式生长。

2. 肿瘤的扩散

（1）直接蔓延：肿瘤细胞沿着组织间隙、淋巴管、血管或神经束延续性的浸润生长。

（2）转移：恶性肿瘤细胞从原发部位侵入淋巴管、血管或体腔，被带到他处继续生长，形成与原发肿瘤性质相同的肿瘤的过程称转移。常见的转移途径有：

1）淋巴道转移：

①瘤细胞侵入淋巴管，随淋巴流到局部淋巴结形成转移瘤的过程；

②淋巴结肿大、质地变硬；

③癌主要的转移方式。

2）血道转移：

①瘤细胞侵入血管后随血流到达远隔器官继续生长，形成转移瘤的过程；

②瘤细胞多经静脉入血（静脉壁薄、压力低）；

③侵入体循环静脉的肿瘤细胞在肺内形成转移瘤，侵入门静脉系统的肿瘤细胞首先在肝内发生转移，侵入肺静脉的肿瘤细胞可在全身各处形成转移瘤；

④血道转移最常受累的是肺和肝；

⑤转移瘤的特点：多个，散在分布，边界清楚，多靠近器官表面。

3）种植性转移：体腔内器官的肿瘤，侵犯到表面时，瘤细胞脱落，像播种一样种植在体腔内各器官的表面，形成转移瘤的过程。

（五）肿瘤的分级和分期

1. 肿瘤的分级

（1）根据恶性肿瘤的分化程度、异型性等进行分级。

（2）采用三级分级法：Ⅰ级：高分化，异型性小，低度恶性；Ⅱ级：中分化，异型性较大，中度恶性；Ⅲ级：低分化，异型性大，高度恶性。

2. 肿瘤的分期：采用 TNM 分期系统。

（1）T 指肿瘤原发灶，$T_1 \sim T_4$ 表示肿瘤的依次增大。

（2）N 指局部淋巴结受累情况，N_0、$N_1 \sim N_3$ 依次表示淋巴结未受累、受累的程度和范围增大。

（3）M 指血行转移，M_0：无血行转移，M_1：有血行转移。

（六）肿瘤对机体的影响

1. 良性肿瘤对机体的影响：影响小，主要表现为局部压迫与阻塞，影响程度与肿瘤生长部位有关。如发生在体表的良性肿瘤一般无明显影响；颅内肿瘤→压迫脑组织、阻塞脑室→颅内高压；突入肠腔的平滑肌瘤→肠梗阻。

2. 恶性肿瘤对机体的影响：影响大。

（1）局部压迫和阻塞：食道癌→食道狭窄→吞咽困难；胰头癌→压迫胆总管。

（2）破坏器官的结构和功能：见于肝癌→肝功能衰竭。

（3）浸润破坏周围组织：引起出血、溃疡、穿孔等，如食道癌侵犯气管，造成食道－

气管瘘。

（4）顽固性疼痛：肿瘤累及神经。

（5）发热：肿瘤产物（如肿瘤坏死因子）或合并感染可引起发热。

（6）恶病质：一种综合征，见于肿瘤晚期，患者严重消瘦、食欲缺乏、无力、贫血及全身衰竭等。

（7）副肿瘤综合征。

（七）良性肿瘤与恶性肿瘤的区别

良性肿瘤与恶性肿瘤的区别，见表5–1。

表5–1　良性肿瘤与恶性肿瘤的区别

	良性肿瘤	恶性肿瘤
组织分化程度	分化程度高，异型性小	分化程度低，异型性大
生长速度	缓慢	较快
生长方式	膨胀性和外生性生长	浸润性和外生性生长
继发改变	少见	常发生出血、坏死、溃疡、感染等
转移	不转移	可有转移
复发	很少复发	易复发
对机体影响	较小	较大

交界性肿瘤：组织形态和生物学行为介于良、恶性肿瘤之间的肿瘤。如卵巢交界性黏液性乳头状囊腺瘤。此类肿瘤有恶变倾向。

（八）肿瘤的命名原则

1. 良性肿瘤的命名原则

（1）发生部位＋组织来源＋瘤，如乳腺纤维瘤、子宫平滑肌瘤。

（2）发生部位＋形态特点＋组织来源＋瘤，如甲状腺乳头状腺瘤。

（3）形态特点＋瘤，如乳头状瘤。

2. 恶性肿瘤的命名原则

（1）癌：上皮组织来源的恶性肿瘤。

发生部位＋组织来源＋癌，如胃腺癌、子宫颈鳞状细胞癌。

（2）肉瘤：间叶组织来源的恶性肿瘤。其与癌的区别，见表5–2。

发生部位＋组织来源＋肉瘤，如胃平滑肌肉瘤。

表5–2　癌与肉瘤的区别

	癌	肉瘤
组织来源	上皮组织	间叶组织
发病率	较常见，多见于成年人	较少见，多见于青少年

续表

	癌	肉瘤
大体特点	质硬、灰白、较干燥	质软、灰红、湿润鱼肉状
组织学特点	多形成癌巢，实质间质分界清楚	弥漫性分布，实质间质分界不清
网状纤维	癌细胞间多无网状纤维	癌细胞间多有网状纤维
转移	多经淋巴道转移	多经血道转移

癌肉瘤：既有癌的成分，又有肉瘤的成分。

“癌症”：泛指所有恶性肿瘤。

3. 肿瘤命名的特殊情况

（1）“……母细胞瘤”：良性者如骨母细胞瘤；恶性者如神经母细胞瘤、髓母细胞瘤和肾母细胞瘤。

（2）以“瘤”命名的恶性肿瘤：见于精原细胞瘤、黑色素瘤。

（3）在肿瘤名称前冠以恶性两字：见于恶性畸胎瘤、恶性脑膜瘤、恶性神经鞘瘤。

（4）以“人名”来命名的恶性肿瘤：见于尤文氏肉瘤、霍奇金淋巴瘤。

（5）以习惯命名的恶性肿瘤：见于白血病。

（6）以肿瘤的形态命名，如透明细胞肉瘤、燕麦细胞癌。

（7）“……瘤病”：用于多发性良性肿瘤，如神经纤维瘤病、脂肪瘤病。

4. 转移瘤的命名原则

转移部位＋“转移性”＋原发瘤名称，如肺转移性肝癌。

（九）癌前病变、非典型性增生、原位癌

1. 癌前病变：具有癌变潜在可能性的良性病变。见于黏膜白斑、乳腺纤维囊性变、慢性萎缩性胃炎及胃溃疡、肝硬化、大肠腺瘤、慢性溃疡性结肠炎、慢性宫颈炎伴宫颈糜烂、皮肤慢性溃疡等。

2. 非典型性增生

（1）概念：增生上皮细胞有一定的异型性，但不足以诊断为癌。表现为细胞大小不一，形态多样，核大浓染，核浆比增大，核分裂象增多（多为正常），细胞层次增多，排列紊乱，多见于鳞状上皮。

（2）分级：

1）轻度：累及上皮层的下1/3，可恢复正常。

2）中度：累及上皮层的下2/3，较难逆转。

3）重度：累及上皮层的2/3以上，而未达全层，难以逆转，易癌变。

3. 原位癌：指非典型性增生累及上皮全层，但未突破基底膜向下浸润发展者。

4. 上皮内瘤变：指上皮从非典型性增生到原位癌的连续过程。将轻度和中度非典型性增生分别称为上皮内瘤变Ⅰ级和Ⅱ级，重度非典型性增生和原位癌称为上皮内瘤变Ⅲ级。

（十）常见肿瘤举例

1. 上皮组织肿瘤

（1）良性肿瘤：

1）乳头状瘤：

①发生于被覆上皮，常见于皮肤、膀胱等；

②大体：向表面生长，呈乳头状或手指样，根部常有蒂与基底相连；

③镜下：结缔组织轴心＋被覆增生上皮（鳞状上皮、柱状上皮、移行上皮）；

④外耳道、阴茎、膀胱、结肠发生的乳头状瘤易发生恶变。

2）腺瘤：

①源于腺上皮，常见于甲状腺、卵巢、乳腺和肠道等；

②大体：实性器官→膨胀性生长，胃肠道→外生性生长；

③镜下：细胞形态较一致，与起源组织相似，呈腺样排列，数量增加，大小及形态不等。有正常腺体的分泌功能；

④类型：囊腺瘤、纤维腺瘤、多形性腺瘤、管状腺瘤。

（2）恶性肿瘤：即癌，是最常见的恶性肿瘤。

1）鳞状细胞癌（鳞癌）：癌的最常见类型。

①发生于鳞状上皮被覆或鳞状上皮化生的部位，如食道、皮肤、宫颈等；

②大体：质硬、灰白、干燥，呈菜花状或溃疡状；

③镜下：高分化、中分化、低分化。高分化的鳞癌可有角化珠和细胞间桥。

2）腺癌：

①发生于腺上皮，多见于胃、肝、乳腺、甲状腺等；

②大体：息肉状、结节状、菜花状等常伴溃疡形成；

③镜下：高分化、中分化、低分化。高分化的腺癌，有腺腔样结构，腺腔大小不等，排列紊乱；低分化的腺癌实体状，无腺腔结构，异型性明显；

④类型：乳头状腺癌、囊腺癌、黏液癌（胃印戒细胞癌）、实体癌（低分化腺癌）。

3）基底细胞癌：

①发生于基底细胞；

②多见于老年人面颊部；

③局部浸润生长，易形成溃疡；

④生长缓慢，极少发生转移，对放疗敏感，预后好；

⑤镜下：癌巢外周细胞呈栅栏样排列，细胞呈梭形、多边形。

4）移行细胞癌：

①发生于移行上皮（肾、输尿管、膀胱）；

②肉眼：多为乳头状，常多发，可形成溃疡或广泛浸润；

③镜下：形成癌巢，似移行细胞，不同程度的异型性，无角化珠和细胞间桥。

2. 间叶组织肿瘤

（1）良性肿瘤：

1）脂肪瘤：

①由脂肪组织发生的良性肿瘤；

②好发部位：躯干、四肢皮下；

③大体：分叶状、包膜完整、质软浅黄色、油腻呈脂肪样；

④镜下：似正常脂肪组织。

2）血管瘤：

①起源于血管组织；

②好发部位：分布广，多见于皮肤、唇、舌、肝等，婴幼儿多见；

③大体：暗紫红色，大小不一，质软，边界不清，无包膜，扁平或突出呈桑葚状；

④镜下：分毛细血管瘤、海绵状血管瘤、静脉血管瘤。

3）平滑肌瘤：

①起源于平滑肌；

②好发部位：子宫、胃肠道；

③大体：圆形或类圆形，质硬，边界清，大小不等，多无完整包膜，切面灰白，编织状；

④镜下：由形态一致的平滑肌细胞组成，紧密排列成束状、编织状，少许间质；

⑤可继发玻璃样变、黏液样变、坏死、出血、囊性变等。

（2）恶性肿瘤：

1）纤维肉瘤：

①肉瘤中最常见的，好发于四肢及躯干皮下组织；

②大体：多为结节状，可有假包膜，灰黄或灰白色，质韧，或呈鱼肉状；

③镜下：肿瘤性的成纤维细胞和胶原纤维组成。

2）脂肪肉瘤：

①40 岁以上成人多见，好发于大腿及腹膜后软组织；

②大体：结节状或分叶状，假包膜，似脂肪瘤或呈鱼肉状、黏液样；

③镜下：瘤细胞形态多样，以脂肪母细胞为特点，胞质内出现大小不等的脂肪空泡。

3）骨肉瘤：

①起源于骨母细胞，多见于青少年；

②好发于四肢长骨，尤以股骨下端、胫骨上端多见；

③大体：骨膜下增生形成梭形肿块，灰红色，软硬不一，易有出血、坏死，破坏骨组织；

④镜下：梭形或多边形瘤细胞组成，异型性明显，多少不等的肿瘤性骨样组织和骨小梁；

⑤X 线：Codman 三角、日光放射状阴影。

3. 其他组织常见肿瘤

（1）淋巴组织肿瘤：

1）霍奇金淋巴瘤：

①好发部位：颈部和锁骨上淋巴结；

②肉眼：淋巴结肿大、粘连，切面灰白，鱼肉状；

③镜下：正常淋巴结结构破坏，以淋巴细胞为主的多种炎细胞浸润，背景上有 R－S 细胞及其变异细胞组成。典型的 R－S 细胞（镜影细胞）体积大、双核对称排列；或多核，核仁大、周围有空晕。

2）非霍奇金淋巴瘤：

①部位：好发于颈部淋巴结；

②肉眼：淋巴结增大，切面灰白或淡粉红色，鱼肉状，可见坏死区；

③镜下：淋巴结结构破坏，为肿瘤细胞所占据。瘤细胞排列可弥漫性或结节性。

（2）畸胎瘤：来源于性腺或胚胎剩件中的全能细胞，多含有两个以上胚层的多种组织。多见于卵巢和睾丸。可分为良性畸胎瘤（成熟畸胎瘤）和恶性畸胎瘤（未成熟畸胎瘤）。

（3）黑色素瘤：

1）多见于 30 岁以上成年，好发于足底、外阴部和肛周，恶性度高，预后差。

2）通常由交界痣恶变而来。凡黑痣色素加深，体积增大，周围出现卫星痣，生长加快或破溃、发炎或出血等是恶变的征象。

3）大体：边缘不整，外形不规则，粗糙，黑褐色，常有出血、溃烂。

4）镜下：细胞梭形或圆形、大小较一致，常含黑色素，成巢状、腺泡状或条索状排列。

（十一）肿瘤的病因及发病机制

1. 肿瘤的病因

（1）环境致瘤因素：

1）化学性因素：

①间接化学致癌物：多环芳烃、亚硝胺类物质、致癌的芳香胺类、真菌毒素（黄曲霉毒素）等；

②直接化学致癌物：烷化剂和酰化剂，如抗癌药物环磷酰胺、氮芥等。

2）物理性因素：紫外线、电离辐射、粉尘等。

3）生物性因素：

①人乳头瘤病毒（human papillomavirus，HPV）：HPV－6、HPV－11 与生殖道和喉等部位的乳头状瘤有关，HPV－16、HPV－18 与宫颈等部位的浸润癌有关；

②Epstein-Barr 病毒（EBV）：与伯基特淋巴瘤和鼻咽癌等有关；

③乙型肝炎病毒（hepatitis B virus，HBV）：与肝细胞癌有关；

④幽门螺杆菌：与胃癌、胃黏膜淋巴瘤有关。

（2）内因：遗传因素、免疫因素、内分泌因素等。

2. 肿瘤的发病机制

（1）原癌基因的激活。

（2）肿瘤抑制基因的失活。

（3）凋亡调节基因和 DNA 修复基因。

（4）端粒和肿瘤。

三、自测试题

【A1、A2 型题】

1. 下列哪一项不符合肿瘤的特点（ ）

A. 相对无止境的生长　B. 生长旺盛
C. 与机体不协调　D. 增生过程必须有致瘤因子持续存在
E. 不同程度失去分化成熟的能力

2. 肿瘤的实质是指（ ）

A. 肿瘤的本质　B. 肿瘤的异常增生　C. 肿瘤组织
D. 肿瘤细胞　E. 结缔组织

3. 分化程度高的是指（ ）

A. 与起源组织相似　B. 不容易引起器官的阻塞和破坏
C. 有较大的异型性　D. 肿瘤周围有较多的淋巴细胞
E. 高度恶性的肿瘤

4. 判定肿瘤的组织来源，主要根据（ ）

A. 肿瘤的良恶性　B. 肿瘤的生长方式
C. 肿瘤的间质　D. 肿瘤的实质
E. 肿瘤的实质与间质分界是否清楚

5. 判定肿瘤的性质，主要根据（ ）

A. 肿瘤的颜色　B. 肿瘤的形态　C. 肿瘤的硬度
D. 肿瘤的大小　E. 肿瘤细胞的分化程度

6. 癌的镜下特点中，错误的是（ ）

A. 癌细胞呈巢状分布　B. 实质与间质分界清楚
C. 首先从血道转移　D. 癌细胞有异型性，间质则无
E. 癌细胞间无网状纤维

7. 恶性肿瘤经血行转移最常受累的器官是（ ）

A. 肺、脑　B. 肺、肝　C. 肝、脑
D. 肺、肾　E. 心、肺

8. 下列哪项是恶性肿瘤的主要特征（ ）

A. 核分裂象多见　B. 细胞丰富　C. 瘤巨细胞

D. 浸润性生长和转移　　E. 血管丰富

9. 含有三个胚层组织成分的肿瘤叫作（　）

A. 癌肉瘤　　B. 混合瘤　　C. 畸胎瘤

D. 错构瘤　　E. 胚胎瘤

10. 良恶性肿瘤的根本区别在于（　）

A. 是否致死　　B. 肿瘤的生长速度　　C. 肿瘤细胞的异型性

D. 是否呈浸润性生长　　E. 有无完整的包膜

11. 下列哪一项不是真正的肿瘤（　）

A. 创伤性神经瘤　　B. 霍金奇病　　C. 白血病

D. 精原细胞瘤　　E. 神经母细胞瘤

12. 肺转移性肝癌是指（　）

A. 肺癌转移到肝　　B. 肝癌转移到肺

C. 肝和肺同时发生转移性癌　　D. 肝癌和肺癌互相转移

E. 肝癌和肺癌同期转移到其他地方

13. 左锁骨上淋巴结转移性腺癌的原发部位最可能是（　）

A. 乳腺　　B. 甲状腺　　C. 食管

D. 胃　　E. 肝脏

14. 下列哪一种癌最易发生血道转移（　）

A. 胃癌　　B. 子宫颈癌　　C. 肠癌

D. 肺癌　　E. 绒毛膜癌

15. 与癌前病变无关的描述是（　）

A. 适应性反应　　B. 癌前病变可分为遗传性和获得性

C. 演变为癌的时间较长　　D. 如不及时治愈有可能转变为癌

E. 细胞形态可有异型性

16. 属于上皮来源的良性肿瘤是（　）

A. 霍奇金病　　B. 淋巴瘤　　C. 肠腺癌

D. 纤维肉瘤　　E. 皮肤乳头状瘤

17. 高分化鳞癌中最典型的特征是（　）

A. 细胞核分裂象少　　B. 形成癌巢　　C. 出现角化珠

D. 网状纤维围绕癌巢　　E. 实质与间质分界清楚

18. 不属于间叶组织来源的良性肿瘤是（　）

A. 淋巴瘤　　B. 脂肪瘤　　C. 骨瘤

D. 平滑肌瘤　　E. 纤维瘤

19. 不属于间叶组织来源恶性肿瘤的是（　）

A. 纤维肉瘤　　B. 平滑肌肉瘤　　C. 血管肉瘤

D. 脂肪肉瘤　　E. 畸胎瘤

20. 下列哪一种形态的肿块，癌的可能性最大（ ）
A. 乳头状
B. 火山口状溃疡
C. 质软
D. 灰白色
E. 肿块大

21. 诊断肿瘤最可靠的方法是（ ）
A. CT 检查
B. X 线透视
C. 超声波检查
D. 脱落细胞学检查
E. 活体组织检查

22. 下列哪一项肿瘤实质细胞常由透明细胞组成（ ）
A. 直肠腺癌
B. 乳腺髓样癌
C. 肾细胞癌
D. 胃黏液癌
E. 肝细胞癌

23. 下列哪个是癌前病变（ ）
A. 大肠腺瘤
B. 皮肤纤维瘤
C. 皮下脂肪瘤
D. 子宫平滑肌瘤
E. 乳腺纤维腺瘤

24. 除下列哪一种外都是间接作用的化学致癌物（ ）
A. 多环芳烃
B. 芳香胺类
C. 亚硝胺类
D. 环磷酰胺
E. 黄曲霉毒素

25. 对皮肤基底细胞癌描述不正确的是（ ）
A. 对放疗敏感
B. 预后好
C. 好发于头面部
D. 多见于老年人
E. 常发生转移

【A3、A4 型题】

（26～28 题共用题干）

患者，男，50 岁，上腹隐痛伴明显消瘦 2 年余，疼痛与进食无关，黑粪 3 周入院。体格检查：消瘦，上腹软，明显触痛，左锁骨上可触及 3 个黄豆大小淋巴结，活动度差，质硬，无压痛，粪潜血实验阳性，胃镜检查见胃小弯附近幽门处有一 4cm×5cm×3cm 的肿块，呈溃疡状，不规则形，边缘隆起，底部凹凸不平，伴有出血、坏死，周围黏膜皱襞中断。

26. 如何确诊该病变是良性还是恶性（ ）
A. B 超检查
B. X 线检查
C. CT 检查
D. 核磁共振
E. 组织活检

27. 如果确诊是恶性肿瘤，最可能是（ ）
A. 淋巴瘤
B. 胃癌
C. 肝癌
D. 食管癌
E. 肠癌

28. 左锁骨上触及的淋巴结最有可能的情况是（ ）
A. 癌细胞淋巴道转移
B. 淋巴结结核
C. 淋巴结钙化
D. 淋巴结增生
E. 淋巴结肿大

【B 型题】

(29 ~ 32 题共用选项)

A. 血行转移　　B. 直接蔓延　　C. 淋巴道转移
D. 种植性转移　　E. 以上都不可能

29. 直肠癌转移到肝属于（　）
30. 胃癌转移到盆腔壁属于（　）
31. 乳腺癌转移到腋窝下属于（　）
32. 宫颈癌累及膀胱属于（　）

(33 ~ 37 题共用选项)

A. 膨胀性生长　　B. 浸润性生长　　C. 外生性生长
D. 外生时浸润性生长　　E. 浸润性生长时溃疡形成

33. 乳腺纤维腺瘤属于（　）
34. 胃腺癌属于（　）
35. 直肠腺瘤属于（　）
36. 基底细胞癌属于（　）
37. 肺癌属于（　）

(38 ~ 43 题共用选项)

A. 良性肿瘤　　B. 恶性肿瘤　　C. 交界性肿瘤
D. 癌前病变　　E. 肿瘤性良性病变

38. 乳腺纤维囊性变属于（　）
39. 卵巢交界性浆液性囊腺瘤属于（　）
40. 骨母细胞瘤属于（　）
41. 霍奇金病属于（　）
42. 淋巴瘤属于（　）
43. 精原细胞瘤属于（　）

(44 ~ 48 题共用选项)

A. 食管癌　　B. 肺癌　　C. 肝癌
D. 膀胱癌　　E. 皮肤癌

44. 与食入不对称的亚硝胺类物质有关的是（　）
45. 与食入黄曲霉毒素有关的是（　）
46. 与吸入多环芳烃有关的是（　）
47. 与吸入 2 – 萘胺有关的是（　）
48. 与紫外线照射有关的是（　）

(49 ~ 53 题共用选项)

A. 息肉状　　B. 乳头状　　C. 分叶状
D. 结节状　　E. 树根状

49. 表皮的良性肿瘤多呈（ ）
50. 皮下纤维瘤多呈（ ）
51. 直肠黏膜的良性肿瘤多呈（ ）
52. 乳腺癌多呈（ ）
53. 脂肪瘤多呈（ ）

四、自测试题答案

1. **D**　2. **D**　3. **A**　4. **D**　5. **E**　6. **C**　7. **B**　8. **A**　9. **C**　10. **C**
11. **A**　12. **B**　13. **D**　14. **E**　15. **A**　16. **E**　17. **C**　18. **A**　19. **E**　20. **B**
21. **E**　22. **D**　23. **A**　24. **D**　25. **E**　26. **E**　27. **B**　28. **A**　29. **A**　30. **D**
31. **C**　32. **B**　33. **A**　34. **D**　35. **C**　36. **E**　37. **B**　38. **D**　39. **C**　40. **A**
41. **B**　42. **B**　43. **B**　44. **A**　45. **C**　46. **B**　47. **D**　48. **E**　49. **B**　50. **D**
51. **A**　52. **E**　53. **C**

第六章　心血管系统疾病

一、学习目标

（一）掌握动脉粥样硬化的基本病理变化及心、脑、肾的病理变化；良性高血压病各期的病理变化；风湿病的基本病理变化及心、关节、皮肤、脑的病理变化；心瓣膜病的类型及病理变化；感染性心内膜炎的基本病理变化。

（二）熟悉动脉粥样硬化、高血压病、风湿病、心瓣膜病、感染性心内膜炎的病理临床联系。

（三）了解动脉粥样硬化、高血压病、风湿病、心瓣膜病、感染性心内膜炎的病因和发病机制。

二、学习要点

（一）动脉粥样硬化

1. 疾病概述

（1）动脉粥样硬化是一种与血脂异常沉积于血管壁有关的全身性疾病。

（2）特征：血脂沉积于动脉内膜，内膜灶状纤维化，粥样斑块形成，导致动脉管壁增厚、变硬，管腔狭窄甚至闭塞，并引起相应器官出现缺血性病变。

（3）主要累及大中动脉，最常累及腹主动脉。

（4）常发生于动脉分叉处、分支开口及血管弯曲的凸面。

（5）多见于中老年人，40～49 岁发展最快。

2. 病因及发病机制

（1）高脂血症：是指血浆总胆固醇和甘油三酯水平的异常增高，是动脉粥样硬化发生的重要危险因素。低密度脂蛋白是引起动脉粥样硬化的主要危险因子，乳糜微粒、极低密度脂蛋白可促进动脉粥样硬化的发生，高密度脂蛋白具有对抗动脉粥样硬化的作用。

（2）高血压。

（3）吸烟。

（4）糖尿病及高胰岛素血症。

（5）其他因素：包括遗传、年龄、性别、肥胖等。

3. 基本病理变化

（1）脂纹：

1）动脉粥样硬化的早期病变。

2）肉眼观：在动脉内膜表面可见不隆起或微隆起的黄色条纹或斑点。

3）镜下观：病灶处的内膜中有大量泡沫细胞聚集。泡沫细胞来源于巨噬细胞和平滑肌细胞。

（2）纤维斑块：

1）肉眼观：动脉内膜面可见散在灰黄或灰白色的隆起斑块。

2）镜下观：斑块表层为纤维帽，深层为泡沫细胞、平滑肌细胞、细胞外脂质及炎细胞。

（3）粥样斑块：

1）肉眼观：可见明显隆起于内膜表面的大小不等的灰黄色斑块。切面，表层为瓷白色的纤维帽，深层为灰黄色质软的粥样物质。

2）镜下观：表层为玻璃样变的纤维帽；深层为大量不定形的坏死崩解产物、胆固醇结晶（病理切片中为针状空隙）和钙盐沉积；斑块底部和边缘可见肉芽组织、少量泡沫细胞和淋巴细胞浸润。

（4）继发性改变：包括斑块内出血、斑块破裂、血栓形成、动脉瘤形成、钙化等。

4. 冠状动脉性心脏病

冠状动脉性心脏病简称冠心病，是指因冠状动脉狭窄、供血不足而引起的缺血性心脏病。其常见原因有冠状动脉粥样硬化、冠状动脉痉挛、冠状动脉炎症等，但由于冠心病的最常见原因（95%）是冠状动脉粥样硬化，所以习惯上把冠心病视为冠状动脉粥样硬化性心脏病。

冠状动脉粥样硬化最常发生于左冠状动脉前降支，其余依次为右主干、左主干或左旋支、后降支。斑块性病变多发生于血管的心肌侧，在横切面上，病变的内膜多呈新月形增厚，导致管腔狭窄。根据管腔狭窄的程度可分为四级：Ⅰ级≤25%；Ⅱ级26%～50%；Ⅲ级51%～75%；Ⅳ级≥76%。

冠心病的临床类型主要有四种：

（1）心绞痛：是心肌急剧的、暂时性缺血、缺氧所引起的一种临床综合征。表现为阵发性胸骨后、心前区疼痛或压迫感，常放射到左肩、左臂内侧达无名指和小指，或至颈、咽或下颌部，持续数分钟，休息或用硝酸酯制剂可缓解。

（2）心肌梗死：是指冠状动脉供血中断而引起的心肌严重而持续的缺血性坏死。临床表现为剧烈而持久的胸骨后疼痛，可达数小时或数天，休息及硝酸酯类药物多不能缓解。

1）类型：心内膜下心肌梗死和透壁性心肌梗死（临床最常见）。

2）好发部位：心肌梗死的好发部位与阻塞的冠状动脉供血区域一致，多发生在左冠状动脉前降支供血区域的左心室前壁、心尖部及室间隔的前2/3。

3）并发症：

①心力衰竭；

②心源性休克；

③心律失常；

④附壁血栓形成；

⑤室壁瘤形成；

⑥心脏破裂。

（3）心肌纤维化：是由于中、重度的冠状动脉粥样硬化性狭窄引起心肌纤维持续性和/或反复加重的缺血缺氧所产生的结果。临床上可以表现为心律失常或心力衰竭。

（4）冠状动脉性猝死：多见于中年人，男性多于女性，常见诱因有饮酒、劳累、运动、争吵等。多发生于冠状动脉粥样硬化的基础上，冠状动脉血流突然中断，导致心肌急性缺血、缺氧，引起室颤等严重心律失常而猝死。

5. 其他器官的动脉粥样硬化

（1）脑动脉粥样硬化：病变主要累及大脑中动脉和基底动脉，导致脑供血不足，引起记忆力下降、头痛、头晕等。若长期供血不足可发生脑萎缩，患者可有智力和记忆力减退，甚至痴呆。脑动脉粥样硬化合并血栓形成时可导致管腔完全阻塞而引起脑梗死（脑软化），出现意识障碍、偏瘫、失语等表现，严重者死亡。

（2）肾动脉粥样硬化：病变最常累及肾动脉开口处及主干近侧端，亦可累及叶间动脉和弓状动脉。常因管腔狭窄而引起顽固性肾血管性高血压；亦可因斑块合并血栓形成导致肾组织梗死，引起肾区疼痛、血尿及发热等。梗死灶机化后形成较大瘢痕，多个瘢痕可使肾体积缩小，称之为动脉粥样硬化性固缩肾。

（3）四肢动脉粥样硬化：病变以下肢动脉为重。当较大的动脉管腔狭窄明显时，可因供血不足而耗氧量又增加时（如行走）出现下肢疼痛而不能行走，但休息后可好转，即间歇性跛行。当动脉管腔完全阻塞而侧支循环又不能代偿时，可导致缺血部位出现干性坏疽。

（二）高血压病

1. 疾病概述

（1）高血压是以体循环动脉血压持续升高为主要表现的临床综合征。

（2）诊断标准：成年人在安静休息状态下，收缩压≥140mmHg（18.4kPa）和/或舒张压≥90mmHg（12.0kPa）。

（3）分类：

1）原发性高血压即高血压病，占90%～95%，是一种原因未明的、以体循环动脉血压升高为主要表现的全身性独立性疾病，可分为良性高血压病和恶性高血压病。

2）继发性高血压，占5%～10%，是继发于某些确定疾病和原因，如肾炎、肾动脉狭窄、肾上腺和垂体肿瘤等，并作为一种症状出现，故又称症状性高血压。

2. 病因及发病机制

（1）遗传因素。

（2）饮食因素：高钠饮食。

（3）社会心理因素。

（4）其他因素：肥胖、吸烟、缺乏体力活动等。

3. 良性高血压病

良性高血压病又称缓进型高血压病，约占原发性高血压的95%，多见于中、老年人，病变进展缓慢，病程长。按病变的发展可分为三期：

（1）功能紊乱期：

1）良性高血压病的早期阶段。

2）基本病理变化：全身细小动脉间歇性痉挛。

3）临床：此期患者可无明显自觉症状，仅有血压升高，但波动较大，也可伴有头昏、头痛、情绪不稳定等表现，经适当休息和治疗血压可恢复正常。

（2）动脉病变期：

1）细动脉硬化：高血压病最主要的病变特征，表现为细动脉壁玻璃样变，导致管壁增厚、变硬，管腔狭窄甚至闭塞。易累及肾入球小动脉、视网膜动脉和脾小体中央动脉。

2）小动脉硬化：内膜胶原纤维及弹性纤维增生，中膜平滑肌细胞增生、肥大，致血管壁增厚、管腔狭窄。主要累及肾小叶间动脉、弓形动脉及脑动脉等。

3）临床：血压进一步升高，并持续于较高水平上，常需降压药才能降低血压。

（3）内脏病变期：

1）心脏病变：左心室肥大。

①向心性肥大：早期左心室壁增厚，乳头肌和肉柱增粗，心腔不扩张甚至缩小。此期心功能完全代偿，不出现明显症状。

②离心性肥大：晚期左心室失代偿，心肌收缩力降低，心腔逐渐扩张。此期心功能失代偿，出现心力衰竭。

2）肾脏病变：表现为原发性颗粒性固缩肾。

①肉眼观：双肾体积缩小，重量减轻，质地变硬，表面呈均匀弥漫细颗粒状。切面肾皮质变薄，肾盂扩张，肾盂周围脂肪组织增多。

②镜下观：肾入球小动脉管壁增厚，呈玻璃样变，管腔狭窄或闭塞。小叶间动脉和弓形动脉内膜增厚，管腔狭窄。病变肾小球因缺血而发生纤维化和玻璃样变性，相应肾小管萎缩、消失。相对正常肾小球代偿性肥大，所属肾小管代偿性扩张。

③临床：肾功能障碍，可有水肿、蛋白尿、管型尿等表现。

3）脑病变：

①脑出血：高血压病最严重的并发症。常发生于基底节、内囊，其次为大脑白质、脑桥和小脑。引起脑出血的基本原因为脑的细小动脉硬化使血管壁变脆，当血压突然升高时血管破裂；血管壁病变致弹性降低，局部膨出形成微小动脉瘤，遇到血压升高或剧烈波动，致微小动脉瘤破裂出血；豆纹动脉从大脑中动脉呈直角分出，易受血流的冲击和牵拉而破裂致基底节出血。临床表现常因出血部位不同、出血量的多少而异。内囊出血可出现三偏综合征（偏瘫、偏身感觉障碍、偏盲）。

②脑水肿：由于脑内细小动脉硬化和痉挛，局部缺血，毛细血管壁通透性增加所致。临床上可出现头痛、头晕、眼花及呕吐等颅内压升高的表现。严重时可发生高血压脑病及高血压危象。

③脑软化：由于脑的细小动脉硬化和痉挛，供血区脑组织因缺血而出现多个小梗死灶。

由于梗死灶微小，一般不引起严重后果。

4）视网膜病变：视网膜中央动脉硬化。视力受到不同程度的影响。

4. 恶性高血压病

（1）恶性高血压病又称急进型高血压病，多见于青壮年，血压显著升高，常超过230/130mmHg，病变进展迅速，患者多在一年内发展为尿毒症而死亡。也可因脑出血或心力衰竭致死。

（2）特征性病变是坏死性细动脉炎和增生性小动脉硬化，主要累及肾，亦可发生于脑和视网膜。

（三）风湿病

1. 疾病概述

（1）风湿病是一种与A族乙型溶血性链球菌感染有关的变态反应性炎症性疾病。

（2）主要侵犯全身结缔组织，心脏、关节、皮肤、皮下组织、脑、血管较常受累，以心脏病变最严重。

（3）典型病变特点是形成风湿小体。

（4）临床表现：急性期称风湿热，主要有发热、关节痛、白细胞增多、血沉加快、抗链球菌溶血素“O”抗体升高等。

2. 病因及发病机制

与A族乙型溶血性链球菌感染有关，但不是直接感染所致。发病机制多数倾向于抗原抗体交叉反应。

3. 基本病理变化

（1）变质、渗出期：病变部位的结缔组织发生黏液样变性和纤维素样坏死，同时有浆液、纤维素渗出及少量淋巴细胞、浆细胞、单核细胞浸润。此期病变约持续1个月左右。

（2）增生期（肉芽肿期）：形成特征性病变风湿小体，也称阿少夫小体（Aschoff body）。典型的风湿小体中央为纤维素样坏死，周围风湿细胞及少量淋巴细胞、浆细胞和巨噬细胞。风湿细胞体积大，圆形，胞质丰富，呈嗜碱性，细胞核大，圆形或椭圆形，核膜清晰，染色质向中央集中，核的横切面似枭眼，因而又称枭眼细胞或鹰眼细胞，核的纵切面呈毛虫状。此期病变约持续2～3个月。

（3）瘢痕期：风湿小体中的纤维素样坏死物被溶解吸收，风湿细胞转变为纤维细胞，风湿小体逐渐纤维化，最终成为梭形小瘢痕。此期病变约持续2～3个月。

4. 常见器官病理变化

（1）风湿性心脏病：

1）风湿性心内膜炎：主要侵犯心瓣膜，以二尖瓣最常受累，其次为二尖瓣和主动脉瓣联合受累。病变特点在瓣膜闭锁缘形成单行串珠状排列的疣状赘生物即白色血栓，主要由血小板和纤维素构成，与瓣膜黏着牢固，不易脱落。病变后期赘生物逐渐机化，瓣膜发生纤维化及瘢痕形成。由于反复发作，瘢痕形成越来越多，导致瓣膜增厚、变硬，最终使瓣膜狭窄或关闭不全。

2）风湿性心肌炎：主要病变为心肌间质内形成风湿小体。反复发作，风湿小体纤维化形成小瘢痕，可降低心肌收缩力，严重时可出现心功能不全。

3）风湿性心外膜炎：病变主要累及心包膜脏层。浆液性炎造成心包腔积液；纤维素性炎，渗出的纤维素可因心脏搏动牵拉而呈绒毛状称为绒毛心，渗出的纤维素不能完全溶解吸收而发生机化，使心包膜脏层与壁层粘连，引起缩窄性心包炎。

（2）风湿性关节炎：其特点为非对称性、游走性和多发性，常侵犯膝、肩、腕、肘和髋等大关节。关节局部出现红、肿、热、痛、功能障碍。病变以渗出为主，病变消退后，不遗留关节畸形。

（3）皮肤病变：

1）环形红斑：为淡红色环状红晕。

2）皮下结节：主要分布于四肢大关节伸面皮下。

（4）风湿性脑病：多见于5～12岁女童，主要病变为脑的风湿性动脉炎和皮质下脑炎。患儿可出现随意肌无目的、不自主及不协调的运动等，称为小舞蹈症。

（四）心瓣膜病

心瓣膜病是指心瓣膜因先天性发育异常或后天疾病造成的器质性病变，表现为瓣膜口狭窄和/或关闭不全，是最常见的慢性心脏病之一。

1. 二尖瓣狭窄

（1）原因：大多由风湿性心内膜炎反复发作引起，少数由亚急性感染性心内膜炎引起。

（2）血流动力学及心脏变化：由于二尖瓣口狭窄，舒张期左心房血液流入左心室受阻，左心房血液淤积，导致肺静脉血液回流受阻，引起肺淤血、肺水肿。当肺静脉压增高超过一定限度时，将反射性引起肺小动脉痉挛，使肺动脉压升高。长期肺动脉高压，导致右心室代偿性肥大，继而失代偿，右心室扩张，三尖瓣因而相对性关闭不全，最终引起右心房淤血及体循环静脉淤血。

（3）临床表现：呼吸困难、发绀、咳嗽和咳出带血的泡沫状痰等（肺淤血、肺水肿）。颈静脉怒张、肝脾肿大、下肢水肿及浆膜腔积液等（右心衰竭）。X线显示为倒置的“梨形心”（左心房、右心房、右心室肥大扩张，左心室相对缩小）。听诊心尖区可闻及舒张期隆隆样杂音（原因为血流通过狭窄的二尖瓣口，引起旋涡与震动）。

2. 二尖瓣关闭不全

（1）原因：大多数是风湿性心内膜炎的后果，其次为亚急性感染性心内膜炎所致，常与二尖瓣狭窄合并发生。

（2）血流动力学及心脏变化：在心室收缩期左心室部分血液通过关闭不全的瓣膜口反流入左心房，左心房血容量增多，左心房代偿性扩张肥大。在心室舒张期，大量血液涌入左心室，左心室容量负荷增加，引起代偿性肥大。左心房、左心室均可发生失代偿（左心衰竭）。继而引起肺淤血、肺动脉高压、右心室代偿性肥大，最终右心衰竭。

（3）临床表现：听诊心尖区收缩期吹风样杂音（血液反流时引起旋涡和震动）。X线检查，左右心房、心室均肥大扩张，为“球形心”。

3. 主动脉瓣狭窄

（1）原因：主要由风湿性主动脉瓣炎引起。

（2）血流动力学及心脏变化：主动脉瓣狭窄使左心室射血阻力增加，左心室代偿性肥大，久之，左心室失代偿，出现左心衰竭，继而引起肺淤血、肺动脉高压及右心衰竭。

（3）临床表现：听诊主动脉瓣区喷射性收缩期杂音（血液快速通过狭窄的主动脉瓣口引起）。X 线“靴形心”（左室肥大明显）。可出现运动时眩晕和心绞痛及脉压减小等症状和体征（左心室射血受阻，体循环供血不足，脑、心缺血）。

4. 主动脉瓣关闭不全

（1）原因：由风湿病、亚急性感染性心内膜炎、主动脉粥样硬化和梅毒性主动脉炎等累及主动脉瓣所致。

（2）血流动力学及心脏变化：左心室舒张期主动脉部分血液反流，左心室因容量负荷增加而发生代偿性肥大，久之，发生左心衰竭，继而发生肺淤血、肺动脉高压和右心衰竭。

（3）临床表现：听诊主动脉瓣区舒张期杂音。患者可出现脉压增大及周围血管体征，如颈动脉搏动、水冲脉和股动脉枪击音等。

（五）感染性心内膜炎

感染性心内膜炎是由病原微生物直接侵袭心内膜，特别是心瓣膜而发生的炎症性疾病，临床可分为亚急性和急性感染性心内膜炎两类。

1. 亚急性感染性心内膜炎：是由毒力较弱的草绿色链球菌、肠球菌、肺炎杆菌等引起，病变常累及左心室的心瓣膜，形成干燥质脆，易脱落的赘生物。瓣膜赘生物脱落形成栓子，引起动脉性栓塞和血管炎；赘生物机化形成瘢痕，使瓣膜增厚变硬，造成心瓣膜病。

2. 急性感染性心内膜炎：是由金黄色葡萄球菌、溶血性链球菌、肺炎球菌等化脓菌引起，常累及心瓣膜。肉眼见心瓣膜上赘生物灰黄或灰绿色，质地松脆，易脱落，形成细菌性栓子，引起器官多发性脓肿和败血性梗死。

三、自测试题

【A1、A2 型题】

1. 风湿病的病因，哪项是正确的（　）

A. 由乙型溶血性链球菌直接感染引起　　B. 与流感病毒感染有关
C. 与乙型溶血性链球菌感染有关　　D. 对青霉素过敏所致
E. 由流感病毒直接感染引起

2. 风湿性心内膜炎的病变是（　）

A. 瓣膜狭窄血管周围肉芽肿形成　　B. 内膜大片坏死
C. 瓣膜闭锁缘赘生物形成　　D. 心内膜穿孔　　E. 内膜溃疡

3. 风湿性心肌炎的特征性病变是（　）

A. 浆液性炎　　B. 心肌大片坏死　　C. 纤维素性炎

D. 大量慢性炎细胞浸润　　E. 阿少夫小体

4. 动脉粥样硬化好发于（　）

A. 大、中动脉　　B. 全身静脉　　C. 毛细血管

D. 全身动脉　　E. 细、小动脉

5. 冠状动脉粥样硬化最常好发于（　）

A. 左旋支　　B. 右冠状动脉　　C. 右旋支

D. 左前降支　　E. 左主干

6. 冠状动脉粥样硬化引起心肌急剧暂时性缺血、缺氧造成（　）

A. 心绞痛　　B. 冠状动脉性猝死　　C. 心肌梗死

D. 心肌脂肪变性　　E. 心肌纤维化

7. 心肌梗死最常发生在（　）

A. 左室后壁　　B. 左室前壁　　C. 左室侧壁

D. 室间隔后 2/3 区域　　E. 右心室

8. 高血压病最常累及的血管是（　）

A. 大、中动脉　　B. 细、小动脉　　C. 大、中静脉

D. 大动脉、大静脉　　E. 毛细血管

9. 良性高血压病时，心脏的主要病变是（　）

A. 左心房肥大　　B. 右心室肥大　　C. 左心室肥大

D. 左、右心室肥大　　E. 右心房肥大

10. 良性高血压病最严重的并发症是（　）

A. 左心室肥大　　B. 视网膜水肿　　C. 脑出血

D. 高血压性心脏病　　E. 原发性固缩肾

11. 良性高血压病细动脉硬化的机制为（　）

A. 钙盐沉积　　B. 免疫反应　　C. 血浆脂蛋白浸润

D. 血浆蛋白沉积　　E. 纤维组织、中膜平滑肌细胞增生

12. 二尖瓣狭窄时首先导致（　）

A. 左心房扩张　　B. 右心室扩张　　C. 左心室扩张

D. 左右心室扩张　　E. 右心房扩张

13. 亚急性细菌性心内膜炎的致病菌是（　）

A. 金黄色葡萄球菌　　B. 草绿色链球菌　　C. 淋球菌

D. 溶血性链球菌　　E. 大肠杆菌

14. 风湿病是发生于______的变态反应性疾病（　）

A. 结缔组织　　B. 肉芽组织　　C. 肌肉组织

D. 神经组织　　E. 上皮组织

15. 良性高血压病晚期会引起（　）

A. 肾凹陷性瘢痕　　B. 肾盂积水　　C. 肾水变性

D. 继发性颗粒性固缩肾　　E. 原发性颗粒性固缩肾

16. 下列哪一项是风湿病的特征性病变（ ）

A. 阿少夫小体　　B. 假小叶　　C. 新月体

D. 干酪样坏死　　E. 细动脉硬化

17. 世界卫生组织规定高血压诊断标准是收缩压/舒张压大于或等于（ ）

A. 150/90mmHg　　B. 170/90mmHg　　C. 160/90mmHg

D. 140/90mmHg　　E. 140/100mmHg

18. 高血压病脑出血最常见的部位（ ）

A. 基底节、内囊　　B. 脑桥　　C. 小脑

D. 端脑　　E. 齿状核

19. 具有抗动脉粥样硬化作用的脂类是（ ）

A. VLDL　　B. HDL　　C. 胆固醇

D. 甘油三酯　　E. LDL

20. 风湿性心内膜炎最常侵犯（ ）

A. 肺动脉瓣　　B. 主动脉瓣　　C. 二尖瓣

D. 三尖瓣　　E. 静脉瓣

21. 李某，男，近三个月来工作中常发生胸骨后压榨性疼痛，向左肩左臂内侧放射，休息2～3分钟疼痛缓解，考虑诊断为（ ）

A. 急性心包炎　　B. 急性心肌梗死　　C. 心绞痛

D. 风湿性心脏病　　E. 心肌纤维化

22. 患者，男，50岁，两年前骑车上坡时出现胸闷、胸痛，当即休息疼痛缓解。后又多次出现类似发作。体检见心率增加、血压升高、心电图有心肌缺血现象。实验室检查有血脂增高等。其最可能的诊断为（ ）

A. 心功能不全　　B. 心肌梗死　　C. 心律失常

D. 心绞痛　　E. 心肌纤维化

23. 患者，男，61岁，患高血压病20余年，近年常出现乏力、头昏、脸色苍白、少尿等症状。半月前出现呼吸困难、咳嗽、咯血丝痰等症状。体检见心率加快，心脏增大，双肺有湿啰音，心电图有左室肥厚劳损。其最可能的诊断是（ ）

A. 肺心病　　B. 全心衰　　C. 贫血

D. 右心衰　　E. 左心衰

【A3、A4型题】

（24～26题共用题干）

患者，男，45岁，干部。5年前出现阵发性头痛、头晕，尤以劳动时明显，休息后症状缓解。4年前头痛、头晕加剧，并出现健忘、失眠等症状，BP 150/95mmHg，服用降压药后自觉上述症状缓解。1年前又出现记忆力减退、心悸、视力下降等症状，虽经治疗，但效果不佳。

24. 最可能的诊断是（ ）

A. 心功能不全　　B. 心肌梗死　　C. 心律失常

D. 高血压病　　E. 心肌纤维化

25. 该病最主要的病变特点是（　）

A. 动脉粥样硬化　　B. 细小动脉硬化　　C. 大中动脉硬化

D. 动脉内血栓形成　　E. 动脉中层钙化

26. 患者突然出现剧烈头痛、呕吐及左侧上、下肢瘫痪，患者可能发生了（　）

A. 脑水肿　　B. 脑出血　　C. 脑软化

D. 心肌梗死　　E. 心力衰竭

（27～29 题共用题干）

患者，女，10 岁，半月前曾患咽炎，主诉发热、四肢关节疼痛、心悸等；体检：咽部充血，心率每分钟 112 次、律齐，四肢关节红肿。实验室检查：白细胞增加、抗“O”效价增加、血沉加快。

27. 最可能的诊断是（　）

A. 关节炎　　B. 咽炎　　C. 风湿病

D. 上呼吸道感染　　E. 冠心病

28. 该病的发生主要与哪种细菌感染有关（　）

A. 溶血性链球菌　　B. 金黄色葡萄球菌　　C. 大肠杆菌

D. 肺炎球菌　　E. 流感嗜血杆菌

29. 该病最具特征性的病理变化是（　）

A. 玻璃样变性　　B. 黏液样变性　　C. 纤维素样坏死

D. 风湿小体　　E. 心瓣膜白色血栓

【B 型题】

（30～34 题共用选项）

A. 高血压病　　B. 风湿性心肌炎　　C. 心瓣膜病

D. 亚急性细菌性心内膜炎　　E. 动脉粥样硬化

30. 向心性肥大（　）

31. 泡沫细胞沉积于动脉壁（　）

32. 阿少夫小体见于（　）

33. 瓣膜增厚、粘连、卷曲（　）

34. 病变瓣膜上形成菜花状易脱落的赘生物（　）

四、自测试题答案

1. **C**　2. **C**　3. **E**　4. **A**　5. **D**　6. **A**　7. **B**　8. **B**　9. **C**　10. **C**
11. **D**　12. **A**　13. **B**　14. **A**　15. **E**　16. **A**　17. **D**　18. **A**　19. **B**　20. **C**
21. **C**　22. **D**　23. **E**　24. **D**　25. **B**　26. **B**　27. **C**　28. **A**　29. **D**　30. **A**
31. **E**　32. **B**　33. **C**　34. **D**

第七章　呼吸系统疾病

一、学习目标

（一）掌握各类肺炎的病因、病变、病理临床联系及并发症。

（二）熟悉慢性支气管炎、肺气肿、慢性肺源性心脏病的病因及病变特点；肺癌的病理类型。

（三）了解肺硅沉着病的病因、病理变化及分期。

二、学习要点

（一）慢性阻塞性肺疾病

慢性阻塞性肺疾病是一组以慢性不可逆性或可逆性气道阻塞、呼气阻力增加、肺功能不全为共同特征的疾病总称。

1. 慢性支气管炎

（1）概念：临床上以反复发作的咳嗽、咳痰或伴有喘鸣音为特征。上述临床症状每年持续3个月，连续发生2年以上，即可诊断为慢性支气管炎。

（2）病因与发病机制：

慢性支气管炎是多种内、外因素长期综合作用所致。

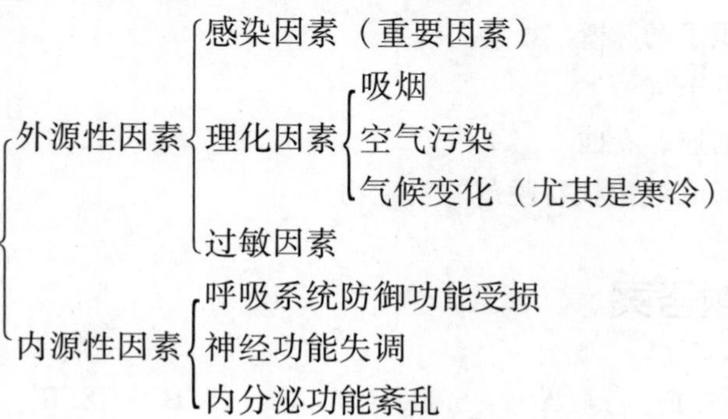

（3）病理变化：

1）黏膜上皮的损伤与修复：纤毛粘连、倒伏、脱失，上皮细胞变性、坏死、脱落、鳞状上皮化生。

2）腺体增生、肥大及黏液腺化生：黏液腺增生、肥大，浆液腺部分黏液腺化生。

3）支气管壁的损伤。

（4）临床病理联系：

1）咳：炎症刺激。

2）痰：腺体分泌亢进。

3）喘：支气管痉挛或黏液分泌物阻塞支气管。

4）肺部可闻及干啰音（分泌物增多致支气管管腔部分阻塞，气流通过管腔狭窄处时产生的声音），湿啰音（分泌物增多，气体通过分泌物时产生的声音）。

5）X 线可表现肺纹理增粗（与慢性支气管炎反复发作致管壁增厚、细支气管或肺间质炎细胞浸润或纤维化有关）。

6）并发症：支气管肺炎、支气管扩张症、阻塞性肺气肿（最常见、最重要）、慢性肺源性心脏病。

2. 肺气肿

（1）概念：是指呼吸性细支气管、肺泡管、肺泡囊、肺泡因肺组织弹性减弱而过度充气，呈永久性扩张，并伴有肺泡间隔破坏，致使肺容积增大的病理状态。

（2）病因与发病机制：

1）细支气管阻塞性通气障碍：见于慢性支气管炎。

2）细支气管壁和肺泡壁的结构损伤。

3）α_1－抗胰蛋白酶缺乏。

（3）类型：

1）肺泡性肺气肿：

①腺泡（小叶）中央型肺气肿；

②腺泡（小叶）周围型肺气肿；

③全腺泡（小叶）型肺气肿。

2）间质性肺气肿：肋骨骨折、胸壁穿透伤或剧烈咳嗽等均可使空气进入肺间质。

3）其他：

①瘢痕旁肺气肿；

②代偿性肺气肿；

③老年性肺气肿。

（4）病理变化：

1）肉眼：肺体积增大，质软而缺乏弹性，指压后遗留压痕，切面肺组织呈蜂窝状。

2）镜下：肺泡呈弥漫性高度扩张，扩张的肺泡融合成较大的囊腔。

（5）临床病理联系：

1）渐进性呼气性呼吸困难、气促、胸闷等。

2）桶状胸，叩诊呈过清音，心浊音界缩小，肋间隙增宽，膈肌下降，触觉语颤减弱，听诊呼吸音弱，呼气延长。肺 X 线检查肺野透光度增强。

3）并发症：慢性肺源性心脏病、自发性气胸、呼吸衰竭。

（二）慢性肺源性心脏病

1. 定义：简称肺心病，是由慢性阻塞性肺疾病、肺血管疾病及胸廓运动障碍性疾病引起肺循环阻力增加、肺动脉压力增高、右心室肥厚、扩张为特征的心脏病。

2. 病因与发病机制

（1）肺疾病：以慢性支气管炎并发阻塞性肺气肿最常见。

（2）胸廓运动障碍性疾病。

（3）肺血管疾病。

3. 病理变化

（1）肺部病变：主要病变是肺小动脉的改变。

（2）心脏病变：以右心室病变为主，心室壁肥厚，心腔扩张，心尖圆钝，右心室前壁肺动脉圆锥显著膨隆。

4. 临床病理联系

（1）原有肺疾病的症状和体征。

（2）呼吸功能不全：气促、发绀、心悸、呼吸困难等。

（3）右心衰竭：肝脾肿大、全身淤血、下肢水肿等。

（4）肺性脑病：烦躁不安、头痛、抽搐，甚至昏迷等精神和神经症状。

（三）肺炎

1. 大叶性肺炎

（1）病因：主要是肺炎球菌。此外，肺炎杆菌、金黄色葡萄球菌、溶血性链球菌和流感嗜血杆菌等也可引起。

（2）发病机制：诱因→呼吸道防御功能减弱、机体抵抗力降低→细菌→肺泡→细菌大量繁殖→毒素引发肺组织发生变态反应→肺泡壁毛细血管扩张、通透性增加→浆液、纤维素渗出→蔓延至邻近组织→波及整个肺叶。

（3）病理变化：

主要病变为肺泡内的纤维素性炎，常累及肺大叶的全部或大部。

1）充血水肿期：

①肉眼观：肺叶肿胀、充血，呈暗红色，挤压切面可见淡红色浆液溢出。

②镜下观：肺泡壁毛细血管扩张充血，肺泡腔内可见浆液性渗出物，其中见少量红细胞、中性粒细胞、巨噬细胞。

③临床病理联系：寒战、高热，外周血白细胞计数增高，咳白色或粉红色泡沫状痰，听诊可闻及湿啰音，X线可见淡薄均匀阴影。

2）红色肝样变期：

①肉眼观：受累肺叶肿大，质地变实，质实如肝，切面灰红色，较粗糙。

②镜下观：肺泡壁毛细血管仍扩张充血，肺泡腔内有大量红细胞、一定量纤维素、少量中性粒细胞和巨噬细胞。

③临床病理联系：高热，咳铁锈色痰，发绀、呼吸困难等缺氧表现，肺实变体征（听诊肺泡呼吸音减弱或消失，可闻及支气管呼吸音；触觉语颤增强；叩诊呈浊音或实音）。X线可见大片致密阴影。

3）灰色肝样变期：

①肉眼观：肺叶肿胀，质实如肝，切面干燥粗糙，灰白色。

②镜下观：肺泡壁毛细血管受压而呈贫血状态。肺泡腔内渗出物以纤维素为主，纤维素网中见大量中性粒细胞。

③临床病理联系：基本同红色肝样变期，但缺氧症状有所改善，痰逐渐转为黏液脓痰。X线可见大片致密阴影。

4）溶解消散期：

①肉眼观：肺叶呈黄色，质地变软，湿润。

②镜下观：肺泡壁毛细血管恢复正常，纤维素溶解。

③临床病理联系：体温下降，临床症状减轻、消失，实变体征消失。

（4）并发症：

1）肺肉质变。

2）肺脓肿及脓胸或脓气胸。

3）败血症或脓毒败血症。

4）中毒性休克。

2. 小叶性肺炎

小叶性肺炎是以肺小叶为单位的灶状急性化脓性炎症，病灶多以细支气管为中心。小叶性肺炎与大叶性肺炎的区别，见表7-1。

（1）病因：葡萄球菌、肺炎球菌、绿脓杆菌、大肠杆菌、流感嗜血杆菌等，常为混合感染。

（2）病理变化：急性化脓性炎。

1）肉眼观：双肺多发散在实变病灶，病灶大小不等，色暗红或灰黄，尤以两肺下叶及背侧较多。

2）镜下观：细支气管壁充血水肿，管腔内充满大量中性粒细胞、浆液、脓细胞、脱落崩解的黏膜上皮细胞。支气管周围受累的肺泡壁毛细血管扩张充血，肺泡腔内见中性粒细胞、脓细胞、脱落的肺泡上皮细胞。病灶周围肺组织呈不同程度的代偿性肺气肿和肺不张。

（3）临床病理联系：

1）发热、咳嗽、咳痰（黏液脓性或脓性）、发绀、呼吸困难。

2）听诊可闻及湿啰音，实变体征不明显。

3）X线可见双肺散在不规则斑点状或小片状阴影。

（4）并发症：

1）心力衰竭。

2）呼吸衰竭。

3）肺脓肿、脓胸、脓气胸。

4）脓毒败血症。

3. 病毒性肺炎

多为上呼吸道病毒感染向下蔓延所致的肺部炎症。

（1）病理变化：急性间质性肺炎。

1）肉眼观：肺组织充血水肿，体积轻度增大。

2）镜下观：肺间质充血水肿，淋巴细胞、单核细胞浸润，肺泡间隔明显增宽，肺泡腔内无渗出物或仅见少量浆液。可见病毒包涵体，是病理诊断的重要依据。

（2）临床病理联系：

1）发热、头痛、全身酸痛、倦怠、剧烈咳嗽、无痰等。

2）缺氧、呼吸困难和发绀等症状。

3）X 线检查肺部可见斑点状、片状或均匀的阴影。

4. 支原体性肺炎

支原体性肺炎是指由肺炎支原体引起的急性间质性肺炎。

（1）病理变化：

1）肉眼观：肺组织无明显实变，因充血而呈暗红色，气管及支气管内可有黏液性渗出物。

2）镜下观：肺泡间隔充血水肿，明显增宽，其间有多量淋巴细胞和单核细胞浸润，肺泡腔内通常无渗出，仅有少量浆液、红细胞、巨噬细胞。

（2）临床病理联系：

1）发热、头疼、全身不适、食欲缺乏等。

2）顽固而剧烈的咳嗽、无痰或少痰、气促、胸痛等。

3）X 线检查见节段性肺纹理增粗及网状或斑片状阴影，外周血白细胞计数轻度升高，淋巴细胞和单核细胞增多，痰、鼻分泌物及咽拭子培养出肺炎支原体。

表 7–1　小叶性肺炎与大叶性肺炎的区别

	大叶性肺炎	小叶性肺炎
病原体	肺炎球菌	化脓菌
发病人群	体健的青壮年	体弱小儿和老人
病变特点	纤维素性炎	化脓性炎
病变范围	肺大叶	肺小叶
病变部位	单侧肺、左下叶多见	两肺各叶、背侧及下叶多见
病变特征	实变明显	散在实变
预后	较好	较差

（四）肺硅沉着症

肺硅沉着症简称硅肺（曾称为矽肺），是长期吸入大量含游离二氧化硅的粉尘微粒而引起的一种以硅结节形成和肺广泛纤维化为病变特征的职业病。

1. 病因与发病机制

游离的二氧化硅是硅肺的致病因子。硅肺的发生取决于硅尘微粒的浓度、大小、接触时间、防护措施及呼吸道防御功能等因素。

硅尘颗粒小于5μm者可致病，其中以1～2μm的硅尘微粒致病力最强。

2. 病理变化

（1）硅结节：特征性病变。

1）肉眼观：硅结节呈圆形或椭圆形，境界清楚，直径2～5mm，灰白色，质硬，触之有砂粒感。

2）镜下观：

①细胞性结节：由吞噬硅尘的巨噬细胞聚集在局部形成的。

②纤维性结节：由成纤维细胞、纤维细胞和胶原纤维组成，纤维组织呈同心圆状排列。

③玻璃样结节：形成典型的硅结节，由呈同心圆状排列的、已发生玻璃样变的胶原纤维构成。

（2）肺弥漫性间质纤维化。

3. 硅肺分期及病变特征

（1）Ⅰ期硅肺：硅结节主要局限于肺门淋巴结。肺重量、体积、硬度无明显改变。

（2）Ⅱ期硅肺：硅结节体积增大，数量增加，可散布于全肺。肺的重量、体积、硬度均有所增加。

（3）Ⅲ期硅肺：硅结节密集且融合成肿瘤样团块。肺的重量、体积、硬度明显增加。

4. 并发症

（1）肺结核病。

（2）肺源性心脏病。

（3）肺部感染。

（4）肺气肿和自发性气胸。

（五）肺癌

肺癌是起源于支气管黏膜和肺泡上皮的恶性肿瘤，亦称支气管癌。肺癌多发生在40岁以上，以40～70岁为高峰，男女比例为2∶1。

1. 病因

（1）吸烟（首要危险因素）。

（2）空气污染。

（3）职业因素。

2. 病理变化

（1）肉眼类型：

1）中央型：癌组织起源于肺门区主支气管或段支气管，肿块在肺门部，最常见。

2）周围型：癌组织起源于段支气管开口以下，肿块在肺叶周边部。

3）弥漫型：癌组织起源于细支气管以下的末梢肺组织，弥漫浸润生长。

（2）组织学类型：

1）鳞状细胞癌：最常见。

2）腺癌。

3）小细胞癌：又称燕麦细胞癌。易早期转移，是肺癌中分化最低、恶性度最高的一型。属低分化神经内分泌癌。

4）大细胞癌：恶性度高。

3. 扩散途径

（1）直接蔓延。

（2）淋巴道转移：首先转移至肺内支气管淋巴结。

（3）血道转移：最常见于脑、骨、肾上腺、肝等。

三、自测试题

【A1、A2 型题】

1. 慢性支气管炎患者咳痰的病变基础是（2008 年执业医师考试真题）（　）

A. 支气管黏膜上皮细胞变性、坏死　　B. 支气管壁充血、水肿

C. 腺体肥大、增生，浆液腺黏液腺化生　　D. 平滑肌束断裂、软骨萎缩

E. 支气管壁纤维组织增生

2. 常有呼吸道黏膜上皮细胞鳞状细胞化生的肺疾病是（　）

A. 大叶性肺炎　　B. 慢性支气管炎　　C. 小叶性肺炎

D. 肺气肿　　E. 支气管哮喘

3. 使支气管壁平滑肌细胞增生、肥大的肺疾病是（　）

A. 慢性支气管炎　　B. 支气管扩张　　C. 支气管哮喘

D. 大叶性肺炎　　E. 硅肺

4. 慢性支气管炎最常见的并发症是（　）

A. 肺脓肿　　B. 肺炎　　C. 肺气肿和肺心病

D. 肺结核　　E. 支气管扩张

5. 引起肺气肿最重要的原因是（　）

A. 吸烟　　B. 小气道感染　　C. 尘肺

D. 慢性阻塞性细支气管炎　　E. 空气污染

6. 引起肺气肿的原因除阻塞性通气障碍及细支气管支撑组织破坏外，还有（　）

A. 黏液腺肥大、增生　　B. 肺组织纤维素性炎

C. 肺组织微循环障碍　　D. α_1－抗胰蛋白酶缺乏

E. 中、小型支气管软骨变性、萎缩

7. 慢性阻塞性肺气肿最主要的并发症是（2010 年执业医师考试真题）（ ）

A. 肺源性心脏病　　B. 纤维素性肺炎　　C. 肺脓肿

D. 肺肉质变　　E. 肺萎陷

8. 肺心病发病的主要环节是（ ）

A. 慢性支气管炎　　B. 慢性阻塞性肺气肿　　C. 肺纤维化

D. 肺血管床减少　　E. 肺循环阻力增加和肺动脉高压

9. 慢性肺心病形成肺动脉高压的主要因素是（ ）

A. 支气管感染　　B. 毛细血管床减少　　C. 肺小血管炎

D. 肺静脉压增高　　E. 缺 O_2 肺小动脉收缩痉挛

10. 肺心病时最常见的心脏改变是（ ）

A. 左心房肥大　　B. 右心房肥大　　C. 右心室肥大

D. 左心室肥大　　E. 左心房 + 左心室肥大

11. 早期慢性肺心病的诊断依据是（ ）

A. 双肺干湿啰音　　B. 长期肺、支气管疾病史　　C. 发绀

D. 肺动脉高压及右心室增大征象　　E. 高碳酸血症

12. 大叶性肺炎灰色肝样变期的临床表现与红色肝样变期不同的是（ ）

A. 开始出现肺实变体征　　B. 重新出现湿啰音　　C. 缺氧状况有改善

D. 体温可恢复正常　　E. 胸痛消失

13. 大叶性肺炎患者出现明显发绀等缺氧症状时，提示病变处于何期？（ ）

A. 充血水肿期　　B. 红色肝样变期　　C. 灰色肝样变期

D. 溶解消解期　　E. 合并肺肉质变时

14. 与肺肉质变关系最密切的因素是（ ）

A. 病程太长　　B. 细菌毒力过强　　C. 单核细胞渗出过多

D. 中性粒细胞渗出过少　　E. 肺泡腔内有大量红细胞

15. 大叶性肺炎的病变性质是（ ）

A. 纤维素性炎　　B. 浆液性炎　　C. 变态反应性炎

D. 化脓性炎　　E. 出血性炎

16. 最能反映小叶性肺炎的病变特征的是（2010 年执业医师考试真题）（ ）

A. 病变累及肺小叶范围　　B. 病灶多位于背侧和下叶

C. 病灶相互融合或累及全叶　　D. 支气管化脓性炎

E. 细支气管及周围肺泡化脓性炎

17. 下列哪项不符合小叶性肺炎（ ）

A. 多数患者为其他疾病的合并症　　B. 多发生在儿童及年老体弱者

C. 支气管壁破坏较为严重　　D. 可累及整个肺大叶

E. 病变以肺小叶为单位，呈灶状散在分布

18. 小叶性肺炎的病变性质多为（ ）

A. 出血性纤维素性炎症　　B. 卡他性炎症　　C. 增生性炎症

D. 化脓性炎症　　E. 变质性炎症

19. 形成早期细胞性硅结节的细胞主要是（　）

A. 巨噬细胞　　B. 淋巴细胞　　C. 成纤维细胞

D. 中性粒细胞　　E. 红细胞

20. 硅肺的基本病变是（　）

A. 硅结节形成和肺的广泛纤维化　　B. 硅结节形成和肺的小动脉硬化

C. 肺的广泛纤维化和空洞形成　　D. 肺的广泛纤维化和干酪样病灶形成

E. X 线两肺野扩大亮度增加

21. 下列哪项不符合肺癌？（　）

A. 中央型肺癌肿块位于肺门　　B. 鳞癌的发生与吸烟关系密切

C. 多数肺癌起源于肺泡上皮　　D. 早期可发生淋巴道转移

E. 可出现哮喘、腹泻

22. 肺癌早期诊断最有价值的检查是（　）

A. 早期症状的发现　　B. 纤维支气管镜活检　　C. X 线检查

D. CT 检查　　E. 血液检查

23. 肺癌最常见的组织学类型是（　）

A. 腺样囊性癌　　B. 巨细胞癌　　C. 鳞状细胞癌

D. 腺癌　　E. 未分化癌

24. 肺组织切片检查，光镜下见细支气管上皮脱落，腔内有脓性渗出物，周围的肺泡腔内亦有多少不等的脓性渗出物，首先考虑为（2008 年执业医师考试真题）（　）

A. 慢性肺淤血　　B. 肺结核变质渗出期　　C. 小叶性肺炎

D. 大叶性肺炎溶解消散期　　E. 大叶性肺炎灰色肝变期

25. 患者，男，57 岁，胸痛、咳嗽、咯血痰一个月，胸片见右上肺周边一直径为 4cm 结节状阴影，边缘毛刺状。应首先考虑（　）

A. 肺结核球　　B. 周围型肺癌　　C. 团块状矽结节

D. 肺脓肿　　E. 肺肉质变

26. 患者，男，55 岁，吸烟史 30 年，支气管镜活检可见鳞状上皮和支气管腺体，属于下列哪种病理改变（2010 年执业医师真题）（　）

A. 支气管黏膜化生　　B. 支气管黏膜肥大　　C. 支气管黏膜萎缩

D. 支气管腺癌　　E. 支气管鳞状细胞癌

27. 患者，男，75 岁，尸检见肺组织内有同心圆排列的玻璃样变的胶原纤维，上皮样细胞，多核巨细胞及淋巴细胞构成的结节。该患者最后诊断为（　）

A. 肺结核　　B. 矽肺　　C. 肺纤维化

D. 石棉肺　　E. 矽肺结核病

28. 患儿，发热，咳嗽，咳痰，气喘，胸透可见双肺下叶散在分布边界不清阴影。最可能患的是（　）

A. 间质性肺炎　　B. 大叶性肺炎　　C. 干酪样肺炎

D. 小叶性肺炎　　E. 肺脓肿

【A3、A4 型题】

（29～31 题共用题干）

患者，男，65 岁，吸烟 15 余年。咳嗽、咳痰 10 余年，以秋冬季节严重，痰多呈白色黏液样，有时为黄脓痰。

29. 该患者最有可能患何疾病（　）

A. 大叶性肺炎　　B. 慢性支气管炎　　C. 支气管扩张症

D. 小叶性肺炎　　E. 肺脓肿

30. 近半年来咳痰偶带血丝，气急不能平卧，桶状胸，患者可能并发何疾病（　）

A. 肺结核　　B. 矽肺　　C. 肺气肿

D. 肺源性心脏病　　E. 肺癌

31. 近日出现呼吸困难加重，腹部膨隆，腹水（+），下肢水肿该患者还可能并发何疾病（　）

A. 支气管扩张　　B. 肺源性心脏病　　C. 慢性支气管炎

D. 肺气肿　　E. 肺癌伴肝转移

（32～33 题共用题干）

患者，27 岁，2 天前受凉后头痛，畏寒，继而高热，咳嗽，咳铁锈色痰，左侧胸痛，气急不能平卧。

32. 该患者入院做 X 线检查：左肺下叶可见大片阴影。应诊断为（　）

A. 肺转移瘤　　B. 肺出血肾炎综合征　　C. 肺癌继发感染

D. 大叶性肺炎　　E. 支气管扩张症

33. 该患者 7 天后出院，半年后体检时发现左肺下叶有一 4cm×3cm×3cm 大小的不规则阴影，周围边界不清。穿刺活检，镜下主要是纤维组织。该病灶为什么病变（　）

A. 肺结核　　B. 矽肺　　C. 肺肉质变

D. 肺癌　　E. 肺转移瘤

【B 型题】

（34～35 题共用选项）

A. 淋巴细胞渗出为主的炎症　　B. 纤维素渗出为主的炎症

C. 浆液渗出为主的炎症　　D. 单核巨噬细胞渗出为主的炎症

E. 中性粒细胞渗出为主的炎症

34. 大叶性肺炎是（　）

35. 小叶性肺炎是（　）

（36～38 题共用选项）

A. 肺肉质变　　B. 早期肺门淋巴结病变　　C. 肺脓肿

D. 肺空洞形成　　E. 蜂窝肺

36. 由金葡菌引起的小叶性肺炎可并发（　）
37. 大叶性肺炎渗出物清除不完全时可并发（　）
38. 肺癌可出现（　）
（39～40 题共用选项）
A. 肺鳞癌　　B. 肺腺癌　　C. 肺小细胞癌
D. 肺瘢痕癌　　E. 大细胞癌
39. 癌细胞小而呈短梭形，形似燕麦穗粒（　）
40. 癌巢中有角化珠和细胞间桥（　）

四、自测试题答案

1. **C**	2. **B**	3. **A**	4. **C**	5. **D**	6. **D**	7. **A**	8. **E**	9. **E**	10. **C**
11. **D**	12. **C**	13. **B**	14. **D**	15. **A**	16. **E**	17. **D**	18. **D**	19. **A**	20. **A**
21. **C**	22. **B**	23. **C**	24. **C**	25. **B**	26. **A**	27. **E**	28. **D**	29. **B**	30. **C**
31. **B**	32. **D**	33. **C**	34. **B**	35. **E**	36. **C**	37. **A**	38. **B**	39. **C**	40. **A**

第八章　消化系统疾病

一、学习目标

（一）掌握消化性溃疡的病因、病理变化及并发症；病毒性肝炎的病因、基本病理变化、临床病理类型及病变特点；肝硬化的病理变化；食管癌的病理类型及病理变化；胃癌的病理类型及病理变化；大肠癌的病理类型及病理变化；原发性肝癌的病理类型及病理变化；胰腺癌的病理类型及病理变化。

（二）熟悉消化性溃疡、病毒性肝炎、肝硬化的临床病理联系。

（三）了解消化性溃疡、病毒性肝炎的发病机制；肝硬化的病因及发病机制；消化系统常见肿瘤的扩散途径。

二、学习要点

（一）消化性溃疡

1. 疾病概述

（1）消化性溃疡指发生于胃和十二指肠的溃疡。十二指肠溃疡约占 70%，胃溃疡约占 25%，复合性溃疡约占 5%。

（2）该病多见于青壮年，男性多于女性（约 3：1）。

（3）该病易反复发作，呈慢性，临床主要表现为节律性上腹部疼痛、反酸、嗳气和呕吐等。

2. 病因及发病机制

（1）幽门螺杆菌感染。

（2）胃黏膜屏障功能减弱：长期服用水杨酸类或非固醇类抗炎药物、酗酒、吸烟、浓茶等可破坏胃黏膜屏障。

（3）胃液的自身消化作用：胃酸和胃蛋白酶对胃、十二指肠黏膜的自我消化。

（4）神经 – 内分泌功能失调。

3. 病理变化

（1）病变部位：

1）胃溃疡：多发于胃小弯近幽门侧，尤多见于胃窦部。

2）十二指肠溃疡：十二指肠球部的前壁或后壁。

（2）肉眼观：

1）形状：圆形或椭圆形，边缘整齐，底部平坦，周围黏膜皱襞呈放射状。

2）数目及大小：多为单个，少数为多个，胃溃疡直径在2cm以内，十二指肠溃疡直径在1cm以内。

（3）镜下观：

溃疡底部由表及深分四层：渗出层、坏死层、肉芽组织层、瘢痕层。

4. 结局及并发症

（1）愈合。

（2）出血：最常见的并发症。长期少量出血导致贫血，大量出血引起呕血、柏油样便，严重时可发生失血性休克。

（3）穿孔：十二指肠壁较薄更易穿孔，引起腹膜炎。

（4）幽门狭窄：溃疡反复发作形成瘢痕，瘢痕收缩使幽门狭窄，胃排空困难，患者出现呕吐、宿食，严重时发生水电解质代谢紊乱。

（5）癌变：仅发生于胃溃疡，十二指肠溃疡一般不癌变。

5. 临床病理联系

（1）节律性上腹部疼痛：胃溃疡餐后痛（多发生在饭后1/2～2小时）；十二指肠溃疡空腹痛，进食后缓解。

（2）反酸、嗳气、呕吐。

（二）病毒性肝炎

病毒性肝炎是一组由肝炎病毒引起的以肝细胞变性、坏死和凋亡为主要病变的传染病。我国是病毒性肝炎高发区，其中以乙型肝炎最为多见。

1. 病因和传播途径　各类型肝炎病毒及传播途径，见表8-1。

表8-1　各类肝炎病毒及传播途径

病毒类型	传播途径
甲型肝炎病毒（HAV）	消化道（粪—口）
乙型肝炎病毒（HBV）	密切接触、输血、注射
丙型肝炎病毒（HCV）	密切接触、输血、注射
丁型肝炎病毒（HDV）	密切接触、输血、注射
戊型肝炎病毒（HEV）	消化道（粪—口）
庚型肝炎病毒（HGV）	输血、注射

2. 基本病理变化

（1）肝细胞变性、坏死：

1）肝细胞水肿→气球样变→溶解性坏死。

2）嗜酸性变→嗜酸性坏死（凋亡）。

3）根据坏死的范围和部位不同，可分为：点状坏死、碎片状坏死、桥接坏死和大片坏死。

（2）炎细胞浸润：主要为淋巴细胞和单核细胞浸润。

（3）增生：

1）肝细胞再生。

2）间质反应性增生和小胆管增生。

3. 临床病理类型

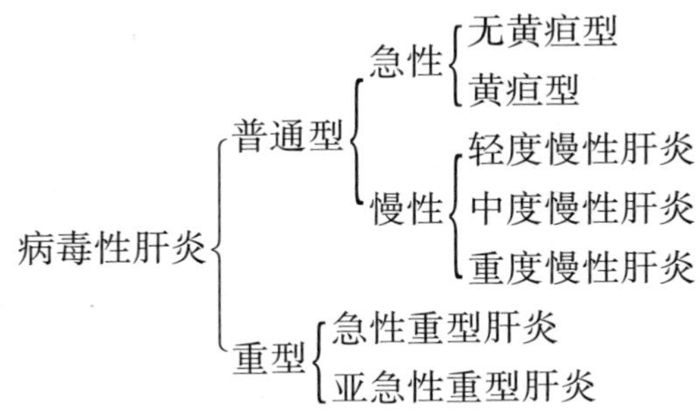

各型肝炎的病变特点及临床表现，见表 8–2。

表 8–2　各型肝炎的病变特点及临床表现

<table>
<tr><th colspan="2">肝炎类型</th><th>病理变化</th><th>临床表现</th></tr>
<tr><td colspan="2">急性普通型肝炎</td><td>肉眼观：肝脏体积增大，表面光滑，包膜紧张。
镜下观：肝细胞以细胞水肿为主，坏死轻微，肝小叶内可见散在的点状坏死，在坏死区及汇管区内有少量炎细胞浸润</td><td>肝大、肝区疼痛或压痛、黄疸、血清谷丙转氨酶升高</td></tr>
<tr><td rowspan="3">慢性普通型肝炎</td><td>轻度慢性肝炎</td><td>以点状坏死为主；汇管区周围纤维组织增生及炎细胞浸润，肝小叶结构完整</td><td rowspan="3">肝脏肿大、肝区疼痛、消化系统功能紊乱及肝功能障碍</td></tr>
<tr><td>中度慢性肝炎</td><td>中度碎片状坏死，可见桥接坏死；小叶内纤维间隔形成，但大部分小叶结构完整</td></tr>
<tr><td>重度慢性肝炎</td><td>重度碎片状坏死及桥接坏死；肝细胞不规则结节状再生，增生的纤维组织形成纤维间隔分隔肝小叶，导致小叶结构紊乱</td></tr>
<tr><td colspan="2">急性重型肝炎</td><td>肉眼观：肝体积明显缩小，重量减轻，质地柔软，被膜皱缩，切面呈黄色或红褐色，又称急性黄色（或红色）肝萎缩
镜下观：肝细胞弥漫性大片坏死或亚大片坏死，肝窦明显扩张充血并出血，小叶内及汇管区大量淋巴细胞和巨噬细胞浸润，肝细胞再生不明显</td><td>起病急骤，病变发展迅猛、剧烈，病情凶险，死亡率高，黄疸、出血倾向、肝肾综合征、肝功能不全、肝性脑病</td></tr>
</table>

续表

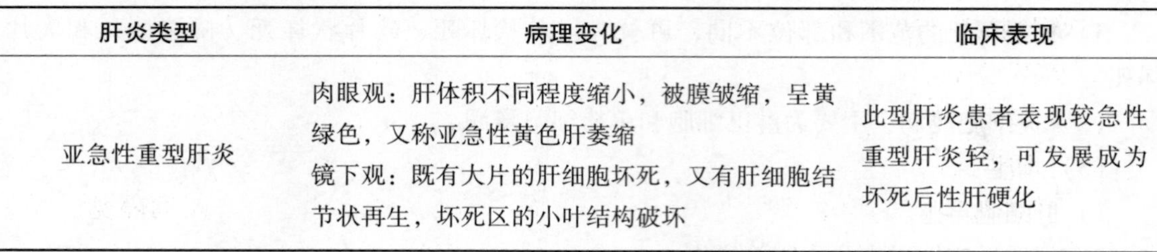

肝炎类型	病理变化	临床表现
亚急性重型肝炎	肉眼观：肝体积不同程度缩小，被膜皱缩，呈黄绿色，又称亚急性黄色肝萎缩 镜下观：既有大片的肝细胞坏死，又有肝细胞结节状再生，坏死区的小叶结构破坏	此型肝炎患者表现较急性重型肝炎轻，可发展成为坏死后性肝硬化

（三）肝硬化

肝硬化是指由多种原因引起的肝细胞弥漫性变性、坏死，继发肝细胞结节状再生和纤维组织增生，这三种病变反复交错进行，使肝小叶结构和血液循环途径逐渐被改建，最终导致肝变形、变硬的一种常见的慢性肝脏疾病。

1. 门脉性肝硬化

（1）病因：

1）病毒性肝炎：我国门脉性肝硬化的常见原因。

2）慢性酒精中毒：西方欧美国家门脉性肝硬化的常见原因。

3）营养不良：长期缺乏胆碱及甲硫氨酸。

4）毒性物质中毒：四氯化碳、黄磷等。

（2）病理变化：

1）肉眼观：早期肝脏体积和重量正常或略增大，质地稍硬，后期肝脏体积明显缩小，重量减轻，硬度增加。表面呈结节状，结节大小均匀，纤维间隔窄而均匀。

2）镜下观：假小叶形成。假小叶是指由广泛增生的纤维组织将肝小叶分割包绕成大小不等、圆形或椭圆形的肝细胞团。其特征有：肝细胞排列紊乱；肝小叶中央静脉缺如、偏位或两个以上。

（3）临床病理联系：

1）门静脉高压症：

①脾大→脾功能亢进→贫血、出血倾向；

②胃肠道淤血水肿→食欲不振、消化不良、腹胀等；

③腹水；

④侧支循环形成：A. 食管下段静脉丛曲张→上消化道大出血→呕血、柏油样便，严重时出现失血性休克危及生命，是肝硬化患者常见死亡原因之一；B. 直肠静脉丛曲张→痔，破裂→便血；C. 脐周及腹壁静脉丛曲张→“海蛇头”。

2）肝功能障碍：

①蛋白质合成障碍；

②出血倾向；

③黄疸；

④雌激素灭活障碍→蜘蛛痣、肝掌，男性乳房发育、睾丸萎缩，女性月经不调、闭经、

不孕等；

⑤肝性脑病（肝昏迷），肝硬化患者死亡的另一重要原因。

2. 坏死后性肝硬化

（1）病因：病毒性肝炎、中毒等。

（2）病理变化：

1）肉眼观：肝脏体积缩小，变硬，表面有大小不等的结节，切面纤维间隔宽，厚薄不均。

2）镜下观：假小叶大小不一，形态不规则，纤维间隔宽窄不一。

（3）临床病理联系：肝功能不全出现早，门静脉高压症出现晚。

3. 胆汁性肝硬化

（1）病因：肝外胆道阻塞。

（2）病理变化：

1）肉眼观：肝脏因重度淤胆呈深绿色，质硬，切面可见宽窄不等的纤维组织穿插走行。

2）镜下观：肝细胞内淤胆，严重者引起“羽毛状坏死”，胆管扩张、增生，肝小叶结构无明显改建。

（3）临床病理联系：严重黄疸、皮肤瘙痒，门静脉高压症不明显。

（四）食管癌

食管癌是由食管黏膜上皮或腺体发生的恶性肿瘤，主要表现为进行性加重的吞咽困难。

1. 好发部位：食管中段 > 下段 > 上段。

2. 肉眼特点

（1）早期食管癌：病变较局限，仅累及黏膜层或黏膜下层，未侵犯肌层，无淋巴结转移。黏膜轻度糜烂，表面颗粒或微小乳头状。

（2）中晚期食管癌：分为髓质型（最常见）、蕈伞型、溃疡型和缩窄型。

3. 组织学类型：鳞癌最常见，腺癌次之。

4. 扩散途径：直接蔓延、淋巴道转移、血道转移。

（五）胃癌

1. 好发部位：胃窦部近小弯侧。

2. 肉眼特点

（1）早期胃癌：癌组织局限于黏膜层或黏膜下层，无论有无淋巴结转移，分隆起型、表浅型和凹陷型（最多见）。

（2）中晚期胃癌：癌组织浸润深达肌层甚至浆膜层，分为息肉型、溃疡型和浸润型。溃疡型胃癌与胃溃疡的区别，见表 8–3。

表 8-3　溃疡型胃癌与胃溃疡的区别

	胃溃疡（良性溃疡）	溃疡型胃癌（恶性溃疡）
外形	圆形或椭圆形	不规则形或火山口状
大小	$\phi<2cm$	$\phi>2cm$
边缘	整齐、不隆起	不整齐、隆起
底部	平坦、干净	凹凸不平，有坏死、出血
周围黏膜	黏膜皱襞向溃疡集中	黏膜皱襞中断、消失或呈结节状肥厚

3. 组织学类型：腺癌最常见，鳞癌次之。
4. 扩散途径：直接蔓延、淋巴道转移、血道转移、种植性转移。

（六）大肠癌

1. 好发部位：直肠、乙状结肠。
2. 肉眼特点
（1）早期大肠癌：肿瘤限于黏膜下层，无淋巴结转移。
（2）中晚期大肠癌：癌组织侵犯肌层以下，分为隆起型、溃疡型、浸润型、胶样型。
3. 组织学类型：腺癌最常见，其次为未分化癌、腺鳞癌、鳞癌。
4. 扩散途径：直接蔓延、淋巴道转移、血道转移、种植性转移。

（七）原发性肝癌

1. 肉眼类型
（1）早期肝癌：单个瘤结节最大直径在 3cm 以下，或两个瘤结节的直径总和在 3cm 以下。
（2）中晚期肝癌：分三型。
1）巨块型：瘤体直径超过 10cm，多位于肝右叶。
2）结节型：最多见，形成多个结节，散在分布，常合并肝硬化。
3）弥漫型：少见，无明显结节形成，弥漫分布在肝内。
2. 组织学类型：肝细胞癌最常见，胆管细胞癌次之。
3. 扩散途径：肝内蔓延或转移、肝外转移（淋巴道转移、血道转移、种植性转移）。

（八）胰腺癌

1. 发生部位：胰头部位最多见，体部次之。
2. 肉眼观：肿瘤多向胰腺表面隆起，形成结节，界限不清。
3. 镜下观：按组织形态分为导管腺癌（最常见）、腺鳞癌、黏液腺癌、囊腺癌等。
4. 扩散途径：直接蔓延、淋巴道转移、血道转移。

三、自测试题

【A1、A2 型题】

1. 胃溃疡的病变部位最常见于（ ）
A. 胃前壁 B. 胃小弯近贲门处 C. 胃后壁
D. 胃小弯近幽门处 E. 胃大弯
2. 胃溃疡最常见的并发症是（ ）
A. 出血 B. 穿孔 C. 幽门狭窄
D. 组织粘连 E. 癌变
3. 下列哪项最符合胃溃疡的病理变化（ ）
A. 部位多在胃小弯近贲门处 B. 直径多在 1cm 左右 C. 边缘隆起不整齐
D. 底部凹凸不平 E. 周围黏膜皱襞向溃疡集中
4. 胃溃疡最少见的并发症是（ ）
A. 癌变 B. 黑便 C. 幽门狭窄
D. 穿孔 E. 呕血
5. 关于溃疡底的组织结构，下列哪项不正确（ ）
A. 渗出层 B. 坏死层 C. 肉芽组织层
D. 肉芽肿层 E. 瘢痕层
6. 下列关于十二指肠溃疡的叙述，哪项是错误的（ ）
A. 比胃溃疡更易穿孔 B. 溃疡底部四层结构与胃溃疡病的病变相似
C. 溃疡为圆形或椭圆形 D. 比胃溃疡更易癌变
E. 一般比胃溃疡小
7. 病毒性肝炎属于（ ）
A. 变质性炎症 B. 增生性炎症 C. 浆液性炎症
D. 化脓性炎症 E. 出血性炎症
8. 急性普通型肝炎主要病理变化是（ ）
A. 肝细胞变性 B. 桥接坏死 C. 黄疸为主
D. 无黄疸 E. 点状坏死
9. 桥接坏死主要见于（ ）
A. 急性普通型肝炎 B. 轻度慢性肝炎 C. 亚急性重型肝炎
D. 中、重度慢性肝炎 E. 急性重型肝炎
10. 急性重型病毒性肝炎，其坏死病变主要为（ ）
A. 点状坏死 B. 碎片状坏死 C. 桥接坏死
D. 大片坏死 E. 灶性坏死

11. 最常导致肝硬化的 DNA 病毒是（　）

A. HAV　　B. HBV　　C. HCV

D. HDV　　E. HEV

12. 肝硬化时，脾肿大的主要原因是（　）

A. 脾窦扩张，红细胞淤滞　　B. 脾窦巨噬细胞增多　　C. 脾内淋巴细胞聚集

D. 脾内纤维组织增生　　E. 脾小体多量中性粒细胞浸润

13. 下列哪项不是肝功能不全的临床表现（　）

A. 蜘蛛痣　　B. 黄疸　　C. 出血倾向

D. 血小板减少　　E. 肝性脑病

14. 门脉性肝硬化最严重的并发症是（　）

A. 食管下段静脉曲张　　B. 腹水　　C. 肝性脑病

D. 睾丸萎缩　　E. 脾大

15. 食管癌最多见的发病部位是（　）

A. 颈段　　B. 胸部上段　　C. 胸部中段

D. 胸部下段　　E. 胸部中下段

16. 胃癌最好发的部位是（　）

A. 幽门管　　B. 胃窦大弯侧　　C. 胃体大弯侧

D. 胃窦小弯侧　　E. 贲门小弯侧

17. 大肠癌最好发的部位是（　）

A. 乙状结肠　　B. 降结肠　　C. 横结肠

D. 直肠　　E. 升结肠

18. 符合早期胃癌诊断条件的是（　）

A. 肿瘤局限于胃窦　　B. 肿瘤直径小于 1cm　　C. 肿瘤直径小于 0.5cm

D. 癌未累及肌层　　E. 黏膜皱襞消失

19. 胃癌最常见的病理类型是（　）

A. 鳞状细胞癌　　B. 大细胞癌　　C. 未分化癌

D. 印戒细胞癌　　E. 腺癌

20. 对鉴别胃良恶性溃疡最有意义的检查是（　）

A. 粪隐血试验　　B. 上消化道 X 线钡剂造影　　C. 幽门螺杆菌检测

D. 胃液分析　　E. 胃黏膜活组织病理检查

21. 胃癌的最主要转移途径是（　）

A. 种植性转移　　B. 直接蔓延　　C. 淋巴道转移

D. 血道转移　　E. 消化道内转移

22. 结肠癌最常转移的器官是（　）

A. 心　　B. 肺　　C. 肝

D. 脾　　E. 胰腺

23. 原发性肝癌的肉眼类型不包括（　）

A. 多结节型　　B. 弥漫型　　C. 混合型

D. 巨块型　　E. 小肝癌

24. 原发性肝癌最常见的组织学类型是（　）

A. 类癌　　B. 胆管上皮癌　　C. 肝细胞癌

D. 未分化癌　　E. 混合性肝癌

25. 下列哪项因素与肝细胞癌的发生无关（　）

A. 肝炎病毒　　B. 寄生虫　　C. 亚硝胺类化合物

D. 青霉菌　　E. 黄曲霉素

26. 胰头癌的早期扩散方式主要是（　）

A. 经淋巴道转移至腹腔淋巴结　　B. 经血道转移到肺

C. 逆行转移至股静脉及髂静脉　　D. 种植性转移至盆腔

E. 直接蔓延至胆总管、十二指肠

27. 患者，男，28 岁，乏力，食欲缺乏 10 余天，伴厌油干呕，小便浓茶色。查体：皮肤、巩膜黄染，剑突下轻压痛，无反跳痛，肝脾肋下未及。实验室检查，AST 1585U/L，ALT 1847U/L，TBil 85. 20μmol/L，乙肝表面抗原、乙肝 E 抗原、乙肝核心抗体均阳性。该患者肝脏最可能的病变是（　）

A. 肝细胞大片坏死并结节状再生

B. 肝细胞桥接坏死和碎片状坏死

C. 肝细胞淤胆和羽毛状坏死

D. 肝细胞广泛变性和点状坏死

E. 仅汇管区淋巴细胞浸润

28. 患者，男，46 岁，腹胀，尿黄 1 个月，反复肝功能异常 10 余年。查体，面色晦暗，巩膜黄染，肝掌及蜘蛛痣（+），移动性浊音（+）。实验室检查：ALT 180U/L，TBil 37μmol/L，PTA 60%，肝脏最可能的病理变化是（　）

A. 肝细胞水肿，纤维结缔组织增生

B. 肝细胞大片坏死

C. 肝细胞大片坏死，假小叶形成

D. 肝细胞亚大片坏死伴肝细胞增生

E. 肝细胞水肿，有大量炎症细胞浸润

29. 患者，女，16 岁，低热伴乏力、食欲缺乏、恶心、呕吐 3 天，来诊当日发现巩膜黄染。实验室检查：ALT 860U/L，TBil 120μmol/L。出生时曾注射乙肝疫苗。本病的病理特点不包括（　）

A. 假小叶形成　　B. 毛细胆管内胆栓形成　　C. 肝细胞点状坏死

D. 炎症细胞浸润　　E. 肝细胞气球样变性

30. 患者，男，45 岁，食欲减退 6 天，实验室检查：血 ALT 438U/L，TBil 56μmol/L，PTA 88%，HBV DNA 4. 5 $\times 10^5$copies/mL。其肝脏最可能的病理表现是（　）

A. 肝细胞大块坏死　　B. 淋巴细胞浸润　　C. 肝细胞水肿
D. 中性粒细胞聚集　　E. 肝细胞点状、灶状坏死

31. 患者，男，40 岁，十年前发现乙型肝炎表面抗原阳性，未规律诊治。今日食欲下降，肝穿刺可见假小叶，其正确的诊断是（　）

A. 肝癌　　B. 慢性乙型肝炎　　C. 肝结核
D. 肝淋巴瘤　　E. 乙肝肝硬化

32. 患者，男，45 岁，乏力、双下肢水肿两年，母亲及哥哥患有乙型肝炎多年，查体：T 36.5℃，P 80 次/分，R 18 次/分，BP 120/80mmHg。前胸可见数个蜘蛛痣，可见肝掌，双肺呼吸音清，未闻及干湿性啰音，P 80 次/分，心律齐，未闻及杂音，腹软，肝肋下未触及，脾肋下 5cm。血 Alb 28g/L。如果该患者行肝穿刺活组织病理检查，最可能存在的特征性肝脏组织学病理改变是（　）

A. 假小叶形成　　B. 肝细胞气球样变　　C. 肝细胞碎片状坏死
D. 肝细胞脂肪变　　E. 肝细胞桥接坏死

33. 患者，男，45 岁，HBsAg（+）20 年，超声检查：肝脏回声不均匀，脾大，门静脉增宽，中等量腹水，肝脏的病理特征是（　）

A. 肝细胞变性坏死　　B. 假小叶形成　　C. 弥漫性肝纤维化
D. 毛细胆管胆汁淤积　　E. 肝细胞气球样变

34. 患者，男，72 岁，反酸、烧心 30 年，吞咽困难，乏力 2 个月。间断口服质子泵抑制剂，起初有效，近 2 个月，效果不佳。胃镜检查见食管下段及贲门区隆起溃疡性病变，质脆，易出血。最可能的活体组织病理检查结果是（　）

A. 淋巴瘤　　B. 神经内分泌肿瘤　　C. 胃肠间质瘤
D. 鳞癌　　E. 腺癌

35. 患者，男，56 岁，吞咽困难 5 个月。胃镜检查，见食管中段隆起伴溃疡，管腔狭窄，管壁僵硬，黏膜活检最可能的病理改变是（　）

A. 腺癌　　B. 淋巴瘤　　C. 非干酪样肉芽肿
D. 鳞癌　　E. 干酪样肉芽肿

36. 患者，男，45 岁，间断上腹部不适 1 年，血 Hb 85g/L，粪隐血（+）。胃黏膜活组织病理检查：慢性炎症，间质中见散在印戒细胞，诊断是（　）

A. 慢性肥厚性胃炎　　B. 慢性浅表性胃炎　　C. 胃癌
D. 慢性萎缩性胃炎　　E. 消化性溃疡

37. 患者，男，48 岁，右季肋区疼痛伴消瘦 2 个月。既往有乙型病毒性肝炎病史 10 年，腹部 B 超检查见肝右叶巨大肿块，血 AFP 明显增高，符合该肿瘤病理学特点的是（　）

A. 肿瘤组织间质较多　　B. 癌细胞呈腺管状排列
C. 癌细胞分泌黏液且血管少　　D. 肿瘤多原发于肝细胞
E. 肿瘤多原发于胆管上皮

38. 患者，男，45 岁，血 AFP 明显升高 1 个月，有慢性乙型肝炎病史十年，腹部 B 超发现肝内有 3 个实性结节，最大径分别为 0.5cm、0.7cm、1.2cm，周围肝组织呈明显的肝

硬化改变，术后病理为原发性肝细胞性肝癌，其分型属于（　）

A. 结节型肝癌　　B. 巨块型肝癌　　C. 弥漫型肝癌

D. 小肝癌　　E. 大肝癌

39. 患者，男，35 岁，中上腹疼痛、反酸、嗳气 5 年。因饮烈性酒 150mL，突发右下腹疼痛而急诊入院。入院后频繁呕吐胃内容物，持续腹痛，T 38℃，BP 110/80mmHg，腹肌紧张似板状，明显压痛及反跳痛，未闻及肠鸣音，白细胞 16.5×10^9/L，X 线检查，膈下见游离气体。最可能的诊断是（　）

A. 急性胰腺炎　　B. 消化性溃疡伴发幽门梗阻　C. 急性阑尾炎穿孔

D. 消化性溃疡穿孔合并腹膜炎

E. 消化性溃疡合并出血性休克

40. 患者，男，41 岁，既往有肝炎病史，查乙肝两对半阳性。肝穿刺结果如下：肝小叶结构完整，肝界板少量灶性坏死，汇管区扩大，肝小叶内肝细胞点状坏死。该患者病理诊断是（　）

A. 急性普通型肝炎　　B. 中度慢性肝炎　　C. 轻度慢性肝炎

D. 重度慢性肝炎　　E. 急性重型肝炎

41. 患者，男，45 岁，长期食欲不振、消化不良，近两年出现腹水、腹壁浅静脉曲张呈“海蛇头”，3 天前突然呕血约 200mL。形成这些症状的原因是（　）

A. 二尖瓣狭窄　　B. 门脉高压症　　C. 急性重型肝炎

D. 慢性肝炎　　E. 胃溃疡出血

【A3、A4 型题】

（42～44 题共用题干）

患者，男，60 岁，急诊入院，查体发现患者卫生状态极差，并闻到一股酒味，巩膜黄染，双手震颤，肝掌，蜘蛛痣，脐周静脉曲张，脾大及腹水。查血显示 ALT、AST、碱性磷酸酶及胆红素水平均有不同水平的升高。入院后，患者呕血一次。

42. 最可能的诊断是（　）

A. 急性酒精性肝炎　　B. 急性胃炎　　C. 肝硬化

D. 脂肪肝　　E. 肝癌

43. 患者腹水形成的机制与哪项有关（　）

A. 醛固酮分泌减少　　B. 管壁通透性变小　　C. 高氮质血症

D. 血浆胶体渗透压升高　　E. 门静脉系统流体静压升高

44. 患者入院后治疗效果欠佳，并逐渐呼之不应，陷入昏睡状态，最可能的并发症是（　）

A. 消化道出血　　B. 肝性脑病　　C. 穿孔

D. 幽门梗阻　　E. 凝血功能障碍

（45～46 题共用题干）

患者，女，20 岁，因发热、乏力、尿色茶褐色 2 周入院。查体发现巩膜黄色，轻度肝大，右上腹触痛。血清间接胆红素升高。ALT 及 AST 水平明显增高，人血白蛋白及球蛋白水平升高。血清中抗甲型肝炎病毒抗体 IgM 阳性，抗乙型肝炎病毒抗体 IgG 阳性，抗丙型肝炎病毒抗体阴性。

45. 最可能的诊断是什么（　）

A. 急性甲型肝炎病毒感染　B. 急性乙型肝炎病毒感染　C. 急性丙型肝炎病毒感染
D. 自身免疫性肝炎　E. 慢性乙型肝炎病毒感染

46. 如果做个肝穿刺活检，最可能的病理变化是（　）

A. 气球样变、碎片状坏死及嗜酸性小体
B. 广泛肝细胞胞质疏松化、气球样变、嗜酸性小体及点状坏死
C. 嗜酸性小体及桥接坏死
D. 广泛嗜酸性变及灶状坏死
E. 广泛脂肪变性及细胞萎缩

【B 型题】

(47 ~49 题共用选项)

A. 急性普通型肝炎　B. 慢性持续性肝炎　C. 慢性活动性肝炎
D. 急性重型肝炎　E. 亚急性重型肝炎

47. 镜下见肝细胞广泛气球样变性、点状坏死病变符合（　）
48. 镜下见肝细胞碎片状坏死，桥接坏死，病变符合（　）
49. 镜下见既有肝细胞大片坏死，又有肝细胞结节状再生，病变符合（　）

(50 ~53 题共用选项)

A. 男性乳腺发育　B. 食管静脉曲张　C. 氨中毒
D. 凝血因子减少　E. 黄疸

50. 肝硬化时，门静脉高压可引起（　）
51. 肝硬化时，肝脏解毒功能下降表现为（　）
52. 肝硬化时，肝脏激素灭活功能下降表现为（　）
53. 肝硬化时，肝脏合成功能下降表现为（　）

(54 ~55 题共用选项)

A. 隆起型　B. 表浅型　C. 凹陷型
D. 溃疡型　E. 息肉型

54. 早期胃癌最常见的类型是（　）
55. 中晚期胃癌最多见的肉眼类型是（　）

(56 ~57 题共用选项)

A. 疼痛—进食—缓解　B. 疼痛—排便—加重　C. 进食—疼痛—缓解
D. 无明显规律性　E. 疼痛—便意—缓解

56. 胃溃疡上腹疼痛规律（　）
57. 十二指肠溃疡上腹疼痛规律（　）

四、自测试题答案

1. **D**	2. **A**	3. **E**	4. **A**	5. **D**	6. **D**	7. **A**	8. **A**	9. **D**	10. **D**
11. **B**	12. **A**	13. **D**	14. **A**	15. **C**	16. **D**	17. **D**	18. **D**	19. **E**	20. **E**
21. **C**	22. **C**	23. **C**	24. **C**	25. **D**	26. **E**	27. **D**	28. **C**	29. **A**	30. **C**
31. **E**	32. **A**	33. **B**	34. **E**	35. **D**	36. **C**	37. **D**	38. **A**	39. **D**	40. **C**
41. **B**	42. **C**	43. **E**	44. **B**	45. **A**	46. **B**	47. **A**	48. **C**	49. **E**	50. **B**
51. **C**	52. **A**	53. **D**	54. **C**	55. **D**	56. **C**	57. **A**			

第九章　泌尿系统疾病

一、学习目标

（一）掌握各型肾小球肾炎的病理变化及临床病理联系；慢性肾盂肾炎的病理变化及临床病理联系。

（二）熟悉肾细胞癌的分类、病理变化及临床病理联系；尿路上皮肿瘤的病理变化及临床病理联系。

（三）了解肾小球肾炎、肾盂肾炎的病因和发病机制。

二、学习要点

（一）肾小球肾炎

肾小球肾炎是以肾小球损害为主的变态反应性疾病，可分为原发性、继发性和遗传性三类。

1. 病因与发病机制

抗原抗体反应是引起肾小球肾炎的主要机制。

（1）病因：引起肾小球肾炎的抗原。

1）内源性抗原：

①肾小球性抗原：肾小球基底膜抗原、足细胞足突抗原、内皮细胞和系膜细胞的膜抗原等；

②非肾小球性抗原：核抗原、DNA、免疫球蛋白、肿瘤抗原和甲状腺球蛋白等。

2）外源性抗原：

①生物性抗原：细菌、病毒、真菌和寄生虫等；

②非生物性抗原：药物（青霉胺、金和汞制剂等）、异种血清等。

（2）发病机制：

1）原位免疫复合物形成：肾小球性抗原或植入性非肾小球性抗原刺激机体产生相应抗体。抗原与抗体在肾小球局部结合，形成原位免疫复合物，并对肾小球造成损伤。

2）循环免疫复合物沉积：外源性抗原和内源性非肾小球抗原刺激机体产生相应抗体，抗原和抗体在血液循环中结合，形成循环免疫复合物并经血液循环沉积于肾小球，引起肾小球损伤。

2. 急性弥漫性增生性肾小球肾炎（毛细血管内增生性肾小球肾炎、感染后性肾小球肾炎）

临床上最常见的类型，多发生于儿童，发病多与A族乙型溶血性链球菌感染有关。发病机制为循环免疫复合物沉积所致。

（1）病理变化：

1）肉眼观："大红肾""蚤咬肾"。

2）镜下观：病变弥漫，累及双侧绝大部分肾小球。肾小球体积增大，毛细血管内皮细胞和系膜细胞增生，有较多的中性粒细胞和少量单核细胞浸润。严重时肾小球毛细血管壁发生纤维素样坏死。

3）电镜观察：基底膜外侧上皮细胞下有驼峰状或小丘状的电子致密物沉积。

4）免疫荧光：基底膜和系膜有颗粒状荧光。

（2）临床病理联系：多表现为急性肾炎综合征。

1）尿的变化：

①少尿、无尿：内皮细胞和系膜细胞增生→毛细血管管腔狭窄→肾缺血→肾小球滤过率降低；

②血尿、蛋白尿、管型尿：肾小球毛细血管壁发生纤维素样坏死，通透性增加。

2）水肿：先见于眼睑。

3）高血压：与水钠潴留、肾素分泌有关。

3. 急进性肾小球肾炎（新月体性肾小球肾炎、快速进行性肾小球肾炎）

（1）病理变化：

1）病变特点：肾小球内有大量新月体形成。

2）电镜观察：肾小球基底膜可有裂孔或缺损，有时可见电子致密物沉积。

3）免疫荧光：Ⅰ型为线性荧光；Ⅱ型为颗粒状荧光；Ⅲ型通常为阴性。

（2）临床病理联系：表现为快速进行性肾炎综合征。

病变严重，进展快。主要为血尿，迅速出现少尿、无尿、氮质血症、高血压，并快速发展为尿毒症。

4. 膜性肾小球肾炎（膜性肾病）

膜性肾小球肾炎是成年人肾病综合征最常见的原因。以肾小球毛细血管基底膜弥漫性增厚为主要病变特点。

（1）病理变化：

1）肉眼观："大白肾"。

2）镜下观：肾小球毛细血管基底膜弥漫性均匀增厚。

3）电镜观察：上皮细胞肿胀，足突消失。上皮细胞下有许多小丘状沉积物，形成钉状突起。

4）免疫荧光：不连续的颗粒状荧光。

（2）临床病理联系：表现为肾病综合征。起病缓慢，病程长，常反复发作。

1）大量蛋白尿：基底膜损伤，通透性增加。

2）低蛋白血症：大量蛋白尿使血浆蛋白减少。

3）高度水肿：低蛋白血症，血浆胶体渗透压降低，组织液生成增多。

4）高脂血症：低蛋白血症刺激肝脏合成脂蛋白。

5. 微小病变性肾小球肾炎（脂性肾病）

微小病变性肾小球肾炎是儿童肾病综合征最常见的原因，病变主要发生在足细胞。

（1）病理变化：

1）光镜下：肾小球无明显病变，肾小管上皮细胞内可见玻璃样小滴和脂质空泡。

2）电镜下：足细胞肿胀，胞质空泡变性，足突广泛融合消失。

（2）临床病理联系：表现为肾病综合征。以大量蛋白尿为主，一般无血尿和高血压，肾功能无明显影响。

6. 硬化性肾小球肾炎（慢性肾小球肾炎）

硬化性肾小球肾炎是各种类型肾小球肾炎发展到晚期的共同结果，病变特点是大量肾小球纤维化和玻璃样变性。

（1）病理变化：

1）肉眼观：继发性颗粒性固缩肾。

2）镜下观：大量肾小球纤维化、玻璃样变性，所属肾小管萎缩甚至消失。残存的相对正常的肾小球发生代偿性肥大，所属肾小管代偿性扩张，扩张的肾小管内可见蛋白管型。间质纤维组织明显增生。

（2）临床病理联系：表现为慢性肾炎综合征。

1）尿的变化：多尿、夜尿、低比重尿、蛋白尿、血尿、管型尿。

2）贫血：促红细胞生成素分泌减少。

3）高血压、氮质血症、高脂血症、尿毒症。

（二）肾盂肾炎

肾盂肾炎是由细菌感染引起的肾盂、肾间质和肾小管的化脓性炎症。以育龄期女性多见。按病程长短和病变特点不同，肾盂肾炎可分为急性和慢性两种类型。

1. 病因与发病机制

（1）病因：细菌，最常见的是大肠杆菌。

（2）血源性感染（下行性感染）：较少见。细菌随血液到肾，在肾小球或肾小管周围毛细血管内引起炎症。多发生于败血症，常见致病菌为金黄色葡萄球菌。病变多累及双侧肾脏。

（3）上行性感染：最常见。细菌沿膀胱、输尿管上行至肾盂、肾盏和肾间质而引起炎症。致病菌多为大肠杆菌。病变为单侧或双侧。

2. 急性肾盂肾炎

急性肾盂肾炎是肾盂、肾间质和肾小管的化脓性炎症，主要由细菌引起。

（1）病理变化：

1）肉眼观：肾体积增大，表面红、有散在大小不一的黄白色脓肿。切面，肾髓质内有黄白色条纹向皮质延伸。肾盂黏膜充血水肿，表面有脓性分泌物。

2）镜下观：肾间质和肾小管内大量中性粒细胞浸润；形成脓肿；肾小管坏死。

（2）临床病理联系：

1）发热、寒战、白细胞增多、中性粒细胞增多。

2）腰痛、肾区叩击痛：肾肿大，包膜紧张，炎性渗出物刺激肾包膜引起疼痛。

3）膀胱刺激征：尿频、尿急、尿痛。

4）尿的改变：脓尿、蛋白尿、管型尿、菌尿、血尿，白细胞管型有诊断意义。

（3）并发症：

1）肾乳头坏死。

2）肾盂积脓。

3）肾周围脓肿。

3. 慢性肾盂肾炎

慢性肾盂肾炎是肾小管、肾间质的慢性炎症，病变特点是慢性间质性炎，伴有纤维化和瘢痕形成，同时有肾盂肾盏的纤维化和变形。

（1）病理变化：

1）肉眼观：病变可累及一侧或双侧肾脏，不规则凹陷性瘢痕肾。

2）镜下观：以肾间质和肾小管病变最重。肾小管萎缩、纤维化，间质明显纤维组织增生和较多淋巴细胞、浆细胞等浸润。肾小球早期无明显改变，肾球囊周围纤维化；晚期肾小球纤维化及玻璃样变性。

（2）临床病理联系：

1）多尿、夜尿、低钠血症、低钾血症和代谢性酸中毒：肾小管功能受损。

2）高血压：肾小血管硬化，肾素分泌增加。

3）氮质血症、肾功能衰竭和尿毒症。

（三）肾细胞癌

肾细胞癌又称肾癌，是由肾小管上皮细胞发生的恶性肿瘤。在肾原发性肿瘤中最为多见，多发生于40岁以上，男性多于女性。

1. 病理变化

（1）肉眼观：以肾上极最多见。一般为单个肿块，圆形，大小不一，切面可呈红、黄、灰白相间的多种色彩。与周围组织分界较明显。

（2）镜下观：可分为透明细胞肾细胞癌、乳头状肾细胞癌和嫌色细胞肾细胞癌。以透明细胞肾细胞癌最为常见。

2. 临床病理联系

（1）早期常无症状。

（2）临床主要表现为血尿、肾区疼痛和肿块。

（3）无痛性血尿是最主要症状，常为间歇性。

（4）肿瘤可产生异位激素和激素样物质，导致副肿瘤综合征。

（5）易发生转移，常转移至肺和骨。

（四）尿路上皮肿瘤

尿路上皮肿瘤可发生于肾盂、输尿管、膀胱和尿道，以膀胱癌最常见。

1. 病理变化

（1）肉眼观：膀胱癌多发生于膀胱侧壁和三角区近输尿管开口处，肿瘤为单个或多个，大小不一，乳头状或息肉状。

（2）组织学类型：以移行细胞癌最为多见。

1）移行细胞癌：根据分化程度分为Ⅰ、Ⅱ、Ⅲ级。移行细胞癌的分化程度是影响预后的主要因素。

2）鳞状细胞癌。

3）腺癌。

2. 临床病理联系

（1）最常见和最突出的临床表现是无痛性血尿。

（2）膀胱癌的预后与肿瘤的分化程度和侵袭范围有密切关系，分化程度越高预后越好。膀胱镜检查并取材进行病理组织学观察是目前确诊膀胱癌的主要方法。

三、自测试题

【A1、A2 型题】

1. 肾盂肾炎好发于（　）

A. 育龄女性　　B. 青春期男性　　C. 老年人

D. 儿童　　E. 青壮年男性

2. 急性肾小球肾炎的常见病因（　）

A. 甲型肝炎病毒感染　　B. 肺炎链球菌感染　　C. 葡萄球菌感染

D. 大肠埃希菌感染　　E. A 组乙型溶血性链球菌感染

3. 急进性肾小球肾炎临床主要特征是（　）

A. 较早出现少尿性急性肾衰竭　　B. 高血压脑病　　C. 高度水肿

D. 进行性贫血　　E. 急性起病，重症血尿

4. 急性弥漫性增生性肾小球肾炎增生的细胞是（　）

A. 肾小球壁层上皮细胞和脏层上皮细胞

B. 肾小球脏层上皮细胞和炎症细胞

C. 肾小球毛细血管内皮细胞和系膜细胞

D. 肾小球脏层上皮细胞和系膜细胞

E. 肾小球周围纤维细胞和系膜细胞

5. 有新月体形成的是（ ）

A. 急进性肾小球肾炎　B. 原发性肾病综合征　C. 隐匿性肾炎

D. 急性肾炎　E. 狼疮性肾炎

6. 新月体性肾小球肾炎中形成新月体的细胞是（ ）

A. 肾小球球囊壁层上皮细胞　B. 肾小球系膜细胞和内皮细胞

C. 肾小球系膜细胞　D. 肾小球球囊壁层上皮细胞和单核细胞

E. 肾小球球囊脏层上皮细胞和单核细胞

7. 新月体性肾小球肾炎因肾小球球囊新月体形成，阻塞囊腔，患者可迅速出现的异常情况是（ ）

A. 蛋白尿　B. 血尿　C. 少尿

D. 管型尿　E. 乳糜尿

8. 尿蛋白在 3 + 以上，应考虑以下哪种疾病（ ）

A. 肾小球疾病　B. 肾小管疾病　C. 肾血管疾病

D. 肾间质疾病　E. 尿路感染

9. 肉眼形态表现为颗粒性固缩肾的疾病是（ ）

A. 慢性硬化性肾小球肾炎　B. 新月体性肾小球肾炎　C. 慢性肾盂肾炎

D. 膜性肾小球肾炎　E. 急性弥漫性增生性肾小球肾炎

10. 上行性感染的肾盂肾炎病变最轻的部位是（ ）

A. 肾小管　B. 肾间质　C. 肾盂黏膜

D. 肾乳头　E. 肾小球

11. 诊断急性肾盂肾炎最重要的依据是（ ）

A. 尿频、尿急、尿痛　B. 脓尿和菌尿　C. 肉眼血尿

D. 肾区叩击痛和肋脊点压痛　E. 高热、寒战、腰痛

12. 尿中出现何种管型对诊断肾盂肾炎有帮助（ ）

A. 红细胞管型　B. 上皮细胞管型　C. 白细胞管型

D. 颗粒管型　E. 透明管型

13. 慢性肾盂肾炎大体描述正确的是（ ）

A. 肾弥漫性颗粒状　B. 肾肿大、苍白　C. 肾表面散在出血点

D. 肾弥漫性肿大　E. 肾不对称性缩小

14. 肉眼观肾体积明显缩小，质地变硬，表面有大的不规则瘢痕凹陷，该病变性质最可能是（ ）

A. 晚期肾小球肾炎　B. 局灶性节段性肾小球肾炎　C. 慢性肾盂肾炎

D. 轻微病变性肾小球肾炎　E. 良性高血压病引起的肾萎缩

15. 急性肾盂肾炎是（ ）

A. 纤维素性炎　B. 变态反应性炎　C. 变质性炎

D. 化脓性炎　E. 增生性炎

16. 膀胱癌最常见的症状是（ ）
A. 尿频、尿急、尿痛　B. 阵发性下腹疼痛　C. 无痛性血尿
D. 肾盂积水　E. 腹部肿块
17. 急性肾小球肾炎是一种（ ）
A. 以变质为主的炎症　B. 以出血为主的炎症　C. 化脓性炎
D. 以渗出为主的炎症　E. 以增生为主的炎症

【A3、A4 型题】

（18～19 题共用题干）
患者，女，48 岁。反复尿频、尿急、尿痛、发热伴腰痛，夜尿增多 1 年余，近 2 天高热，每次发作抗生素治疗有效。BP 165/95mmHg，尿蛋白（+），白细胞 20 个/HP。
18. 该患者可能的诊断是（ ）
A. 慢性肾小球肾炎　B. 慢性肾盂肾炎　C. 肾结石
D. 急性肾盂肾炎　E. 肾结核
19. 关于此疾病的性质，最确切的说法是（ ）
A. 肾小球肾炎的一种特殊类型　B. 一种肾小球免疫复合物性肾炎
C. 一种以增生为主的炎症　D. 一种以变质为主的炎症
E. 肾小管和肾间质的慢性化脓性炎症

【B 型题】

（20～24 题共用选项）
A. 大红肾　B. 原发性颗粒性固缩肾　C. 大白肾
D. 继发性颗粒性固缩肾　E. 瘢痕凹陷性固缩肾
20. 急性肾小球肾炎常表现为（ ）
21. 高血压肾病可表现为（ ）
22. 慢性肾小球肾炎可表现为（ ）
23. 慢性肾盂肾炎可表现为（ ）
24. 膜性肾病可表现为（ ）
（25～27 题共用选项）
A. 肾小球壁层上皮细胞增生　B. 毛细血管内皮细胞和系膜细胞增生
C. 弥漫性上皮细胞足突消失　D. 肾小球基底膜增厚、系膜细胞增生和系膜基质增多
E. 肾小球纤维化、玻璃样变
25. 急性肾炎的病理学特点是（ ）
26. 急进性肾炎的病理学特点是（ ）
27. 慢性肾炎的病理学特点是（ ）
（28～29 题共用选项）
A. 上皮下驼峰状沉积物　B. 基膜增厚，钉突形成　C. 基膜增厚，双轨征

D. 新月体形成　　　　　　E. 弥漫性上皮细胞足突消失

28. 急性弥漫性增生性肾炎的特征性病理变化为（　）

29. 急进性肾小球肾炎的特征性病理变化为（　）

（30～31 题共用选项）

A. 金黄色葡萄球菌　　　　B. 真菌　　　　　　　　C. 大肠杆菌

D. 变形杆菌　　　　　　　E. 溶血性链球菌

30. 急性肾盂肾炎上行性感染最常见的致病菌是（　）

31. 急性肾盂肾炎下行性感染最常见的致病菌是（　）

四、自测试题答案

1. **A**　2. **E**　3. **A**　4. **C**　5. **A**　6. **D**　7. **C**　8. **A**　9. **A**　10. **E**
11. **B**　12. **C**　13. **E**　14. **C**　15. **D**　16. **C**　17. **E**　18. **B**　19. **E**　20. **A**
21. **B**　22. **D**　23. **E**　24. **C**　25. **B**　26. **A**　27. **E**　28. **A**　29. **D**　30. **C**
31. **A**

第十章　生殖系统和乳腺疾病

一、学习目标

（一）掌握子宫颈癌的组织学类型；葡萄胎、侵蚀性葡萄胎、绒毛膜癌的主要病变及临床病理联系；乳腺癌的常见组织学类型。

（二）熟悉子宫颈上皮内瘤变的概念；子宫颈癌、乳腺癌的扩散与临床病理联系。

（三）了解子宫体疾病、前列腺增生症、前列腺癌的病理变化及病理临床联系；卵巢肿瘤的病变特点。

二、学习要点

（一）子宫颈上皮内瘤变

1. 子宫颈上皮非典型性增生

（1）概念：是指子宫颈鳞状上皮呈不同程度的异型性增生，属癌前病变。

（2）分级：

1）轻度非典型性增生（Ⅰ级）：异型细胞累及上皮下 1/3。

2）中度非典型性增生（Ⅱ级）：异型细胞累及上皮下 1/3 至 2/3。

3）重度非典型性增生（Ⅲ级）：异型细胞累及上皮 2/3 以上，而未达全层。

2. 子宫颈原位癌：是指异型增生的细胞累及子宫颈黏膜上皮全层，但未突破基底膜。原位癌细胞沿基底膜蔓延至子宫腺体，取代部分或全部腺上皮，但未突破腺体基底膜，称原位癌累及腺体。

3. 子宫颈上皮内瘤变（cervical intraepithelial neoplasia，CIN）

（1）概念：指子宫颈上皮非典型性增生至原位癌这一连续病变过程。

（2）分级：CIN Ⅰ相当于Ⅰ级非典型性增生；CIN Ⅱ相当于Ⅱ级非典型性增生；CIN Ⅲ包括Ⅲ级非典型性增生和原位癌。

（二）子宫颈癌

1. 概述

（1）子宫颈癌是由子宫颈上皮发生的恶性肿瘤。

（2）多发生于40～60岁的女性。

（3）好发部位：子宫颈外口，即子宫颈鳞状上皮和柱状上皮交界处，即移行带。

2. 病因与发病机制

（1）HPV感染（HPV-16、HPV-18）。

（2）早婚、早育，多产多育。

（3）性行为因素。

（4）机体免疫力下降。

（5）其他因素：环境、生活习惯、雌激素水平。

3. 病理变化

（1）肉眼观：分四型。

1）糜烂型。

2）外生菜花型。

3）内生浸润型。

4）溃疡型。

（2）组织学类型：主要有鳞状细胞癌和腺癌两型。

1）鳞状细胞癌：最常见。

依据癌的发生过程，可分为：

①原位癌；

②早期浸润癌：癌细胞突破基底膜，向间质内浸润，但浸润深度不超过基底膜下5mm；

③浸润癌：癌组织向间质内浸润性生长，浸润深度超过基底膜下5mm。

按癌细胞分化程度可分为：高分化鳞癌、中分化鳞癌、低分化鳞癌（20%）。

2）腺癌：少见。

4. 扩散

（1）直接蔓延：癌组织向上浸润破坏子宫体，向下可累及阴道，向两侧可侵及宫颈旁和盆壁组织，向前侵及膀胱，向后累及直肠。

（2）淋巴道转移：是子宫颈癌最常见和最重要的转移途径。

（3）血道转移：多见于晚期。常见的转移部位是肺、骨、肝、脑等。

（三）子宫体疾病

1. 子宫内膜增生症

子宫内膜增生症是由于内源性或外源性雌激素增高引起的子宫内膜腺体或间质的增生性病变。多见于青春期或更年期妇女。

（1）病理变化：

根据细胞形态和腺体结构增生和分化程度的不同，可分为：

1）单纯性增生：腺体增多、密集、腺体大小一致，呈小圆形，上皮细胞增生呈多层，无细胞异型性。约1%可发展为腺癌。

2）复杂性增生：腺体大小非常不一致，大者可扩张呈囊状，上皮细胞无异型性。约

3% 可发展为腺癌。

3）非典型性增生：腺体排列显著拥挤，可出现“背靠背”现象。腺上皮细胞异型性增生，排列呈复层，极向紊乱，常见核分裂象。约 1/3 可发展为腺癌。

（2）临床病理联系：

不规则子宫出血，表现为月经周期缩短、经期延长，出血时间长，甚至可达 1 月，长期可引起贫血。

2. 子宫内膜异位症

（1）指子宫内膜腺体和间质出现于子宫内膜以外的部位。

（2）80% 发生于卵巢，其余依次发生于子宫阔韧带、直肠阴道陷窝、盆腔腹膜、腹部手术疤痕、脐部、阴道、外阴和阑尾等。

（3）子宫内膜腺体及间质异位发生于子宫肌层，称为子宫腺肌病。

（4）子宫内膜异位症发生于卵巢，由于反复出血可使卵巢体积增大，形成囊腔，内含咖啡色液体，称为巧克力囊肿。

（5）临床常表现为痛经或月经不调。

3. 子宫平滑肌瘤

（1）概述：

1）是女性生殖系统最常见的良性肿瘤。

2）多发生于 30 岁以上妇女，20 岁以下少见。

3）其发病和生长与遗传及雌激素水平有关，多数子宫平滑肌瘤可在绝经期后逐渐缩小。

（2）病理变化：

1）肉眼观：单发或多发，大小不等，球形，质硬，与周围组织分界清，切面灰白色、编织状。肿瘤多位于子宫肌层，也可位于黏膜下或浆膜下。可发生黏液变、囊性变及出血、坏死等继发性改变。

2）镜下观：瘤细胞密集排列成编织状，与正常子宫平滑肌细胞形态相似。间质有少量纤维结缔组织。

（3）临床病理联系：

肿瘤小时，多数无症状。肿瘤大时可造成局部压迫。部分可出现月经过多、经期延长或不规则阴道流血，下腹部不适及局部肿块。

4. 子宫内膜癌

（1）概述：

1）是由子宫内膜上皮细胞发生的恶性肿瘤。

2）多见于 50 岁以上绝经期和绝经期后妇女，以 50 ~ 59 岁为高峰。

3）与雌激素长期持续作用有关，患者常有内分泌失调的表现。

4）更年期激素替代疗法应用，发病率呈上升趋势。

（2）病理变化：

1）肉眼观：

①弥漫型：子宫内膜弥漫性增厚，表面粗糙不平，灰白质脆，常有出血坏死或溃疡形成，并不同程度地浸润子宫肌层。

②局限型：局限于子宫内膜的某一区域，多位于子宫底或子宫角，常呈息肉或乳头状突向宫腔。

2）镜下：以高分化腺癌最常见。

（3）临床病理联系：

主要临床表现为阴道不规则流血。有些患者阴道可排出米汤样、脓性及伴臭味物（癌组织坏死脱落）。晚期可出现腰骶部、下腹部疼痛（肿瘤压迫神经）。经刮宫（分段诊刮）进行活体组织检查，可早期发现。

（4）扩散：

以直接蔓延为主，晚期可发生淋巴道转移，血道转移较少见。

（5）预后：

预后较好。与病理类型、浸润程度、淋巴道有无转移、治疗是否及时得当等有关。

（四）滋养层细胞疾病

1. 葡萄胎

（1）概述：

1）又称水疱状胎块，是胎盘绒毛的一种良性病变。

2）与妊娠有关，可发生于育龄期的任何年龄，以 20 岁以下和 40 岁以上女性多见。

3）与染色体异常有关。

（2）病理变化：

1）肉眼观：病变局限于宫腔内，不侵及肌层。胎盘绒毛高度水肿，形成大量成串的半透明水泡，似葡萄。若所有绒毛均呈葡萄状，称完全性葡萄胎。若部分绒毛呈葡萄状，部分绒毛正常，可见胎儿部分或胎膜，称不完全性葡萄胎。

2）镜下观：

①绒毛间质高度水肿；

②绒毛间质内血管消失；

③滋养层细胞不同程度增生，为葡萄胎的最重要特征。

（3）临床病理联系：

1）子宫增大，超过正常妊娠同月份大小。

2）胎儿早期已死亡，无胎心、胎动，扪不到胎体。

3）子宫不规则流血，可有葡萄状物流出。

4）血和尿中绒毛膜促性腺激素（human chorionic gonadotropin，HCG）明显增高。

5）经彻底刮宫可完全治愈。

2. 侵蚀性葡萄胎

（1）概述：

1）是介于葡萄胎和绒毛膜癌之间的交界性肿瘤。

2）多继发于葡萄胎。

3）与葡萄胎的主要区别是水泡状绒毛侵入子宫肌层。

（2）病理变化：

1）肉眼观：水泡状组织侵入子宫肌层内形成出血坏死的暗红色结节。

2）镜下观：子宫壁肌层见高度水肿的绒毛结构，滋养层细胞明显增生并有一定的异型性。侵蚀性葡萄胎的病理诊断要点是在子宫壁肌层内找到完整的水泡状绒毛结构。

（3）临床病理联系：

1）血或尿中 HCG 持续阳性，阴道持续或间断不规则流血。

2）可经血管栓塞至阴道、肺、脑等器官，但绒毛不会在栓塞部位继续生长，并可自然消退。

3）多数侵蚀性葡萄胎对化疗敏感，预后良好。

3. 绒毛膜癌

（1）概述：

1）简称绒癌，是滋养层细胞的高度恶性肿瘤。

2）与妊娠有关。50% 继发于葡萄胎，25% 继发于自然流产，20% 发生于正常分娩后，5% 发生于早产和异位妊娠等。

3）多发生于 20 岁以下和 40 岁以上的女性。

（2）病理变化：

1）肉眼观：癌结节呈单个或多个，质软，色暗红或紫蓝色。

2）镜下观：

①癌组织由分化不良的细胞滋养层细胞和合体滋养层细胞组成，具有明显的异型性；

②不形成绒毛结构和水泡状结构，与侵蚀性葡萄胎的主要鉴别点；

③无间质血管。

（3）临床病理联系：

1）临床主要表现为葡萄胎流产和妊娠数月甚至数年后，阴道出现持续不规则流血，子宫增大，血或尿中 HCG 持续升高。

2）较早发生血道转移是绒毛膜癌的显著特点，转移部位最常见于肺，其次为阴道、脑、肾、肝等。

3）绒癌恶性程度高，但化疗效果较好。

（五）卵巢肿瘤

1. 卵巢上皮性肿瘤

（1）浆液性肿瘤：

1）浆液性囊腺瘤：是卵巢最常见的良性肿瘤。

①肉眼观：囊状，表面光滑，切面囊内壁光滑，囊腔可单个或多个，囊内液体清亮透明；

②镜下观：囊壁为单层柱状或立方上皮，表面有纤毛，细胞无异型性。

2）交界性浆液性囊腺瘤：

①肉眼观：囊壁可见较多乳头状突起；

②镜下观：上皮细胞层次增加，达2～3层，乳头增多，细胞具有一定异型性，核分裂象增多，但无间质破坏和浸润。

3）浆液性囊腺癌：

①肉眼观：囊状，半实性，多房，囊内充满乳头、多含混浊液体；

②镜下观：癌细胞层次增加超过三层，癌细胞间质浸润。细胞异型性明显，核分裂象多见。乳头分支多而复杂，可见砂粒体。

（2）黏液性肿瘤：

1）黏液性囊腺瘤：

①肉眼观：肿瘤大小不一，表面光滑，由多个囊腔组成，腔内充满黏稠液体，乳头少见；

②镜下观：囊壁被覆单层柱状上皮，无纤毛。

2）交界性黏液性囊腺瘤：

①肉眼观：含有较多的乳头结构；

②镜下观：上皮细胞层次增多，一般不超过3层，细胞轻至中度异型，无间质和被膜浸润。

3）黏液性囊腺癌：

①肉眼观：可见较多乳头和实性区域。常有出血、坏死及包膜浸润；

②镜下观：癌上皮细胞异型性明显，形成复杂的腺体和乳头结构。癌细胞侵袭包膜和间质。

2. 卵巢性索间质肿瘤

（1）颗粒细胞瘤：

1）低度恶性肿瘤，能分泌雌激素。

2）肉眼观：体积较大，囊实性，部分区域呈黄色。

3）镜下观：瘤细胞体积较小，细胞核可见核沟，呈咖啡豆样外观。分化好的瘤细胞排列成卵泡样结构，中央为红染的蛋白液体或退化的细胞核，称 Call-Exner 小体。

（2）卵泡膜细胞瘤：

1）良性肿瘤，能分泌雌激素。

2）肉眼观：实性，切面色黄。

3）镜下观：瘤细胞由短梭形细胞组成，束状排列，胞质呈空泡状。

（3）支持—间质细胞瘤：

1）恶性肿瘤，主要发生在睾丸，较少发生于卵巢。可分泌少量雄激素。

2）肉眼观：肿瘤呈实体结节分叶状，色黄或棕黄。

3）镜下观：由支持细胞和间质细胞按不同比例混合而成，按分化程度分高、中、低分化。

3. 卵巢生殖细胞肿瘤

（1）畸胎瘤：

1）成熟畸胎瘤：又称成熟囊性畸胎瘤，良性肿瘤，是最常见的生殖细胞肿瘤。肉眼，肿瘤囊性，充满皮脂样物，囊壁上可见头节，表面附有毛发，可见牙齿。镜下，由三个胚层的各种成熟组织构成。

2）未成熟畸胎瘤：恶性肿瘤。肉眼，肿瘤实体分叶状，可含有许多小的囊腔。实体区域可见未成熟的骨或软骨组织。镜下，与成熟畸胎瘤的主要不同是，可见未成熟组织。

（2）无性细胞瘤：

1）由未分化、多潜能原始生殖细胞组成，属中度恶性肿瘤。发生于睾丸则称精原细胞瘤。

2）肉眼观：肿瘤体积较大，质实，表面结节状，切面鱼肉状。

3）镜下观：癌细胞排列成巢状或条索状，细胞体积大而一致，胞质空亮，核分裂象多见。

4）对放疗和化疗敏感。

（3）内胚窦瘤：

1）又称卵黄囊瘤，高度恶性。

2）肉眼观：肿瘤体积较大，结节分叶状，边界不清。切面灰黄色。

3）镜下观：

①疏松网状结构，最常见；

②S-D 小体，由含有肾小球样结构的微囊构成；

③多泡性卵黄囊结构；

④细胞外嗜酸性小体，也是常见特征性结构。

（六）乳腺疾病

1. 乳腺纤维囊性变

（1）疾病概述：

1）是最常见的乳腺疾病。

2）特点：末梢导管和腺泡扩张、间质纤维组织和上皮不同程度增生。

3）发病多与卵巢内分泌失调有关（孕激素减少，雌激素过多）。

（2）病理变化：

1）非增生型纤维囊性变：

①肉眼观：常为双侧，多灶小结节分布，边界不清，囊肿大小不一；

②镜下观：囊肿上皮多为扁平上皮，可见大汗腺化生。

2）增生型纤维囊性变：

①囊肿形成，间质纤维增生，伴有末梢导管和腺泡上皮增生；

②上皮增生，层次增多，并形成乳头突入囊内，乳头顶部相互吻合，构成筛状结构；

③分为：轻度增生、旺炽性增生、异型增生、原位癌；

④囊肿伴有上皮异型增生，视为癌前病变。

2. 硬化性腺病

是增生性纤维囊性变的少见类型。

（1）肉眼观：灰白，质硬，与周围界限不清。

（2）镜下观：小叶中央或小叶间的纤维组织增生使小叶腺泡受压扭曲变形，一般无囊肿形成。

3. 乳腺纤维腺瘤

是乳腺最常见的良性肿瘤。

（1）肉眼观：单个或多个，圆形或卵圆形，与周围组织分界清，切面灰白、质韧。

（2）镜下观：主要由增生的纤维组织和腺体组成。腺体圆形或椭圆形，或被纤维组织挤压呈裂隙状。

4. 乳腺癌

（1）疾病概述：

1）是起源于乳腺各级导管或腺泡上皮的恶性肿瘤。

2）好发于 40 ~ 60 岁的女性。

3）好发部位：乳腺外上象限。

4）发病不明，与遗传、雌激素水平过高、环境、放射线等有关。

（2）病理变化及分类：

1）非浸润性癌：

①导管内原位癌：发生于乳腺小叶终末导管的原位癌。导管明显扩张，癌细胞局限于导管内，导管基底膜完整。

粉刺癌：好发于乳腺中央部位。肉眼，肿块边界清，质硬，切面挤压时导管内溢出灰黄色软膏样坏死物质，状如皮肤粉刺。镜下，癌细胞较大，胞质嗜酸性，核仁明显，核分裂象多见。癌细胞排列呈实性团块，中央可发生大片坏死，是特征性病变。导管周围间质纤维化和慢性炎细胞浸润。

非粉刺型导管癌：癌细胞异型性小，不如粉刺癌明显。癌细胞较小，形态规则，无坏死或仅有轻微坏死。癌细胞在导管内排列呈实性、乳头状或筛状等。管周间质纤维化不明显。

②小叶原位癌：发生于乳腺小叶的末梢导管和腺泡。癌细胞局限于导管和腺泡内，未穿破基底膜，小叶结构存在。扩张的乳腺小叶末梢导管和腺泡内充满呈实体排列的癌细胞，癌细胞较小，大小形态较一致，核圆形或卵圆形，核分裂象罕见。不见坏死和间质纤维化。

2）浸润性癌：

①浸润性导管癌：由导管内原位癌发展而来，是最常见的乳腺癌类型。肉眼，肿块质硬，灰白色，无包膜，界限不清，活动度差。切面有砂粒感。可出现乳头回缩、下陷及皮肤呈橘皮样外观。镜下，癌细胞排列呈不规则巢状或条索状，或伴有少量腺样结构。癌细胞大小形态多样，核异型性明显，核分裂象多见，常有灶性坏死或钙化。可分为不典型髓样癌

（癌实质多于间质，间质内常无淋巴细胞浸润）、硬癌（癌实质少而间质多）、单纯癌（癌实质与间质大致相等）。

②浸润性小叶癌：小叶原位癌突破基底膜向间质浸润性生长。肉眼，弥漫多灶性分布，边界不清，质硬。切面橡皮样，灰白色。镜下，癌细胞排列松散，单行串珠状、条索状或环状。癌细胞小，圆形、椭圆形或梭形，大小一致，胞质很少，核大小一致，核仁不明显，核分裂象少见。

（3）扩散：

1）直接蔓延。

2）淋巴道转移：是乳腺癌最常见的转移途径，首先转移至同侧腋窝淋巴结。

3）血道转移：晚期可经血道转移至肺、肝、骨、脑等组织或器官。

（4）临床病理联系：

早期常无明显临床表现，最早表现为一侧单个无痛性肿块，肿块形状多样，质硬，表面有结节感，与周围组织分界不清，在乳房内不易推动。随着肿瘤的生长，癌细胞侵及周围组织可引起乳房外形改变，如乳头内陷、“酒窝征”、皮肤橘皮样等。

（七）前列腺增生症

前列腺增生症又称结节状前列腺增生或前列腺肥大，以前列腺上皮和间质增生为特征。多发生于50岁以上的老年人，与雄激素有关。

1. 病理变化

（1）肉眼观：结节状。以腺体增生为主者，淡黄色，质软，切面呈蜂窝状，挤压有奶白色前列腺液体流出；以纤维平滑肌增生为主者，灰白色，质韧，与周围正常组织界限不清。

（2）镜下观：前列腺的纤维、腺体、平滑肌呈不同程度增生。腺体常扩张成囊状，腺腔内常含有淀粉小体。

2. 临床病理联系

尿道前列腺部受压引起尿道梗阻，出现排尿困难，尿流变细，滴尿、尿频和夜尿。尿液潴留可继发尿路感染。大多数患者需进行手术治疗方能解除痛苦。极少发生恶变。

（八）前列腺癌

前列腺癌是源自前列腺上皮的恶性肿瘤。多发生在50岁以上。

1. 病理变化

（1）肉眼观：约70%发生在前列腺周围区，以后叶多见。切面结节状，质韧硬，与周围正常组织界限不清。

（2）镜下观：多数为腺癌，以高分化腺癌最多见。

2. 扩散

（1）直接蔓延：侵犯精囊、膀胱等。

（2）淋巴道转移：较常见。

（3）血道转移：主要转移到骨，以脊椎骨最常见。

三、自测试题

【A1、A2 型题】

1. 下列哪项病变不属于子宫颈上皮内瘤变的范畴（ ）
A. 早期浸润癌　B. 原位癌　C. Ⅰ级非典型性增生
D. Ⅱ级非典型性增生　E. Ⅲ级非典型性增生
2. 葡萄胎最重要的特征是（ ）
A. 绒毛高度水肿增大　B. 绒毛间质内血管消失　C. 滋养层细胞增生
D. 病变不侵入肌层　E. 无绒毛结构
3. 侵蚀性葡萄胎与绒毛膜癌的主要不同点在于（ ）
A. 出血坏死　B. 浸润肌层　C. 转移性阴道结节
D. 有无绒毛结构　E. 细胞明显增生和具有异型性
4. 绒毛膜癌最常转移到（ ）
A. 肝　B. 肺　C. 阴道
D. 脑　E. 肠
5. 子宫颈癌组织学类型中最常见的是（ ）
A. 鳞癌　B. 移行细胞癌　C. 未分化癌
D. 腺癌　E. 黏液癌
6. 子宫颈癌多始发于（ ）
A. 子宫颈管　B. 子宫颈后唇　C. 子宫颈内口
D. 子宫颈前唇近阴道部　E. 子宫颈鳞—柱状上皮移行区
7. 关于宫颈原位癌的描述，正确的是（ ）
A. 异型细胞侵犯宫颈间质血管和淋巴
B. 宫颈上皮内瘤变即为宫颈原位癌
C. 异型细胞累及上皮全层，未穿透基底膜
D. 异型细胞侵犯上皮的 1/3 ~2/3
E. 异型细胞侵犯宫颈腺体，穿透基底膜
8. 子宫颈原位癌累及腺体是指（ ）
A. 子宫颈腺体充满癌细胞
B. 子宫颈表面发生的原位癌影响腺体分泌排出
C. 子宫颈原位癌突破基底膜侵及腺体
D. 子宫颈原位癌沿基底膜伸入腺体内致腺管上皮细胞被癌细胞取代，腺体基底膜完整
E. 子宫颈表面和腺体先后发生了原位癌，并侵及腺体周围间质

9. 子宫颈癌最常见的转移途径是（　）

A. 直接蔓延　　B. 子宫颈旁淋巴结　　C. 腹腔淋巴结

D. 血道转移　　E. 种植性转移

10. 绒毛膜癌的组织来源是（　）

A. 子宫内膜上皮细胞　　B. 滋养层细胞　　C. 输卵管上皮细胞

D. 腹膜间皮细胞　　E. 子宫颈上皮细胞

11. 只有实质细胞而没有间质的恶性肿瘤是（　）

A. 乳腺纤维囊性变　　B. 印戒细胞癌　　C. 恶性畸胎瘤

D. 横纹肌肉瘤　　E. 绒毛膜癌

12. 侵蚀性葡萄胎与绒毛膜癌最主要的区别点是（　）

A. 阴道流血时间长短　　B. 距葡萄胎排空后时间长短

C. 尿中 HCG 值高低　　D. 子宫大小程度不同

E. 活检镜下见有无绒毛结构

13. 患者，女，35 岁。不规则阴道流血 2 个月。妇科检查发现阴道壁上有一紫蓝色结节。病理检查见大量血块及坏死组织中散在一些异型的滋养层细胞团，无绒毛结构。应诊断为（　）

A. 水泡状胎块　　B. 子宫颈癌　　C. 绒毛膜癌

D. 子宫内膜癌　　E. 侵蚀性葡萄胎

14. 切除子宫做病理检查，光镜下见子宫壁深肌层内有大量异型的滋养层细胞浸润，并有绒毛结构，应诊断为（　）

A. 子宫颈癌　　B. 子宫内膜癌　　C. 侵蚀性葡萄胎

D. 绒毛膜癌　　E. 水泡状胎块

15. 最易经血道转移的恶性肿瘤是（　）

A. 葡萄胎　　B. 侵蚀性葡萄胎　　C. 绒毛膜癌

D. 子宫内膜癌　　E. 子宫颈癌

16. 患者，女，34 岁，1 年前有流产史，近来阴道不规则流血，并有咳嗽、咯血，体检发现子宫体增大，X 线显示肺部圆形阴影，最可能的诊断为（　）

A. 子宫内膜癌转移　　B. 恶性葡萄胎转移　　C. 肺癌

D. 绒癌转移　　E. 肺结核

17. 乳腺癌来源于（　）

A. 小叶间质　　B. 乳腺纤维腺瘤　　C. 导管内乳头状瘤

D. 乳腺导管上皮及腺泡上皮　　E. 乳腺囊肿

18. 乳腺癌最常发生于乳房的（　）

A. 外上象限　　B. 外下象限　　C. 中央部

D. 内上象限　　E. 内下象限

19. 下述哪种是原位癌？（　）

A. 小肝癌　　B. 大肠黏膜下癌　　C. 胃黏膜内癌

D. 早期食管癌　　E. 乳腺导管内癌

20. 下列乳腺癌类型中常表现为粉刺癌的是（　）

A. 浸润性小叶癌　　B. 浸润性导管癌　　C. 导管内原位癌

D. 小叶原位癌　　E. 髓样癌

21. 患者，女，45 岁。体检发现右乳肿块，直径 2cm，活动度差，边界不清。术后病理可见乳腺间质中有串珠样单行癌细胞排列。最可能的诊断是（　）

A. 髓样癌　　B. 导管原位癌　　C. 小叶浸润癌

D. 小叶原位癌　　E. 导管浸润癌

22. 关于乳腺粉刺癌的描述，下列哪项是错误的？（　）

A. 属于非浸润性癌　　B. 最常见于乳腺外上象限

C. 好发于乳腺中央部位　　D. 癌灶中央区有坏死是其特征

E. 癌细胞排列紧密，核分裂象常见

23. 乳腺橘皮样外观常见于（　）

A. 粉刺癌　　B. 小叶原位癌　　C. Paget 病

D. 浸润性导管癌　　E. 浸润性小叶癌

24. 关于子宫颈浸润癌肉眼分型，下列哪项是错误的？（　）

A. 糜烂型　　B. 外生菜花型　　C. 溃疡型

D. 膨胀型　　E. 内生浸润型

25. 关于浸润性导管癌，下列哪项错误？（　）

A. 由导管内原位癌发展而来　　B. 癌细胞排列成单行串珠状　　C. 腺管结构可有可无

D. 常有坏死灶　　E. 患者乳腺常出现橘皮样外观

26. 乳腺癌最常见的淋巴转移部位是（　）

A. 同侧腋窝淋巴结　　B. 对侧腋窝淋巴结　　C. 乳内动脉旁淋巴结

D. 锁骨上淋巴结　　E. 颈部淋巴结

27. 患者，女，3 岁。左乳肿块 2 个月。手术中切除活检，见肿瘤剖面较多乳腺导管的断端有黄白色膏样物质溢出。显微镜下：癌细胞分布于乳腺导管内，未突破基底膜并有坏死物质积聚于乳腺导管内。病理诊断应是（　）

A. 乳腺浸润性导管癌　　B. 湿疹样乳腺癌　　C. 乳腺粉刺癌

D. 乳腺黏液癌　　E. 乳腺浸润性小叶癌

28. 卵巢最常见的肿瘤是（　）

A. 生殖细胞肿瘤　　B. 库肯勃瘤　　C. 上皮性肿瘤

D. 巧克力囊肿　　E. 性索间质肿瘤

29. 关于前列腺增生症的叙述，不正确的是（　）

A. 前列腺呈结节状肿大　　B. 腺腔内可见淀粉小体　　C. 基底膜完整

D. 易发生恶变　　E. 增生的成分主要是纤维、平滑肌和腺体

30. 前列腺癌血道转移最常至（　）

A. 颅骨　　B. 脊椎骨　　C. 股骨

D. 骨盆　　E. 胸骨

31. 属于卵巢良性肿瘤是（　）

A. 内胚窦瘤　　B. 颗粒细胞瘤　　C. 库肯勃瘤

D. 成熟畸胎瘤　　E. 无性细胞瘤

32. 最常见的卵巢肿瘤是（　）

A. 浆液性囊腺瘤　　B. 黏液性囊腺瘤　　C. 畸胎瘤

D. 卵泡膜细胞瘤　　E. 颗粒细胞瘤

33. 前列腺增生症最常见的临床症状是（　）

A. 血尿　　B. 蛋白尿　　C. 排尿困难

D. 尿频、尿急、尿痛　　E. 管型尿

34. 子宫体最常见的肿瘤是（　）

A. 子宫内膜间质肿瘤　　B. 平滑肌肉瘤　　C. 子宫内膜癌

D. 平滑肌瘤　　E. 绒毛膜癌

35. 下列不属于卵巢生殖细胞肿瘤的是（　）

A. 畸胎瘤　　B. 卵泡膜细胞瘤　　C. 内胚窦瘤

D. 无性细胞瘤　　E. 未成熟畸胎瘤

【A3、A4 型题】

（36～37 题共用题干）

患者，女，24 岁，已婚，未生育。停经 2 月余。阴道不规则出血 1 周，自测尿妊娠试验阳性，血中 HCG 高于正常妊娠月份，B 超提示子宫大于正常妊娠月份。

36. 患者可能的诊断为（　）

A. 绒毛膜癌　　B. 葡萄胎　　C. 先兆流产

D. 不全流产　　E. 异位妊娠

37. 该患者确诊后应首先（　）

A. 清除宫腔内容物　　B. 给止血药物　　C. 切除卵巢

D. 预防性化疗　　E. 子宫全切

（38～39 题共用题干）

患者，女，45 岁。发现右乳房无痛性肿块 6 天，检查发现右侧乳房外上象限可扪及 2.5cm×2cm 大小肿块，质硬，活动度小。

38. 该患者最可能的诊断是（　）

A. 乳腺纤维腺瘤　　B. 乳腺炎性肿块　　C. 乳腺癌

D. 乳腺纤维囊性变　　E. 硬化性腺病

39. 最常见的类型是（　）

A. 浸润性导管癌　　B. 小叶原位癌　　C. Paget 病

D. 粉刺癌　　E. 浸润性小叶癌

【B 型题】

（40～41 题共用选项）

A. 乳腺浸润性导管癌　　B. 乳腺导管内癌　　C. 乳腺单纯癌

D. 乳腺硬癌　　E. 乳腺髓样癌

40. 癌组织中实质与间质大致相等是（　）

41. 癌组织中实质少，间质多是（　）

（42～43 题共用选项）

A. 子宫肌层　　B. 卵巢　　C. 阴道壁

D. 腹壁　　E. 子宫阔韧带

42. 子宫腺肌病是指子宫内膜异位于（　）

43. 子宫内膜异位症最常见于（　）

（44～45 题共用选项）

A. 支持—间质细胞瘤　　B. 浆液性囊腺瘤　　C. 颗粒细胞瘤

D. 黏液性囊腺瘤　　E. 内胚窦瘤

44. 能产生雄激素的卵巢肿瘤是（　）

45. 能引起子宫内膜增生过长的卵巢肿瘤是（　）

四、自测试题答案

1. **A**　2. **C**　3. **D**　4. **B**　5. **A**　6. **E**　7. **C**　8. **D**　9. **B**　10. **B**
11. **E**　12. **E**　13. **C**　14. **C**　15. **C**　16. **D**　17. **D**　18. **A**　19. **E**　20. **C**
21. **C**　22. **B**　23. **D**　24. **D**　25. **B**　26. **A**　27. **C**　28. **C**　29. **D**　30. **B**
31. **D**　32. **A**　33. **C**　34. **D**　35. **B**　36. **B**　37. **A**　38. **C**　39. **A**　40. **C**
41. **D**　42. **A**　43. **B**　44. **A**　45. **C**

第十一章　内分泌系统疾病

一、学习目标

（一）掌握甲状腺肿、糖尿病的病理变化及临床病理联系。

（二）熟悉甲状腺肿瘤的组织学类型。

（三）了解甲状腺炎的种类及病变；甲状腺肿、糖尿病的病因及发病机制。

二、学习要点

（一）甲状腺炎

甲状腺炎一般分为急性、亚急性和慢性三种。

1. 急性甲状腺炎

（1）较少见。

（2）是由细菌感染引起的化脓性炎症。

2. 亚急性甲状腺炎

（1）与病毒感染有关的巨细胞性或肉芽肿性炎症。

（2）病理变化：

1）肉眼观：甲状腺呈不均匀结节状，轻至中度肿大，质实，橡皮样。切面，灰白或淡黄色，常与周围组织粘连。

2）光镜下：病变灶性分布，范围大小不一，部分滤泡被破坏，胶质外溢。中性粒细胞、嗜酸性粒细胞、淋巴细胞、浆细胞浸润。

3. 慢性甲状腺炎

（1）慢性淋巴细胞性甲状腺炎：

1）又称桥本甲状腺炎、自身免疫性甲状腺炎。

2）是一种自身免疫性疾病，多见于中年女性。

3）病理变化：

①肉眼观：甲状腺弥漫性对称性肿大，质较韧，被膜轻度增厚，与周围组织无粘连，切面呈分叶状，灰白或灰黄色；

②光镜下：实质广泛破坏、萎缩，大量淋巴细胞及嗜酸性粒细胞浸润，淋巴滤泡形成，

纤维组织增生。

4）临床常表现为甲状腺无毒性弥漫性肿大，晚期可出现甲状腺功能低下。

（2）慢性纤维性甲状腺炎：

1）又称 Riedel 甲状腺肿、慢性木样甲状腺炎。

2）原因不明，罕见。

3）病理变化：

①肉眼观：甲状腺中度肿大，结节状，质硬似木样，与周围组织明显粘连，切面灰白；

②光镜下：甲状腺滤泡萎缩，小叶结构消失，大量纤维组织增生、玻璃样变，淋巴细胞浸润。

4）临床上早期症状不明显，功能正常。晚期甲状腺功能低下。

（二）甲状腺肿

1. 弥漫性非毒性甲状腺肿

（1）又称单纯性甲状腺肿、地方性甲状腺肿。

（2）缺碘→甲状腺素分泌不足→促甲状腺素分泌增多→甲状腺滤泡上皮增生，滤泡内胶质堆积→甲状腺肿大。

（3）病理变化：

1）增生期：

①肉眼观：甲状腺弥漫性对称性中度增大，表面光滑无结节；

②光镜下：滤泡上皮增生呈立方或低柱状，胶质较少，间质充血。

2）胶质贮积期：

①肉眼观：甲状腺弥漫性对称性显著增大，重量增加，表面光滑。切面淡褐或棕褐色，半透明胶冻状；

②光镜下：部分上皮增生，滤泡上皮扁平。滤泡腔高度扩张，腔内胶质大量贮积。

3）结节期（结节性甲状腺肿）：

①肉眼观：甲状腺呈不对称结节状增大，结节大小不一，无包膜或包膜不完整；

②光镜下：部分滤泡上皮呈柱状或乳头样增生，小滤泡形成。间质纤维组织增生。

（4）临床病理联系：

甲状腺肿大，压迫气管、喉返神经引起呼吸困难和声音嘶哑，一般无功能亢进。

2. 弥漫性毒性甲状腺肿

（1）由于甲状腺素过多所引起的临床综合征，又称为甲状腺功能亢进症，简称“甲亢”。

（2）有 1/3 患者有眼球突出，又称突眼性甲状腺肿。

（3）也称 Graves 病或 Basedow 病。

（4）病因：与下列因素有关。

1）是一种自身免疫性疾病。

2）遗传因素。

3）精神创伤。

（5）病理变化：

1）肉眼观：甲状腺弥漫性对称性增大，表面光滑，充血，质较软，切面灰红，分叶状。

2）光镜下：

①滤泡上皮增生呈高柱状，小滤泡形成；

②滤泡腔内胶质稀薄，滤泡周边出现吸收空泡；

③间质血管充血，淋巴组织增生。

（6）临床病理联系：

1）甲状腺肿大。

2）甲状腺功能亢进：血 T3、T4 高，基础代谢率和神经兴奋性升高，可出现心悸、多汗、怕热、脉搏快、手震颤、多食、消瘦、乏力、突眼等表现。

（三）甲状腺肿瘤

1. 甲状腺腺瘤

（1）是甲状腺滤泡上皮发生的一种常见的良性肿瘤。

（2）中青年女性多见。

（3）肿瘤生长缓慢，随吞咽活动而上下移动。

（4）病理变化：

1）肉眼观：多单发，圆形或类圆形。有完整包膜，常压迫周围组织。切面色暗红或棕黄，可有出血、囊性变、钙化和纤维化。其与结节性甲状腺肿的区别，见表 11–1。

2）组织学分类：可分为单纯型腺瘤、胶样型腺瘤、嗜酸细胞型腺瘤、胚胎型腺瘤、胎儿型腺瘤。

表 11–1　甲状腺腺瘤与结节性甲状腺肿的区别

	甲状腺腺瘤	结节性甲状腺肿
包膜	完整	不完整
组织结构	均匀一致，有各种类型	不均匀，滤泡大小不一
数量	多为单个	为多个结节
周围甲状腺组织	肿瘤周围甲状腺组织正常	周围无正常甲状腺组织
边缘甲状腺组织	肿瘤边缘甲状腺组织有挤压	无挤压现象

2. 甲状腺癌

（1）乳头状癌：最常见的类型，肿瘤生长慢，恶性程度较低，预后较好。

1）肉眼观：肿瘤一般圆形，无包膜，质硬。切面灰白，常有出血、坏死。

2）光镜下：乳头上皮单层或多层，癌细胞分化程度不一，核染色质少、透明或毛玻璃状、无核仁。乳头中心有纤维血管，间质内可见同心圆状的钙化小体，即砂粒体，有诊断意义。

（2）滤泡癌：较常见，居第二位。比乳头状癌恶性程度高，预后差。

1）肉眼观：结节状，包膜不完整，境界较清楚。切面灰白、质软。

2）光镜下：可见不同分化程度的滤泡，癌细胞异型性明显，滤泡少，不完整。

（3）髓样癌：又称 C 细胞癌，滤泡旁细胞发生的恶性肿瘤。属于弥散神经内分泌细胞源性肿瘤（APUD 瘤）。

1）肉眼观：单发或多发，可有假包膜。切面灰白或黄褐色，质实而软。

2）光镜下：瘤细胞呈实体片巢状、乳头状或滤泡状排列，间质内有淀粉样物质沉积。

（4）未分化癌：较少见，恶性程度高，预后差。

1）肉眼观：肿块较大，不规则形，无包膜。切面灰白，常有出血、坏死。

2）光镜下：癌细胞大小、形态、染色深浅不一，核分裂象多。

（四）糖尿病

糖尿病是一种体内胰岛素相对或绝对不足或靶细胞对胰岛素敏感性降低，或胰岛素本身存在结构上的缺陷而引起的碳水化合物、脂肪和蛋白质代谢紊乱的一种慢性代谢性疾病。其主要特点是高血糖、糖尿。

1. 分类

（1）原发性糖尿病：可分为胰岛素依赖型糖尿病（1 型或幼年型）和非胰岛素依赖型糖尿病（2 型或成年型）。两者的区别，见表 11–2。

（2）继发性糖尿病。

2. 病理变化

（1）胰岛病变：1 型胰岛 B 细胞颗粒脱失、空泡变性坏死，胰岛变小、数目减少；2 型后期 B 细胞减少，常见胰岛淀粉样变性。

（2）血管病变：

1）最具特征性，从毛细血管到大中动脉都有不同程度的病变。

2）发病率高、发病早、病变严重。

3）基本病变为毛细血管基底膜增厚、细小动脉硬化、大中动脉粥样硬化。

（3）肾脏病变：

1）肾体积增大。

2）结节性肾小球硬化。

3）弥漫性肾小球硬化。

4）肾小管—间质性损害。

5）血管损害：肾动脉及肾小动脉硬化。

6）肾乳头坏死。

（4）视网膜病变：微小动脉瘤和视网膜小静脉扩张。

（5）神经系统病变：因血管病变引起缺血性损伤或症状。

（6）其他组织器官病变：皮肤黄色瘤、肝脂肪变和糖原沉积、骨质疏松、化脓性或真菌感染等。

3. 临床病理联系

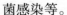

临床主要表现为“三多一少”，即多饮、多食、多尿和体重减少。血管等病变可使一些组织或器官发生形态结构改变和功能障碍，并发酮症酸中毒、肢体坏疽、多发性神经炎、失明、冠心病和肾功能衰竭等。

表 11-2　1 型糖尿病和 2 型糖尿病的区别

	1 型糖尿病	2 型糖尿病
发病率及年龄	占 10% 左右，青少年常见	占 90% 左右，中老年人多见
病情	病情重，起病急，发展快。“三多一少”症状明显。易出现酮血症、酮尿症、酮症酸中毒	起病缓慢、病情较轻、发展缓慢。“三多一少”症状不明显，较少出现酮血症、酮尿症、酮症酸中毒
病因	自身免疫、遗传、病毒感染等的协同作用	与肥胖、遗传因素有关
血胰岛素	降低	正常或升高或降低（相对减少）
病理变化	胰岛数量减少、体积减小，胰岛 B 细胞颗粒脱失、变性、坏死，纤维组织增生	胰岛病变不明显
胰岛素治疗	依赖	不依赖

三、自测试题

【A1、A2 型题】

1. 下列有关毒性甲状腺肿病变的描述哪项是错误的（　）

A. 甲状腺滤泡增生，以小滤泡为主　B. 滤泡腔内胶质浓厚

C. 间质血管丰富，显著充血　D. 间质淋巴细胞浸润及淋巴滤泡形成

E. 滤泡上皮呈立方或高柱状，并常增生，向滤泡腔内形成乳头状突起

2. 关于结节性甲状腺肿，下列叙述哪一项是错误的（　）

A. 结节具有完整包膜　B. 结节内常有出血、坏死、纤维化

C. 结节大小，数目不等　D. 滤泡上皮有乳头状增生者癌变率高

E. 部分滤泡增生

3. 导致甲状腺肿大最常见的原因是（　）

A. 自身免疫反应　B. 缺碘　C. 垂体肿瘤

D. 先天性疾患　E. 药物

4. 关于单纯性甲状腺肿，下列的描述哪一项是正确的？（　）

A. 年龄越大发病者越多　B. 男性显著多于女性

C. 甲状腺多呈结节性肿大　D. 一般不伴有功能亢进或功能低下

E. 从病变性质来说，可以看成是良性肿瘤

5. 毒性甲状腺肿的发病机理，目前认为最可能是（　）

A. 细菌引起的化脓性炎症　B. 食物中含有致甲状腺肿的物质

C. 自身免疫反应　D. 甲状腺异常增生形成的新生物

E. 土壤和水中缺碘

6. 关于单纯性甲状腺肿的叙述，下列哪项是错误的（　）

A. 女性显著多于男性　B. 病区多数为山区和半山区

C. 甲状腺多呈结节状肿大　D. 一般不伴有功能亢进或功能低下

E. 主要由缺碘所致

7. 弥漫性非毒性甲状腺肿的主要组织病理学改变是（　）

A. 滤泡破坏、增生　B. 滤泡内充满胶质　C. 间质纤维组织增生

D. 滤泡上皮乳头状增生　E. 淋巴滤泡形成

8. 弥漫性毒性甲状腺肿患者出现突眼，其有关的发病因素可能是（　）

A. 眼球后脂肪组织增多　B. 眼球体积变大　C. 黏液性水肿

D. 眼球后组织坏死伴淋巴细胞浸润　E. 代谢产物堆积

9. 甲状腺最常见的良性肿瘤是（　）

A. 脂肪瘤　B. 纤维瘤　C. 腺瘤

D. 血管瘤　E. 乳头状瘤

10. 下列哪项对区别甲状腺腺瘤与结节性甲状腺肿没有帮助（　）

A. 肿块为单个，大小不超过 3cm　B. 肿块压迫周围甲状腺组织

C. 肿块内组织结构比较一致　D. 完整的包膜

E. 肿块内组织形态与周围甲状腺组织不同

11. 下列哪种甲状腺肿瘤预后最差（　）

A. 滤泡性腺癌　B. 髓样癌　C. 巨细胞型未分化癌

D. 嗜酸性细胞腺癌　E. 乳头状腺癌

12. 下列哪项不是甲状腺髓样癌的特点（　）

A. 起源于 C 细胞　B. 分泌大量降钙素

C. 部分为家族性常染色体显性遗传　D. 免疫组化常显示甲状腺球蛋白阳性

E. 间质内有淀粉样物质沉积

13. 甲状腺癌中以哪种类型发病数最多、恶性度最低、5 年存活率最高（　）

A. 滤泡性腺癌　B. 乳头状腺癌　C. 髓样癌

D. 未分化癌　E. 嗜酸性细胞腺癌

14. 最常出现砂粒体的甲状腺癌是（　）

A. 滤泡性腺癌　B. 乳头状腺癌　C. 髓样癌

D. 未分化癌　E. 鳞状细胞癌

15. 关于糖尿病的叙述，下列哪项是错误的（　）

A. 患者食欲增加，不能控制饮食则更加肥胖

B. 青年人发病常有患糖尿病家族史
C. 是胰岛素相对不足或绝对缺乏所致
D. 患者较早地出现动脉粥样硬化且较重
E. 糖、脂肪和蛋白质代谢均可出现异常

16. 胰岛素依赖型糖尿病的主要病变在哪个部位（　）
A. 骨骼肌细胞　　B. 胰岛素敏感细胞　　C. 血管内皮细胞
D. 肝细胞　　E. 胰岛 B 细胞

17. 1 型糖尿病的特点应除外（　）
A. 患者多为青少年，发病时年龄小于 20 岁
B. 血中胰岛素开始不下降，甚至升高
C. 早期可见胰岛炎，有大量淋巴细胞浸润
D. 胰岛 B 细胞明显减少
E. 发病与遗传易感素质和自身免疫有关

18. 导致 2 型糖尿病发生的最重要因素是（　）
A. 肥胖　　B. 肾功能不全　　C. 肝脂肪变性
D. 垂体疾患　　E. 脂肪和蛋白质代谢异常

19. 2 型糖尿病的特点应除外（　）
A. 发病年龄多在 40 岁以上
B. 早期即血中胰岛素明显降低
C. 胰岛数目正常或轻度减少
D. 无抗胰岛抗体及其他自身免疫反应的表现
E. 发病与胰岛素相对不足和胰岛素抵抗有关

20. 糖尿病主要的临床表现是（　）
A. 血糖正常，尿糖增高　　B. 血糖增高，尿糖增高
C. 血糖降低，尿糖正常　　D. 血糖降低，尿糖增高
E. 血糖增高，尿糖正常

21. 关于青春期甲状腺肿，下列哪项正确（　）
A. 发病原因是碘的摄入不足　　B. 甲状腺多为一时性肿大
C. 肿大的甲状腺有较多结节形成　　D. 滤泡增生，胶质少
E. 有局部压迫症状

22. 甲状腺腺瘤和结节性甲状腺肿的主要区别是（　）
A. 发病年龄和性别不同　　B. 结节的数目不同
C. 滤泡中有无胶质　　D. 滤泡的直径增大，胶质有吸收
E. 有无完整的包膜，瘤内组织结构是否一致

23. 非毒性甲状腺肿胶质贮积期的主要病变是（　）
A. 甲状腺不均匀肿大　　B. 滤泡高度扩张，内含大量的胶质，上皮细胞扁平
C. 滤泡上皮高柱状，间质充血　　D. 甲状腺形成结节

E. 滤泡上皮明显增生，呈立方状，伴小滤泡形成

24. 分泌降钙素的甲状腺癌是（　）

A. 滤泡性腺癌　　B. 乳头状腺癌　　C. 髓样癌

D. 小细胞型未分化癌　　E. 大细胞型未分化癌

25. 从滤泡旁细胞发生的甲状腺癌是（　）

A. 滤泡性腺癌　　B. 乳头状腺癌　　C. 髓样癌

D. 小细胞型未分化癌　　E. 大细胞型未分化癌

【A3、A4 型题】

（26～27 题共用题干）

患者，男，30 岁。颈部包块 6 个月。查体：甲状腺右叶可触及直径 2cm 质硬结节。B 超检查示：甲状腺右叶下极实性结节，2cm×1.5cm，边界不规则，内可见细小钙化。

26. 行穿刺活检，最可能的病理类型是（　）

A. 鳞癌　　B. 滤泡状癌　　C. 未分化癌

D. 乳头状癌　　E. 髓样癌

27. 下列哪项不是上述病变的特点（　）

A. 局部淋巴结转移早　　B. 癌细胞核呈透明或毛玻璃状

C. 恶性程度高　　D. 间质中有砂粒体

E. 癌细胞排列成不规则的乳头

四、自测试题答案

1. **B**　2. **A**　3. **B**　4. **D**　5. **C**　6. **C**　7. **B**　8. **C**　9. **C**　10. **A**

11. **C**　12. **D**　13. **B**　14. **B**　15. **A**　16. **E**　17. **B**　18. **A**　19. **B**　20. **B**

21. **B**　22. **E**　23. **B**　24. **C**　25. **C**　26. **D**　27. **C**

第十二章　神经系统疾病

一、学习目标

（一）掌握阿尔茨海默病、帕金森病的病理变化。

（二）熟悉阿尔茨海默病、帕金森病的临床病理联系。

（三）了解阿尔茨海默病、帕金森病的病因与发病机制。

二、学习要点

（一）阿尔茨海默病

1. 概述

阿尔茨海默病又称老年性痴呆，是以进行性痴呆为主要临床表现的大脑变性疾病，是老年人痴呆的最主要原因。

2. 病因与发病机制

该病的病因与发病机制尚不明确，可能与以下因素有关。

（1）淀粉样物沉积：常见的是β淀粉样蛋白沉积。β淀粉样蛋白对神经元有毒性作用，是构成老年斑的主要成分。

（2）遗传因素：与本病有关的基因位于第1、21、19、14号染色体上。多数患者第14号染色体存在基因突变。

（3）神经元Tau蛋白的过度磷酸化：神经元Tau蛋白的过度磷酸化使微丝缠绕聚集，形成神经原纤维缠结。

（4）受教育程度：受教育程度越高，发病率越低。不断学习可促进突触改建，有利于维持突触的功能。

（5）继发性神经递质改变：最主要是乙酰胆碱的减少。

3. 病理变化

（1）病变部位：额叶、顶叶、颞叶皮质及海马最明显。

（2）肉眼观：脑体积明显缩小，重量减轻，脑回变窄，脑沟增宽。

（3）镜下观：

1）老年斑：又称神经斑，为细胞外结构，圆球形。其本质为退变的神经突起围绕淀粉样物，HE染色呈红染、团块状，中心周围有空晕环绕，外围有不规则嗜银颗粒状或丝状物。可见于海马、杏仁核和新皮质。

2）神经原纤维缠结：为细胞内病变，神经原纤维增粗扭曲形成缠结。多见于皮质神经元尤其是海马、杏仁核、基底前脑和中缝核的椎体细胞。

3）颗粒空泡变性：表现为神经细胞胞质中出现小空泡，内含嗜银颗粒。多见于海马的椎体细胞。

4）Hirano小体：是神经细胞树突近端棒状的嗜酸性包涵体，多见于海马椎体细胞。

以上均为非特异性病变，无特殊病变的老龄脑也可见。仅当其数目增多达到诊断标准并具有特定的分布部位，再结合临床才能做出阿尔茨海默病的诊断。

4. 临床病理联系

进行性记忆、智力、定向、判断力及情感障碍。

（二）帕金森病

1. 概述

帕金森病又称原发性震颤性麻痹，是一种以纹状体黑质损害为主的缓慢进行性疾病，多见于50~80岁。

2. 病因与发病机制

本病的发生与纹状体黑质多巴胺系统损害有关，其病因与具体发病机制尚不明确。可能是由于多巴胺神经元变性，导致多巴胺产生不足，而胆碱能神经功能相对亢进，引起的神经功能紊乱。

3. 病理变化

（1）肉眼观：中脑黑质、脑桥蓝斑及迷走神经核等处的神经色素脱失。是本病的特征性病变。

（3）镜下观：中脑黑质、脑桥蓝斑及迷走神经核等处的神经黑色素细胞丧失，残留的神经细胞内有Lewy小体形成。Lewy小体位于神经细胞胞质内，圆形，中央嗜酸性着色，折光性强，边缘着色浅。

4. 临床病理联系

由于中脑黑质、脑桥蓝斑及迷走神经核等处的黑质细胞的变性和色素脱失，使多巴胺合成减少，导致多巴胺（抑制性神经递质）与乙酰胆碱（兴奋性神经递质）的平衡失调，患者出现震颤、肌强直、运动减少、步态不稳、起步与止步困难、假面具样面容等。

三、自测试题

【A1、A2型题】

1. 下列哪项不是阿尔茨海默病的病理变化（　）

A. 神经原纤维缠结　　B. 海马严重萎缩　　C. 老年斑

D. 颗粒空泡变性　　E. 血管壁玻璃样变

2. 下列哪项不是帕金森病的特点（　）

A. 神经细胞中有 Lewy 小体形成　B. 以大脑皮质损害为主　C. 出现假面具面容

D. 黑质和蓝斑神经色素脱失　E. 补充左旋多巴有一定的治疗效果

3. 下列哪项不是阿尔茨海默病的病变特点（　）

A. Hirano 小体　B. Negri 小体　C. 老年斑

D. 神经原纤维缠结　E. 颗粒空泡变性

4. 阿尔茨海默病的首发症状常为（　）

A. 思维迟缓　B. 近记忆障碍　C. 计算力下降

D. 情绪障碍　E. 人格改变

5. 阿尔茨海默病属于（　）

A. 精神活性物质所致的精神障碍　B. 精神分裂症　C. 神经症

D. 人格障碍　E. 脑退行性变性

6. 有关对阿尔茨海默病的描述，不正确的是（　）

A. 早期可出现人格改变　B. 有记忆障碍和全面的智能减退

C. 早期可出现幻觉妄想　D. 可出现姿势及步态不稳

E. 是老年期痴呆中最主要疾病之一

7. 帕金森病以下的哪项表述是不正确的（　）

A. 多在中老年期发病　B. 常规辅助检查无特殊发现

C. 早期发现，早期治疗可治愈　D. 主要表现震颤、运动迟缓、肌强直

E. 抗胆碱药物适用于震颤明显的较年轻的患者

8. 发现帕金森病脑内残存神经元有（　）

A. 淀粉样斑块　B. 细胞核内包涵体　C. 神经原纤维缠结

D. 细胞质内包涵体　E. 细胞核和细胞质内包涵体

9. 患者，女，69 岁。近 3 年来逐渐出现特别好忘事，做事经常丢三落四，检查未发现有器质性疾病，近 1 年不会自己穿衣服，有时把裤子当上衣穿，有时对着镜子中的自己问“你是谁”，2 周前一个人跑出家门，找不到回家的路，说不清地址，说不出自己的名字，幸被邻居碰上才未发生意外。首先考虑的诊断是（　）

A. 阿尔茨海默病　B. 精神发育迟滞　C. 记忆障碍

A. 血管性痴呆　C. 遗忘障碍

10. 患者，男，61 岁，近期行走不灵活，转身困难，不能后退，面部表情少，步行时向前冲，但生活尚能自理，诊断上首先考虑（　）

A. 脑血栓形成　B. 脑出血　C. 重症肌无力

D. 帕金森病　E. 运动神经元病

【A3、A4 型题】

（11～12 题共用题干）

患者，男，71 岁，两年来无诱因逐渐出现行动缓慢，行走时上肢无摆动，前倾屈曲体态。双手有震颤，无智能和感觉障碍，无椎体束损害征。

11. 最可能的诊断是（　）

A. 帕金森病　B. 肝豆状核变性　C. 脑动脉硬化

D. 阿尔茨海默病　E. 扭转痉挛

12. 最适当的治疗药物是（　）

A. 复方左旋多巴　B. 司来吉兰　C. 溴隐亭

D. 盐酸苯海索　E. 维生素 E

【B 型题】

（13～14 题共用选项）

A. 大脑皮质　B. 间脑　C. 小脑

D. 脊髓　E. 纹状体黑质

13. 阿尔茨海默病的病变部位（　）

14. 帕金森病的主要病理改变在（　）

（15～16 题共用选项）

A. 震颤　B. 痴呆　C. 抑郁

D. 幻觉　E. 强直

15. 阿尔茨海默病的主要症状是（　）

16. 帕金森病最常见的首发症状是（　）

四、自测试题答案

1. **E**　2. **B**　3. **B**　4. **B**　5. **E**　6. **D**　7. **C**　8. **D**　9. **A**　10. **D**

11. **A**　12. **A**　13. **A**　14. **E**　15. **B**　16. **A**

第十三章 传染病及寄生虫病

一、学习目标

（一）掌握结核病的基本病理变化及转化规律；原发性肺结核病与继发性肺结核病的病变特点；伤寒的基本病变及肠伤寒的病变特点。

（二）熟悉细菌性痢疾、流行性脑脊髓膜炎、流行性乙型脑炎、血吸虫病、淋病、尖锐湿疣、梅毒、艾滋病的病理变化及临床病理联系。

（三）了解结核病、伤寒、细菌性痢疾、流行性脑脊髓膜炎、流行性乙型脑炎、血吸虫病、淋病、尖锐湿疣、梅毒、艾滋病的病因及发病机制。

二、学习要点

传染病是指由病原体通过一定的传播途径侵入人体后所引起的一类疾病，可在人群中引起局部或广泛的流行。传染病在人群中流行必须具备传染源、传播途径和易感人群三个基本环节。

寄生虫病是寄生虫作为病原体寄生于人体后引起的一类疾病的总称。寄生虫的流行需具备传染源、传播途径和易感人群三个条件。寄生虫病的传播受到生物因素、自然因素和社会因素的影响，同时也具有地理分布的区域性、明显的季节性和自然疫源性等特点。

（一）结核病

1. 病因与发病机制

（1）病原菌：结核分枝杆菌（结核杆菌），人型、牛型对人致病。

（2）传播源：结核病患者和带菌者（痰涂片或培养阳性）。

（3）传播途径：主要通过呼吸道传播（飞沫传播），经消化道（食入带菌食物）、皮肤的传播极少见。

（4）易感人群：糖尿病、矽肺、肿瘤、器官移植、长期使用免疫抑制剂或皮质激素等免疫力低下的人群易伴发结核病，生活贫困、居住条件差及营养不良是经济落后社会中人群结核病高发的原因。

（5）发病机制：结核病的发生和发展主要取决于感染的结核菌量及其毒力的大小和机体的反应性，后者包括免疫反应和变态反应。

1）免疫反应：表现为淋巴细胞致敏和巨噬细胞的吞噬作用，使病灶局限、结核杆菌被杀灭。

2）变态反应：Ⅳ型（迟发性）变态反应，主要引起局部组织坏死和全身中毒症状。

3）结核病的免疫反应和变态反应常同时发生或相伴出现。

2. 基本病理变化

结核病的基本病变与机体反应、结核杆菌感染有密切关系，其关系，见表 13–1。

表 13–1 结核病基本病变与机体反应、结核杆菌感染的关系

病变	机体反应		结核杆菌		病变特征
	免疫力	变态反应	菌量	毒力	
渗出为主	低	较强	多	强	浆液性或浆液纤维素性炎
增生为主	较强	较弱	少	较低	结核结节
坏死为主	低	强	多	强	干酪样坏死

（1）结核结节：肉眼观，粟粒大小、灰白色或浅黄色的结节。镜下观，中央为干酪样坏死，周围为上皮样细胞和郎罕氏巨细胞，外围是数量不等的淋巴细胞和成纤维细胞。结核结节是在细胞免疫的基础上形成的，结核结节的形成过程是巨噬细胞吞噬杀灭结核杆菌的过程，说明机体具有一定的免疫力，具有诊断价值。

（2）干酪样坏死：也具有一定的诊断意义。坏死灶液化后，坏死物可经自然管道（如支气管、输尿管等）排出，形成空洞。干酪样坏死物中含有一定量的结核菌，可成为结核病的播散源。

3. 转归

主要取决于结核杆菌的致病力和机体抵抗力之间的力量对比。

（1）转向愈合：

1）吸收消散（吸收好转期）：渗出性病变。渗出物通过淋巴管或小血管吸收，病灶缩小或消散。

2）纤维化、纤维包裹及钙化（硬结钙化期）：增生性病变或小干酪样坏死灶通过纤维化形成瘢痕而愈合；较大的干酪样坏死由周围的纤维组织包裹并钙化。包裹或钙化灶中含有少量结核杆菌，当机体抵抗力下降时，会大量繁殖，导致结核病复发。

（2）转向恶化：

1）浸润进展（浸润进展期）：病情恶化时，病灶周围出现渗出性病变，范围不断扩大，并继发干酪样坏死。

2）溶解播散（溶解播散期）：病情恶化时，干酪样坏死液化，经自然管道排出，形成空洞。液化物中含大量结核杆菌，可通过自然管道播散到其他部位引起新的病灶。也可通过淋巴道、血道播散到局部或全身各处。

4. 肺结核病

（1）原发性肺结核病：机体初次感染结核分枝杆菌所引起的肺结核病，多见于儿童，又称儿童型肺结核病。

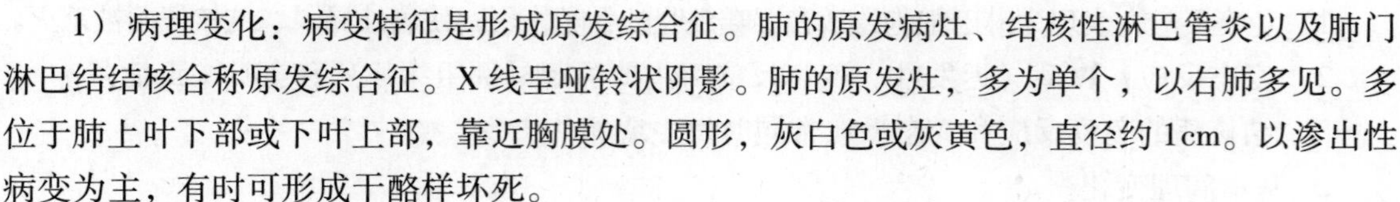

1）病理变化：病变特征是形成原发综合征。肺的原发病灶、结核性淋巴管炎以及肺门淋巴结结核合称原发综合征。X线呈哑铃状阴影。肺的原发灶，多为单个，以右肺多见。多位于肺上叶下部或下叶上部，靠近胸膜处。圆形，灰白色或灰黄色，直径约1cm。以渗出性病变为主，有时可形成干酪样坏死。

2）转归：

①愈合；

②恶化：局部病灶扩大，干酪样坏死和空洞形成，并通过淋巴道、血道、支气管播散。

（2）继发性肺结核病：机体再次感染结核杆菌所引起的肺结核病，多发生于成人，又称成人型肺结核病。其与原发性肺结核病的区别，见表13–2。

表13–2　原发性肺结核病与继发性肺结核病的区别

	原发性肺结核病	继发性肺结核病
结核分枝杆菌感染	初次	再次
易感人群	儿童	成人
对结核分枝杆菌的免疫力	无	有
病变起始部位	肺上叶下部或下叶上部近胸膜处	肺尖部
病理特征	原发综合征	病变复杂，新旧病灶交替
主要播散途径	血道或淋巴道	支气管
病程	短，多自愈	长，需治疗

1）局灶型肺结核：继发性肺结核的最早阶段，为非活动性结核病。

2）浸润型肺结核：继发性肺结核最常见的类型，属活动性肺结核。病变多位于肺尖部或锁骨下区，以渗出为主。及早发现，合理治疗，可治愈。病变恶化，坏死物液化排出，可形成急性空洞。小的空洞肉芽组织增生填补修复。空洞经久不愈可发展为慢性纤维空洞型肺结核。

3）慢性纤维空洞型肺结核：属于活动性肺结核。其病变特点有：

①肺内有一个或多个厚壁空洞，内含结核杆菌，是重要传染源（开放性肺结核）；

②同侧或对侧肺组织新旧不一，大小不等，类型不同的病灶，越往下病变越新鲜；

③后期肺组织严重破坏，广泛纤维化，胸膜粘连，肺功能障碍；

④较小的厚壁空洞可形成瘢痕愈合，大的难愈合，病变恶化可引起大出血或发展为硬化性肺结核。

4）干酪样肺炎：病情危重，全身中毒症状严重。

5）结核球：是由纤维包裹的孤立的境界分明的球形干酪样坏死灶。无临床症状，抗结核治疗无效，机体免疫力下降时病情可恶化，临床多采用手术切除。

6）结核性胸膜炎：分为干性和湿性结核性胸膜炎，后者较为多见。

（二）伤寒

1. 概述

（1）是由伤寒杆菌引起的急性传染病。

（2）主要病变特征为全身单核巨噬细胞系统增生，伤寒肉芽肿形成。

（3）病变部位：回肠末端淋巴组织病变最为突出。

（4）临床表现：持续高热、相对缓脉、皮肤玫瑰疹、脾大及白细胞减少。

2. 病因与发病机制

（1）病原菌：伤寒杆菌。

（2）传染源：伤寒患者和带菌者。

（3）传播途径：消化道（粪—口）传播。

3. 病理变化及临床病理联系

（1）基本病变：全身单核巨噬细胞系统增生的急性增生性炎。特征性病变为伤寒肉芽肿（伤寒小结），由伤寒细胞聚集成团而成。伤寒细胞是指吞噬了伤寒杆菌、红细胞以及坏死细胞碎片的巨噬细胞。

（2）肠道病变：以回肠下段集合和孤立淋巴小结的病变最为常见和明显。

1）髓样肿胀期：肠壁充血水肿，淋巴组织增生，肿胀，隆起，脑回样，灰红色，质软。

2）坏死期：淋巴组织中心部位发生小灶性坏死。

3）溃疡期：坏死组织溶解、脱落形成溃疡，圆形或椭圆形，溃疡长径与肠管长轴相平行。

4）愈合期：溃疡底部肉芽组织增生，填补缺损。修复不绕肠周径，一般不引起狭窄。

（3）肠外病变：

1）单核巨噬细胞系统：巨噬细胞增生引起肝、脾、肠系膜淋巴结肿大。骨髓内粒细胞系统被巨噬细胞取代，外周血中性粒细胞减少。

2）胆囊：伤寒杆菌在此繁殖并通过胆汁不断向外排菌。

3）心脏：内毒素使心肌细胞水肿或坏死，心肌收缩力减弱。迷走神经兴奋性增强而出现相对缓脉。

4）中枢神经系统：细菌毒素引起脑小血管内膜炎，脑神经细胞变性、坏死，可出现表情淡漠、谵妄甚至昏迷。

5）肾脏：肾小管上皮细胞水肿，肾小球毛细血管壁免疫复合物沉积，出现蛋白尿。

6）皮肤：菌血症时细菌栓塞皮下毛细血管使皮肤出现淡红色小斑丘疹，称玫瑰疹。

4. 并发症

（1）肠出血。

（2）肠穿孔：最严重并发症。

（3）支气管肺炎。

（三）细菌性痢疾

1. 概述

（1）痢疾杆菌引起的常见肠道传染病。

（2）病变性质：纤维素性炎（假膜性炎）。

(3) 病变部位：结肠，尤其是乙状结肠和直肠。

(4) 临床表现：腹痛、腹泻、里急后重和黏液脓血便。

2. 病因与发病机制

(1) 病原菌：痢疾杆菌。

(2) 传染源：患者和带菌者。

(3) 传播途径：消化道（粪—口）传播。

3. 病理变化及临床病理联系

根据肠道病变特点和临床经过，细菌性痢疾可分为以下三种类型：

(1) 急性细菌性痢疾：纤维素性炎，以假膜形成为特征。典型病变分四个阶段：

1) 急性卡他性炎：充血、水肿，黏液分泌亢进，黏膜上皮坏死脱落，形成糜烂。

2) 假膜性炎：坏死组织与渗出的大量纤维素、中性粒细胞、红细胞及细菌形成假膜。

3) 溃疡形成：假膜溶解，成片脱落，形成大小、形状不一的溃疡（地图状），溃疡较浅。

4) 愈合：瘢痕修复，上皮再生。

5) 临床表现：腹泻、阵发性腹痛、里急后重、便意频繁、黏液便（急性卡他性炎黏液分泌亢进）或黏液脓血便（假膜脱落及小血管损伤）、肠鸣音亢进。

6) 结局：痊愈，肠出血、肠穿孔等并发症少见，少数病例可转为慢性。

(2) 慢性细菌性痢疾：

1) 多由急性细菌性痢疾转变而来，病程超过 2 个月。以福氏菌感染多见。

2) 肠道病变时轻时重，新旧病灶同时存在，反复发作。

3) 组织损伤与修复反复进行，慢性溃疡边缘不规则，黏膜过度增生，形成息肉。

4) 肠壁各层慢性炎细胞浸润和纤维组织增生，瘢痕形成，使肠壁不规则增厚、变硬，肠腔狭窄。

5) 临床出现不同程度肠道症状，如腹痛、腹泻或便秘与腹泻交替出现，重者可出现急性细菌性痢疾典型症状，称慢性细菌性痢疾急性发作。

(3) 中毒性细菌性痢疾：起病急骤，全身中毒症状明显，但肠道病变轻微。多见于 2 ~ 7 岁的儿童，早期即可出现中毒性休克和呼吸衰竭。

(四) 流行性脑脊髓膜炎

1. 概述

(1) 简称流脑，是由脑膜炎双球菌引起的急性化脓性脑脊髓膜炎。

(2) 以小儿及青少年多见，多在冬春季节发病。

(3) 临床表现：寒战、高热、头痛、呕吐、脑膜刺激征及皮肤瘀点（斑）等。

2. 病因与发病机制

(1) 病原菌：脑膜炎双球菌。

(2) 传染源：带菌者和患者。

(3) 传播途径：呼吸道（飞沫）传播。

3. 病理变化

（1）肉眼观：病变以大脑顶部明显。脑脊髓膜血管扩张、充血，蛛网膜下腔内充满灰黄色脓性渗出物。脑沟、脑回结构模糊不清。脑室出现不同程度的扩张（炎性渗出物阻塞脑室使脑脊液循环障碍）。

（2）镜下观：蛛网膜血管高度扩张充血，蛛网膜下腔增宽，渗出物内含大量中性粒细胞以及少量的单核细胞、淋巴细胞及纤维素。脑实质一般不受累。

4. 临床病理联系

（1）败血症：脑膜炎双球菌入血引起败血症，出现高热、寒战及皮肤瘀点（斑）等中毒症状。

（2）脑膜刺激征：颈项强直（由于炎症使神经根受压，当颈部或背部肌肉运动时，牵拉受压神经根而产生疼痛）和屈髋伸膝征（Kernig 征）阳性（由于腰骶节段脊神经后根受压所致）。婴幼儿出现角弓反张（腰背部肌肉发生保护性痉挛）。

（3）颅内压升高：剧烈头痛、喷射性呕吐、视乳头水肿、小儿前囟饱满等症状。由蛛网膜下腔脓性分泌物堆积造成阻塞，使脑脊液吸收障碍所致。

（4）脑脊液变化：压力升高，浑浊不清，大量脓细胞，含糖量减少，细胞和蛋白增多，涂片或细菌培养可查见病原菌。

5. 结局

及时治疗，大多数痊愈。少数可出现脑积水、脑神经受损麻痹、脑出血、脑梗死等并发症。

（五）流行性乙型脑炎

1. 概述

（1）简称乙脑，是由乙型脑炎病毒所致的急性传染病。

（2）病变特点：大脑灰质神经细胞变性坏死（变质性炎）。

（3）临床：起病急，病情重，死亡率高，出现高热、抽搐、嗜睡、昏迷等症状。

（4）蚊虫传播，夏秋季多发，儿童多见。

2. 病因与发病机制

（1）病原菌：乙型脑炎病毒。

（2）传染源：乙脑是人畜共患的传染病。患者与隐性感染者不是本病的主要传染源。猪是本病的主要传染源。牛、马等家畜也是重要传染源。

（3）传播途径：主要通过蚊虫叮咬传播，库蚊、伊蚊、按蚊等，在我国主要是三带喙库蚊（三节吻库蚊）。

3. 病理变化

（1）病变部位：累及整个中枢神经系统灰质，以大脑皮质、基底核和视丘最为严重，小脑皮质、延髓、脑桥次之，脊髓病变最轻。

（2）肉眼观：软脑膜血管充血，脑水肿明显，脑回宽，脑沟窄、浅。切面见粟粒大小、半透明、界限清楚、弥漫或灶状分布的软化灶。

（3）镜下观：

1）神经细胞变性、坏死：神经细胞肿胀，尼氏小体消失，出现卫星现象和噬神经细胞现象。

2）软化灶形成：脑组织发生液化性坏死形成筛网状病灶，具有诊断意义。

3）淋巴细胞袖套状浸润：淋巴细胞浸润，围绕在血管周围。

4）胶质细胞增生：小胶质细胞增生形成小胶质细胞结节。

4. 临床病理联系

（1）病毒血症：高热、全身不适等症状。

（2）嗜睡、昏迷：中枢神经系统实质细胞广泛变性、坏死。

（3）炎性渗出物致脑水肿、颅内高压，出现头痛、呕吐，严重时引起脑疝。

（4）脑脊液无色透明，压力轻度升高，细胞数增多。

5. 结局

治疗后多数痊愈。少数残留智力低下及神经功能障碍等后遗症。

（六）性传播疾病

性传播疾病，简称性病，是通过性接触而传播的一类疾病。

1. 淋病

（1）是最常见的性传播疾病。

（2）病原菌：淋球菌。

（3）病变部位：淋球菌对柱状上皮和移行上皮有特别亲和力，故常侵犯泌尿生殖系统。男性的病变从前尿道开始，蔓延到后尿道及前列腺、精囊、附睾。女性的病变累及宫颈内膜、外阴的前庭大腺、尿道及输卵管等。

（4）病理变化：化脓性炎。

1）肉眼观：尿道口、女性外阴及阴道口充血、水肿，并伴有脓性渗出物流出。

2）镜下观：黏膜充血、水肿，溃疡形成，大量中性粒细胞浸润。

（5）临床病理联系：

可有急性尿道炎的尿频、尿急、尿痛症状，局部有疼痛和烧灼感。

2. 尖锐湿疣

（1）病原菌：HPV，主要是 HPV-6 和 HPV-11 型。

（2）病变部位：好发于黏膜、皮肤交界处。男性常见于冠状沟、龟头等处，女性常见于阴蒂、阴唇、会阴、肛周等处，也可发生于腋窝等其他部位。

（3）病理变化：

1）肉眼观：淡红色，质软，表面凹凸不平，疣状颗粒，有时可呈菜花状生长。

2）镜下观：上皮增生如乳头状，表皮角化不全，表皮钉突状增厚延长。表皮浅层出现凹空细胞有助于诊断。

3）免疫组化、原位杂交检测 HPV 抗原或 DNA 有助于临床诊断。

3. 梅毒

（1）病原菌：梅毒螺旋体。

（2）基本病变：

1）闭塞性动脉内膜炎和小血管周围炎：可见于各期梅毒。

①闭塞性动脉内膜炎：小动脉内皮细胞及纤维细胞增生，管壁增厚、管腔狭窄闭塞；

②小血管周围炎：围管性单核细胞、淋巴细胞和浆细胞浸润，浆细胞恒定出现是本病的特点。

2）树胶样肿（梅毒瘤）：慢性肉芽肿性炎，见于第三期梅毒。

①肉眼：灰白色，大小不一，质韧有弹性，如树胶；

②镜下：似结核结节，中央为凝固性坏死，周围富含淋巴细胞和浆细胞，上皮样细胞和郎罕氏巨细胞较少。

（3）后天性梅毒：后天性梅毒分三期。一、二期梅毒称早期梅毒，传染性大，破坏性小。三期梅毒称晚期梅毒，传染性小，破坏性大，常累及内脏，又称内脏梅毒。

1）第一期梅毒：特征是形成硬性下疳。

①感染 3 周左右形成；

②病变多见于阴茎头、阴唇、宫颈等；

③肉眼，下疳为单个、近圆形，质硬，底部干净、边缘整齐、隆起的溃疡；

④镜下，闭塞性动脉内膜炎和血管周围炎；

⑤下疳发生 1 ~ 2 周后，局部淋巴结肿大；

⑥1 个月左右下疳自然消退，但螺旋体可潜伏繁殖。

2）第二期梅毒：特征是梅毒疹和全身性非特异性淋巴结肿大。发生于感染后的 8 ~ 10 周左右。病灶内可找到螺旋体，传染性大。梅毒疹可自然消退。

3）第三期梅毒：特征是树胶样肿形成。发生于感染后 4 ~ 5 年。病变累及内脏，特别是心血管和中枢神经系统，树胶样肿纤维化，瘢痕形成，使器官变形、功能障碍。

①心血管梅毒：主要侵犯主动脉，引起梅毒性主动脉炎、主动脉瓣关闭不全、主动脉瘤等，梅毒性主动脉瘤破裂是猝死的主要原因；

②中枢神经系统梅毒：脑血管梅毒引起脑血栓、脑栓塞，导致多发性脑梗死，可出现麻痹性痴呆；

③肝梅毒：树胶样肿使肝结节性肿大，继发纤维化、瘢痕收缩，使肝呈分叶状；

④骨梅毒：骨组织损伤造成骨折，鼻骨破坏形成马鞍鼻。

（4）先天性梅毒：

1）早发性先天性梅毒是指胎儿或婴幼儿发病的先天性梅毒。患儿皮肤黏膜广泛性梅毒疹、剥脱性皮炎等。

2）晚发性先天性梅毒是指发生于 2 岁以上幼儿的梅毒。患儿发育不良，智力低下。也可出现间质性角膜炎、楔形门齿、神经性耳聋等。

4. 获得性免疫缺陷综合征

（1）简称艾滋病，是由人类免疫缺陷病毒（HIV）感染引起的一种获得性免疫缺陷病。

病情凶险，死亡率达100%，是一种致死性传染病。

（2）主要特征：全身性严重免疫缺陷伴机会性感染和/或继发性恶性肿瘤。

（3）基本病理变化：

1）全身淋巴组织的变化：早期淋巴结肿大，主要表现为淋巴滤泡增生；中期，淋巴结皮质、副皮质区淋巴细胞减少；晚期淋巴结一片荒芜，淋巴细胞消失。

2）继发性感染：表现为多发性条件致病性感染。感染范围广，累及全身诸多器官，其中最常见的卡氏肺孢子虫病。

3）恶性肿瘤：常发生 Kaposi 肉瘤等恶性肿瘤。

（4）临床病理联系：

1）肺部感染：主要为卡氏肺孢子虫感染，约占80%，患者有发热、咳嗽、呼吸困难等呼吸系统症状。

2）脑膜炎症状：头痛、呕吐、意识障碍、抽搐等。

3）消化系统症状：常为隐孢子虫引起的慢性肠炎，表现为腹痛、腹泻、里急后重、脓血便等。

4）其他症状：病程后期患者持续发热、消瘦、乏力等，伴明显条件致病性感染及恶性肿瘤。

（七）血吸虫病

1. 概述

（1）是由血吸虫寄生于人体引起的一种地方性寄生虫病。

（2）人通过皮肤接触含尾蚴的疫水而感染。

（3）在我国只有日本血吸虫流行。

（4）主要病变是虫卵引起肝、肠肉芽肿形成。

2. 病因及感染途径

（1）日本血吸虫的生活史：虫卵、毛蚴、胞蚴、尾蚴、童虫、成虫等。

（2）成虫以人体或其他哺乳动物如牛、猪等为终宿主。毛蚴至尾蚴的发育繁殖阶段以钉螺为中间宿主。

（3）血吸虫传播须具备三个条件：带虫卵的粪便入血、钉螺滋生、人体接触疫水。

（4）血吸虫成虫（寄生于肠系膜上的雌虫）→虫卵排出体外、入水→毛蚴→钉螺→尾蚴→钻入人畜皮肤或黏膜→童虫（肠系膜静脉）→成虫。

3. 基本病理变化

（1）尾蚴：尾蚴性皮炎，局部出现奇痒的红色小丘疹或荨麻疹。

（2）童虫：血管炎、血管周围炎，以肺组织最明显，表现为肺组织充血、水肿、点状出血、炎细胞浸润，患者出现咳嗽、痰中带血等症状。

（3）成虫：静脉内膜炎和静脉周围炎，死虫体可引起嗜酸性脓肿（死虫体周围组织坏死，大量嗜酸性粒细胞浸润）。患者出现发热、嗜酸性粒细胞增多、肝脾肿大和贫血等症状。

（4）虫卵：最严重病变。

病变主要由含毛蚴的成熟虫卵引起，未成熟虫卵病变轻微。虫卵主要沉积于乙状结肠、直肠和肝，也可见于回肠末端、肺和脑等处。

1）急性虫卵结节：是由成熟虫卵引起的急性坏死、渗出性病灶。

①肉眼观：灰黄色，粟粒至绿豆大小的结节；

②镜下观：结节中央为数个成熟虫卵，其表面有红染、放射状火焰样物质，为虫卵抗原抗体复合物；虫卵周边见一片无结构坏死物和大量变性、坏死的嗜酸性粒细胞浸润，称嗜酸性脓肿，坏死物内可见菱形或多面形屈光性蛋白质晶体，即 Charcot-Leyden 结晶（由嗜酸性粒细胞的嗜酸性颗粒融合而成）；虫卵外围为肉芽组织，嗜酸性粒细胞等炎细胞浸润。

2）慢性虫卵结节：中央虫卵破裂或钙化；巨噬细胞增生，衍变为上皮样细胞和异物巨细胞，其外周伴成纤维细胞、淋巴细胞增生，形成与结核结节类似的肉芽肿，又称假结核结节。最终，结节纤维化、玻璃样变。

4. 主要脏器病变

（1）结肠：以直肠、乙状结肠和降结肠最严重。

1）急性期：

①肉眼观：肠黏膜充血、水肿，可见灰黄色颗粒状扁平隆起病灶。病灶中央坏死脱落形成大小不一、边缘不规则的浅表溃疡；

②镜下观：肠壁各层均有急性虫卵结节形成；

③临床：表现为腹痛、腹泻等痢疾样症状。

2）慢性期：慢性虫卵结节形成。虫卵反复形成、肠壁反复发生溃疡、修复和纤维化→肠壁增厚变硬、肠腔狭窄→肠梗阻。少数可并发管状或绒毛状腺瘤甚至腺癌。

（2）肝：病变主要在汇管区，以肝左叶更多见。

1）急性期：

①肉眼观：肝轻度肿大，表面或切面有灰白或灰黄色小结节；

②镜下观：汇管区附近有许多急性虫卵结节，肝细胞萎缩、变性、小灶性坏死，肝窦扩张充血，Kupffer 细胞增生，吞噬血吸虫色素。

2）慢性期：

①肉眼观：血吸虫性肝硬化，切面增生的结缔组织沿门静脉分支呈树枝状分布，又称干线型或管道型肝硬化；

②镜下观：汇管区内有大量慢性虫卵结节，伴有多量纤维组织增生，但不形成假小叶。

3）临床：门静脉高压显著，临床出现腹水、巨脾和食管下段静脉曲张等。

（3）脾：早期略肿大，主要由单核巨噬细胞增生引起。晚期脾进行性增大（巨脾），主要由门静脉高压引起的脾淤血所致。临床可出现贫血、白细胞减少和血小板减少等脾功能亢进症状。

（4）异位血吸虫病

1）肺：肺血吸虫病是常见的异位血吸虫病。病变类似肺粟粒性结核病。

2）脑：脑血吸虫病是较常见的异位血吸虫病。主要见于大脑顶叶，表现为不同时期的虫卵结节形成和胶质细胞增生。临床出现脑炎、癫痫发作和疑似脑内肿瘤占位性病变。

三、自测试题

【A1、A2 型题】

1. 结核结节中最具有诊断意义的细胞成分是（　）
A. 淋巴细胞　B. 浆细胞
C. 上皮样细胞和异物巨细胞　D. 上皮样细胞和郎罕氏巨细胞
E. 成纤维细胞

2. 结核病具特征性的坏死类型为（　）
A. 纤维素样坏死　B. 液化性坏死　C. 干酪样坏死
D. 缺血性坏死　E. 凝固性坏死

3. 关于原发性肺结核病的描述，正确的是（　）
A. 仅见于儿童　B. 病变在肺内易经支气管播散
C. 原发病灶多在肺尖部　D. 可形成原发综合征
E. 如不经过积极治疗难以痊愈

4. 关于继发性肺结核病的描述中，错误的是（　）
A. 多见于成人　B. 病变多开始于肺尖部
C. 病变易循血管播散　D. 肺内未愈合的病变易沿支气管播散
E. 咯血是常见的死亡原因之一

5. 原发综合征的 X 线表现为（　）
A. 云絮状阴影　B. 大片状致密阴影　C. 哑铃状阴影
D. 粟粒状致密阴影　E. 灶状阴影

6. 下列哪项不是继发性肺结核病的类型（　）
A. 浸润性肺结核　B. 结核球　C. 结核性胸膜炎
D. 干酪样肺炎　E. 全身粟粒性结核病

7. 伤寒肠道病变最显著的部位为（　）
A. 乙状结肠和直肠　B. 回肠末端　C. 空肠
D. 回盲部　E. 横结肠

8. 下列哪项不是伤寒的临床表现（　）
A. 相对缓脉　B. 脾大　C. 皮肤玫瑰疹
D. 高热　E. 白细胞计数增多

9. 伤寒的主要病理特点是（　）
A. 肠道发生溃疡甚至穿孔　B. 皮肤出血点　C. 血液中白细胞增多
D. 脾大　E. 全身单核巨噬细胞系统增生，伤寒肉芽肿形成

10. 下列属于假膜性炎的是（　）

A. 肠血吸虫病　　B. 肠结核　　C. 细菌性痢疾

D. 肠伤寒　　E. 阿米巴痢疾

11. 关于慢性菌痢的描述中，下列错误的是（　）

A. 多由急性菌痢迁延转化而来

B. 病程在 2 个月以上

C. 新旧病灶同时存在

D. 溃疡形成与修复交替进行

E. 以宋内氏痢疾杆菌感染为主

12. 不符合流行性脑脊髓膜炎脑脊液变化的是（　）

A. 外观浑浊　　B. 压力升高　　C. 糖和氯化物正常

D. 白细胞总数 $>1000\times10^6/L$　　E. 蛋白含量增高

13. 流行性脑脊髓膜炎患者出现颈强直的病理学基础在于（　）

A. 脊神经根受压　　B. 颅内压升高　　C. 脑脊髓膜受刺激

D. 锥体束受损　　E. 颅神经受刺激

14. 不属于流行性脑脊髓膜炎的临床表现为（　）

A. 克氏征阳性　　B. 寒战、高热　　C. 头痛、喷射性呕吐

D. 玫瑰疹　　E. 颈强直阳性

15. 患儿，男，10 岁。主诉：发热 2 天，嗜睡 1 天。查体：T 40℃，P 115 次/分，BP 100/70mmHg，双下肢皮肤可见少量瘀点，颈强直（+），实验室检查：脑脊液压力 210mmHg，WBC $5000\times10^6/L$，糖 2.3mmol/L，蛋白 2.5g/L，最可能的诊断是（　）

A. 流行性出血热　　B. 流行性乙型脑炎　　C. 结核性脑膜炎

D. 病毒性脑膜炎　　E. 流行性脑脊髓膜炎

16. 流行性乙型脑炎的炎症性质为（　）

A. 肉芽肿性炎　　B. 变质性炎　　C. 化脓性炎

D. 出血性炎　　E. 纤维素性炎

17. 下列哪项不是乙脑的病理改变（　）

A. 神经细胞变性、坏死　　B. 软化灶形成　　C. 淋巴细胞袖套样浸润

D. 胶质细胞增生　　E. 小脓肿形成

18. 血吸虫引起的肝硬化为（　）

A. 门脉性肝硬化　　B. 坏死后性肝硬化　　C. 胆汁性肝硬化

D. 淤血性肝硬化　　E. 干线型肝硬化

19. 患者，男，45 岁。发热、腹泻 2 个月，咳嗽 4 天。T 37.6℃ ~ 38.8℃，腹泻 4 ~ 6 次/天，水样便，体重下降 5kg。有静脉给药史。实验室检查：血中 $CD4^+$T 淋巴细胞减少。最可能的诊断是（　）（2018 年临床执业助理医师考试真题）

A. 慢性细菌性痢疾　　B. 艾滋病　　C. 肺结核

D. 细菌性肺炎　　E. 溃疡性结肠炎

20. 不属于肉芽肿性炎的是（　）（2015 年临床执业助理医师考试真题）

A. 淋病　B. 梅毒　C. 结核病

D. 血吸虫病　E. 伤寒

21. 肠伤寒最严重的并发症是（　）

A. 肠出血　B. 肠梗阻　C. 肠腔狭窄

D. 肠穿孔　E. 支气管肺炎

22. 患者，男，20 岁，腹痛、腹泻、里急后重 2 天。大便初为水样，后转为黏液脓血便，诊断为（　）

A. 阿米巴痢疾　B. 消化不良性腹泻　C. 细菌性食物中毒

D. 细菌性痢疾　E. 溃疡性结肠炎

23. 二期梅毒的主要病变是（　）

A. 硬下疳　B. 梅毒性脑病　C. 梅毒性主动脉炎

D. 梅毒疹　E. 树胶样肿

24. 下列病变不属于三期梅毒的是（　）

A. 硬下疳　B. 梅毒性脑病　C. 梅毒性主动脉炎

D. 麻痹性痴呆　E. 树胶样肿

【A3、A4 型题】

（25 ~ 26 题共用题干）

患者，女，30 岁，持续发热 10 天，体温呈稽留热。体检：精神萎靡，反应淡漠，T 39.5℃，P 76 次/分，肝肋下 1.5cm，脾肋下 2cm。WBC 1.4×10^9/L，肥大反应 H 1∶200，O 1∶100，ALT 180U/L，总胆红素 22.2μmol/L，HBsAg 阴性。

25. 该病最可能的诊断是（　）（2003 年临床执业医师考试真题）

A. 急性黄疸性肝炎　B. 钩端螺旋体病　C. 伤寒合并中毒性肝炎

D. 急性血吸虫病　E. 病毒性肝炎合并胆道感染

26. 为确定诊断应进行检查的项目是（　）（2003 年临床执业医师考试真题）

A. 血培养　B. 甲肝病毒抗体　C. 戊肝病毒抗体

D. 丙肝病毒抗体　E. 粪便培养

（27 ~ 28 题共用题干）

患者，女，26 岁。未婚，有性生活史。发现外阴赘生物 5 天。伴瘙痒、烧灼感。查体：外阴、阴道及宫颈可见少数淡红色疣状赘生物，触之易出血，阴道伴黄色分泌物。

27. 本病最可能的诊断是（　）

A. 尖锐湿疣　B. 生殖器鲍温样丘疹病　C. 假性湿疣

D. 宫颈癌　E. 扁平湿疣

28. 对该患者行病理组织学检查时具有诊断意义的发现为（　）

A. 黏膜充血、水肿　B. 上皮组织增生呈乳头状　C. 棘细胞增生

D. 上皮钉突增厚延长　E. 表皮浅层见凹空细胞

（29～30 题共用题干）

患儿，3 岁，近半月来低热、盗汗，乏力，咳嗽，双肺呼吸音增粗，胸部 X 线见右肺哑铃状阴影。

29. 本病最可能的诊断为（　）

A. 支原体肺炎　　B. 大叶性肺炎　　C. 病毒性肺炎
D. 继发性肺结核病　　E. 原发性肺结核病

30. 该病的病变特征是（　）

A. 原发病灶　　B. 结核结节　　C. 原发综合征
D. 渗出性病变　　E. 干酪样坏死

【B 型题】

（31～35 题共用选项）

A. 浆液性炎　　B. 假膜性炎　　C. 化脓性炎
D. 变质性炎　　E. 增生性炎

31. 细菌性痢疾属于（　）
32. 伤寒属于（　）
33. 湿性结核性胸膜炎属于（　）
34. 流行性脑脊髓膜炎属于（　）
35. 流行性乙型脑炎属于（　）

（36～38 题共用选项）

A. 性传播　　B. 呼吸道传播　　C. 消化道传播
D. 皮肤传播　　E. 垂直传播

36. 淋病通过（　）
37. 肺结核病主要通过（　）
38. 伤寒通过（　）

（39～40 题共用选项）

A. 溃疡表浅呈地图状　　B. 溃疡边缘呈堤坝样隆起
C. 溃疡呈烧瓶状底大口小　　D. 溃疡呈环形并与肠的长轴相垂直
E. 溃疡呈长椭圆形与肠的长轴相平行

39. 肠伤寒的溃疡特征为（　）
40. 细菌性痢疾的溃疡特征为（　）

（41～44 题共用选项）

A. 肺血管病变　　B. 嗜酸性脓肿和假结核结节　C. 贫血
D. 皮炎　　E. 胆管炎

41. 血吸虫尾蚴可引起的病变为（　）
42. 血吸虫童虫可引起的病变为（　）
43. 血吸虫成虫可引起的病变为（　）

44. 血吸虫虫卵可引起的病变为（　）

四、自测试题答案

1. **D**　2. **C**　3. **D**　4. **C**　5. **C**　6. **E**　7. **B**　8. **E**　9. **E**　10. **C**
11. **E**　12. **C**　13. **A**　14. **D**　15. **E**　16. **B**　17. **E**　18. **E**　19. **B**　20. **A**
21. **D**　22. **D**　23. **D**　24. **A**　25. **C**　26. **A**　27. **A**　28. **E**　29. **E**　30. **C**
31. **B**　32. **E**　33. **A**　34. **C**　35. **D**　36. **A**　37. **B**　38. **C**　39. **E**　40. **A**
41. **D**　42. **A**　43. **C**　44. **B**

第十四章　疾病概论

一、学习目标

（一）掌握健康与疾病的概念；脑死亡的概念、判断标准及意义。

（二）熟悉疾病发生的原因与条件；疾病的分期与转归。

（三）了解疾病发生发展中的一般规律。

二、学习要点

（一）健康与疾病的概念

1. 健康的概念

健康不仅是没有疾病或病痛，而且是一种躯体上、精神上、社会上的完全良好状态。

2. 疾病的概念

疾病是指机体在一定条件下，由致病因素与机体相互作用而产生的异常生命活动过程。表现为机体形态结构和功能代谢的变化，以及心理、社会适应能力的异常，并引起各种症状、体征和社会行为的异常。

3. 亚健康的概念

亚健康是指介于健康与疾病之间的非病、非健康状态。

（二）病因学

病因学主要研究疾病发生的原因和条件。

1. 疾病发生的原因

（1）疾病发生的原因，简称病因，又称致病因素，是指能够引起某一疾病必不可少的某种特定因素。如结核杆菌是引起结核病的病因，伤寒杆菌是引起伤寒的病因，麻疹病毒是引起麻疹的病因。

（2）病因的种类：

1）生物性因素：最常见的致病因素。如病毒、细菌、真菌、寄生虫等。这类病因引起各种感染性疾病，并呈现如下致病特点：

①有一定的感染途径和体内定位；

②致病性的强弱不仅取决于病原体侵入宿主的数量、毒力、侵袭力，还与机体抵抗能力的大小有关，病原体和机体双方的力量对比左右着疾病的发展方向和程度；

③病原体可引起机体发生免疫反应，同时病原体也可能发生变异，产生抗药性。

2）物理性因素：机械暴力、高温、低温、电流、大气压改变、电离辐射等。这类病因的致病特点：

①只引起疾病的发生不影响疾病的发生发展；

②潜伏期短或无潜伏期；

③对组织损伤无明显选择性。

3）化学性因素：氰化物、有机磷农药、强酸强碱等。这类病因的致病特点：

①对组织损伤有一定的选择性，如四氯化碳主要损伤肝细胞，汞主要损伤肾等；

②在疾病发生发展过程中起作用，可被中和、稀释、解毒等；

③其致病作用除与毒物的性质、剂量有关外，还与作用部位和整体功能状态有关；

④除慢性中毒外潜伏期一般较短。

4）营养性因素：生命活动的基本物质（氧、水等），各种营养素（糖、脂肪、蛋白质、维生素、无机盐等）以及微量元素（铁、碘、铜、锌、硒等）等摄入过多或缺乏均可致病。

5）遗传性因素：因遗传物质畸变或变异引起的疾病，如先天愚型（21－三体综合征）。遗传易感性是指具有易患某种疾病的遗传素质。如精神分裂症、糖尿病、高血压等，往往好发于同一家族的成员。

6）先天性因素：指损害胎儿生长发育的因素，如风疹病毒损害胎儿引起先天性心脏病。母亲的不良习惯如吸烟、酗酒等也可影响胎儿的生长发育。

7）免疫性因素：

①免疫反应或超敏反应：指机体免疫系统对一些抗原刺激产生异常强烈的反应，致使组织细胞损伤和生理功能障碍，如青霉素引起过敏性休克，花粉或食物引起过敏性鼻炎、支气管哮喘等；

②自身免疫性疾病：对自身抗原发生免疫反应引起的疾病，如全身性红斑狼疮；

③免疫缺陷病：体液免疫或细胞免疫缺陷可引起免疫缺陷病，如低丙种球蛋白血症、艾滋病。各种免疫缺陷病的共同特点是易反复发生致病微生物的感染。细胞免疫缺陷还容易发生恶性肿瘤。

8）精神性因素：长期忧虑、悲伤、恐惧等不良情绪和强烈的精神创伤易导致消化性溃疡、高血压病的发生。

另外，低盐饮食、戒毒、改变不良生活习惯如吸烟和酗酒等可以有效地减少许多疾病的发生。

临床上任何疾病都有一定的致病因素，不同的疾病有不同的病因。没有病因的疾病是不存在的，只是有些疾病的发生原因尚未完全被认识。

2. 疾病发生的条件

（1）疾病发生的条件是指在病因作用于机体的前提下，影响疾病发生发展的各种内外因素。条件本身并不直接导致疾病，但可促进或阻碍疾病的发生。

（2）诱因指能够促进或加强某一疾病病因作用的因素。

（3）并不是每一疾病的发生都需要有条件的存在，如机械暴力、毒物中毒。

（4）病因和条件是相对的。同一个因素，在一种疾病中是病因，而对于另一种疾病又可能是条件。如营养不足是营养不良症的原因，营养不足使机体抵抗力降低，又可成为多种感染性疾病发生的条件。

（5）某些可促进疾病发生的因素，但尚未阐明是否是该疾病的原因还是条件，这些因素称为危险因素，如吸烟、高脂血症、高血压、糖尿病被认为是动脉粥样硬化的危险因素。

（三）疾病发生发展的一般规律

1. 损伤与抗损伤

（1）损伤与抗损伤常同时出现、贯穿始终并不断变化。

（2）损伤与抗损伤的斗争常影响疾病的发展和转归。损伤 < 抗损伤→疾病好转；损伤 > 抗损伤→恶化；损伤≈抗损伤→迁延不愈或转为慢性。

（3）损伤与抗损伤可相互转化。

2. 因果交替

（1）原因和结果可相互交替或转化。

（2）因果相互交替或转化可形成恶性循环，导致疾病恶化。

3. 局部与整体

局部病变可通过神经和体液影响整体，机体的全身功能状态也可通过神经和体液影响局部病变的发生发展。

（四）疾病的分期与转归

1. 疾病的分期

疾病的过程一般可分为四期：潜伏期、前驱期、症状明显期、转归期。

（1）潜伏期：是指从病原体侵入人体起，至开始出现临床症状为止的时期。

（2）前驱期：在潜伏期后到开始出现明显症状前的一段时期。

（3）症状明显期：疾病的主要症状或特异性症状充分表现出来。

（4）转归期：疾病发生发展到一定阶段终将结束。

2. 疾病的转归

疾病的转归有康复和死亡两种。

（1）康复：

1）完全康复（痊愈）：疾病所致的损伤完全消失，机体的形态结构和功能代谢完全恢复正常。

2）不完全康复（不完全痊愈）：疾病所致的损伤得到控制，机体通过代偿维持相对正常的生命活动，主要临床表现消失，有时可留下后遗症。

（2）死亡：机体作为一个整体的机能的永久性停止。死亡过程分濒死期、临床死亡期、生物学死亡期三个阶段。

3. 脑死亡

（1）死亡的判断标准。

（2）概念：全脑功能不可逆的永久性消失。

（3）判断标准：

1）不可逆昏迷和大脑无反应性。

2）自主呼吸停止。

3）瞳孔散大或固定。

4）颅神经反射消失。

5）脑电波消失，呈直线。

6）脑血管造影，脑血液循环完全停止。

（4）意义：

1）有利于医务人员判断死亡的时间和确定终止复苏抢救的界限。

2）有利于器官移植。

三、自测试题

【A1、A2 型题】

1. 下列有关疾病的说法正确的是（　）

A. 机体出现疼痛　B. 组织细胞出现损伤

C. 劳动力下降　D. 机体对内外环境的调节功能异常

E. 机体在一定条件下，病因与机体相互作用而产生的异常生命活动过程

2. 最常见的致病因素是（　）

A. 先天性因素　B. 理化因素　C. 营养性因素

D. 遗传性因素　E. 生物性因素

3. 下列与遗传因素无关的是（　）

A. 染色体畸变　B. 胎儿宫内感染　C. 基因突变

D. 染色体结构改变　E. 染色体数量改变

4. 全脑功能的永久性停止，称为（　）

A. 脑死亡　B. 濒死期　C. 临床死亡期

D. 植物人　E. 生物学死亡期

5. 疾病的发展过程不包括（　）

A. 濒死期　B. 前驱期　C. 症状明显期

D. 转归期　E. 潜伏期

6. 近年来认为死亡的标志是（　）

A. 生物学死亡　B. 脑死亡　C. 瞳孔散大

D. 心跳呼吸停止　E. 细胞死亡

7. 不完全康复不会出现（ ）
A. 主要症状消失 B. 病变得到控制 C. 留下后遗症
D. 劳动力完全恢复正常 E. 经代偿后机体维持正常生命活动
8. 有关健康的说法，正确的是（ ）
A. 不生病就是健康
B. 健康是指体格健壮
C. 健康是精神上的完全良好状态
D. 健康是指社会适应能力的完全良好状态
E. 健康不仅是没有疾病或病痛，而且是一种躯体上、精神上、社会上的完全良好状态
9. 不属于生物性致病因素的是（ ）
A. 细菌 B. 病毒 C. 真菌
D. 放射线 E. 支原体
10. 病因学研究的内容是（ ）
A. 因果转化规律 B. 疾病的过程
C. 疾病发生的原因与条件 D. 疾病转归的规律
E. 疾病时自稳调节紊乱的规律
11. 死亡的概念是指（ ）
A. 呼吸、心跳停止，各种反射消失
B. 各组织器官的生命活动终止
C. 重要生命器官发生不可逆性损伤
D. 脑干以上中枢神经系统处于深度抑制状态
E. 机体作为一个整体的机能的永久性停止
12. 损害胎儿生长发育的因素属于（ ）
A. 生物性因素 B. 理化性因素 C. 遗传性因素
D. 先天性因素 E. 免疫性因素
13. 疾病发生必不可少的因素是（ ）
A. 疾病的条件 B. 疾病的诱因 C. 疾病的危险因素
D. 疾病的原因 E. 疾病的外因
14. 下列哪项不符合完全康复的标准（ ）
A. 受损结构得到修复 B. 重新处于稳态 C. 遗留一定的病理状态
D. 功能代谢恢复正常 E. 疾病时发生的损伤性变化完全消失
15. 疾病的发展方向与（ ）有关
A. 机体的免疫力 B. 病因的强度 C. 是否有诱因
D. 因果交替 E. 损伤与抗损伤的斗争
16. 下列关于疾病发生条件的说法错误的是（ ）
A. 不直接导致疾病的发生 B. 可促进或阻碍疾病的发生
C. 病因和条件是相对的 D. 是疾病发生必不可少的因素

E. 不是每一疾病的发生都需要有条件的存在

【A3、A4 型题】

（17～18 题共用题干）

患者，男，66 岁，因与人争吵突发头痛，不久即倒地昏迷而入院。患者有高血压病史 20 多年，经 CT 检查诊断为脑干大出血，给予药物治疗。第二天突然出现呼吸心跳停止，深度昏迷，瞳孔散大，检查脑电波消失，脑血流停止。

17. 该患者发生了（　）

A. 植物人状态　B. 濒死状态　C. 临床死亡
D. 脑死亡　E. 生物学死亡

18. 下列哪项不是该状态的判定标准（　）

A. 心跳停止　B. 自主呼吸停止　C. 脑血流停止
D. 瞳孔散大　E. 脑电波消失

【B 型题】

（19～23 题共用选项）

A. 生物性因素　B. 先天性因素　C. 遗传性因素
D. 免疫性因素　E. 营养性因素

19. 系统性红斑狼疮的致病因素属于（　）
20. 血友病的致病因素属于（　）
21. 佝偻病的致病因素属于（　）
22. 大叶性肺炎的致病因素属于（　）
23. 风疹病毒所致先天性心脏病属于（　）

（24～28 题共用选项）

A. 化学性因素　B. 物理性因素　C. 遗传性因素
D. 免疫性因素　E. 生物性因素

24. 冻伤的致病因素属于（　）
25. 先天愚型的致病因素属于（　）
26. 氰化物中毒的致病因素属于（　）
27. 过敏性休克的致病因素属于（　）
28. 血吸虫病的致病因素属于（　）

（29～31 题共用选项）

A. 潜伏期　B. 前驱期　C. 症状明显期
D. 转归期　E. 恢复期

29. 从病原体侵入人体至开始出现临床表现，称为（　）
30. 从疾病出现最初症状到出现典型症状前的时期，称为（　）
31. 疾病出现典型症状的时期，称为（　）

四、自测试题答案

1. **E**　2. **E**　3. **B**　4. **A**　5. **A**　6. **B**　7. **D**　8. **E**　9. **D**　10. **C**
11. **E**　12. **D**　13. **D**　14. **C**　15. **E**　16. **D**　17. **D**　18. **A**　19. **D**　20. **C**
21. **E**　22. **A**　23. **B**　24. **B**　25. **C**　26. **A**　27. **D**　28. **E**　29. **A**　30. **B**
31. **C**

第十五章　水电解质代谢紊乱

一、学习目标

（一）掌握三种脱水的特点、原因及对机体的影响；水肿的原因；低钾血症、高钾血症的概念、原因及对机体的影响。

（二）熟悉脱水、水肿、低钾血症、高钾血症的发生机制。

（三）了解脱水、水肿、低钾血症、高钾血症的防治原则。

二、学习要点

（一）水、钠代谢紊乱

1. 脱水：按细胞外液的渗透压不同，可分为高渗性脱水、低渗性脱水和等渗性脱水三种类型。

（1）高渗性脱水：

1）特点：失水多于失钠、血清钠浓度 > 150mmol/L、血浆渗透压 > 310mmol/L。

2）原因：

- 饮水不足
  - ①水源断绝：沙漠迷路等。
  - ②不能饮水：频繁呕吐、昏迷的患者等。
  - ③渴感障碍：脑部病变等。
- 失水过多
  - ①经皮肤失水：高温作业、大面积烧伤、发热等。
  - ②经肺失水：过度通气等。
  - ③经消化道失水：呕吐、腹泻等。
  - ④经肾失水：尿崩症等。

3）对机体的影响：

①口渴：细胞外液渗透压增高，刺激渴觉中枢。

②尿量减少：细胞外液渗透压增高刺激下丘脑渗透压感受器，抗利尿激素（antidiuretic hormone，ADH）释放增多，肾重吸收水增多。

③细胞内、外液变化：细胞外液渗透压增高，细胞内液移向细胞外液，使细胞外液得到补充，不易发生低血容量性休克。

④神经系统变化：细胞内液移向细胞外液，脑细胞脱水，可出现烦躁不安、嗜睡、肌肉抽搐、昏迷甚至死亡。严重时可引起脑体积显著缩小，蛛网膜下腔出血。

⑤尿钠改变：早期或轻症患者，由于血容量减少不明显，醛固酮分泌不增多，尿钠变化不明显；晚期或重症病例，因血容量减少，醛固酮分泌增多，尿钠减少。

⑥脱水热：严重患者，尤其是小儿，由于皮肤蒸发水分减少，散热减少，体温升高。

4）防治原则：

①防治原发疾病；

②补液（先糖后盐）。

（2）低渗性脱水：

1）特点：失钠多于失水、血清钠浓度 <130mmol/L、血浆渗透压 <280mmol/L。

2）原因：

①丧失大量消化液而只补充水分；

②大量出汗后只补充水分；

③大面积烧伤后只补充水分；

④肾脏失钠：水肿患者长期连续使用排钠性利尿剂、急性肾功能衰竭多尿期、肾上腺皮质功能不全等。

3）对机体的影响：

①无口渴：细胞外液渗透压降低，抑制口渴中枢。

②尿量变化：细胞外液渗透压降低，ADH 分泌减少，肾小管重吸收水减少，因此尿量无明显变化。严重脱水时，血容量减少，ADH 释放增多，肾小管重吸收水增加，可出现少尿。

③细胞内、外液变化：细胞外液渗透压降低，细胞外液移向细胞内液，使细胞外液进一步减少，加重低血容量而发生休克。

④脱水貌：细胞外液减少，血浆减少，血液浓缩，血浆胶体渗透压升高，组织间液向血管内移动，使组织间液减少更明显，出现脱水貌，表现为皮肤弹性降低，眼窝和婴儿囟门凹陷。

⑤尿钠改变：血容量减少，醛固酮分泌增加，肾小管对钠的重吸收增加，尿钠减少。

4）防治原则：

①防治原发疾病；

②补液（先盐后糖）。

（3）等渗性脱水：

1）特点：水与钠按其在正常血浆中的浓度比例丢失，血钠浓度 130～150mmol/L，血浆渗透压 280～310mmol/L。

2）原因：

①大量消化液丢失：呕吐、腹泻或胃、肠吸引术后等；

②大量抽放胸、腹水；

③大面积烧伤。

3）对机体的影响：

①循环障碍：细胞外液和血容量明显减少时，可发生休克；

②尿的变化：细胞外液减少，血容量也减少，刺激 ADH 和醛固酮分泌增强，使肾小管对钠和水的重吸收增加，尿量减少，尿钠降低；

③细胞内、外液变化：血浆渗透压正常，细胞内外液无转移。

4）防治原则：

①防治原发病；

②补液（先盐后糖）。

2. 水中毒

（1）特点：体液量明显增多、血清 Na^+ 浓度小于 130mmol/L、血浆渗透压小于 280mmol/L。

（2）原因：

1）水的摄入过多：静脉输入含盐少或不含盐的液体过多过快，超出了肾脏的排水能力。

2）肾排水功能不足：急慢性肾功能衰竭少尿期，肾脏排水明显减少；ADH 分泌过多，肾小管重吸收水增加。

（3）对机体的影响：

1）细胞外液量增加，血液稀释。

2）细胞内、外液变化：血清 Na^+ 浓度降低，细胞外液渗透压降低，细胞外液移向细胞内液，造成细胞水肿。

3）中枢神经系统症状：细胞内、外液明显增多，使脑细胞肿胀和脑组织水肿引起颅内高压，可发生头痛、恶心、呕吐、记忆力减退、神志淡漠、嗜睡、视神经乳头水肿等，严重时可发生脑疝而死亡。

（4）防治原则：

1）防治原发病。

2）严格控制进水量。

3）促进体内水分排出。

3. 水肿

（1）概念：过多的液体在组织间隙或体腔中积聚的病理过程。

（2）原因与发生机制：

1）血管内外液体交换失衡——组织液生成增多：

①毛细血管流体静压增高：见于淤血；

②血浆胶体渗透压降低：见于严重营养不良、肝功能不全、肾病综合征等；

③微血管壁通透性增加：见于各种炎症；

④淋巴回流受阻：淋巴管受压（肿瘤压迫）、淋巴管堵塞（肿瘤栓子、丝虫成虫）、局部淋巴结摘除（如乳腺癌根治术等）。

2）体内外液体交换失衡——钠水潴留：

①肾小球滤过率下降：肾小球肾炎、肾病综合征等；

②近曲小管重吸收钠水增多；

③远曲小管集合管重吸收钠水增加。

（3）常见水肿类型：

1）心性水肿：指右心衰竭引起的全身性水肿，最早出现于身体的下垂部位，在立、坐位时，以内踝和胫前部为重，卧床日久则以骶部最显著。发生机制包括钠水潴留、毛细血管流体静压和体静脉压增高、血浆蛋白浓度偏低。

2）肺水肿：肺间质中有过量液体积聚和/或溢入肺泡腔的病理现象。其发生机制包括肺毛细血管流体静压增高、血浆胶体渗透压降低、肺淋巴回流障碍。

3）脑水肿：脑组织的液体含量增多引起的脑容积和重量增加，其发生机制：

①血管源性脑水肿的发生与微血管的通透性增高有关；

②细胞中毒性脑水肿的特点是脑细胞肿胀而微血管壁通透性不增高；

③间质性脑水肿的水肿液主要来自脑脊液。

4）肾性水肿：由各种肾脏疾病引起的水肿，一般从眼睑、颜面部开始。其发生机制包括肾小球滤过率降低导致水钠潴留；大量蛋白尿，蛋白质丢失过多，血浆胶体渗透压降低，组织液生成增多。

5）肝性水肿：由肝脏疾病引起的水肿，主要表现为腹水。其发生机制包括肝门静脉流体静压增高、血浆胶体渗透压降低、钠水潴留。

（二）钾代谢紊乱

钾代谢紊乱包括低钾血症和高钾血症。

1. 低钾血症

（1）概念：血清钾浓度低于3.5mmol/L。

（2）原因：

1）钾摄入不足：如消化道梗阻、手术后长期禁食等。

2）钾丢失过多：

①经胃肠道失钾：频繁呕吐、腹泻、大量胃肠吸引及肠瘘、滥用灌肠剂或缓泻剂等；

②肾脏失钾：长期大量使用利尿剂、醛固酮分泌过多、急性肾衰多尿期等；

③经皮肤失钾：大量出汗等。

3）钾进入细胞内过多：大剂量使用胰岛素、碱中毒、低钾血症型周期性麻痹等。

（3）对机体的影响：

1）对神经肌肉的影响：神经肌肉的兴奋性降低，主要累及骨骼肌和胃肠道平滑肌。骨骼肌表现为肌无力或弛缓性麻痹，首先累及下肢肌，严重时可累及躯干、上肢肌，甚至发生呼吸肌麻痹，是低钾血症患者的主要死因。胃肠道平滑肌无力表现为胃肠蠕动减弱、腹胀，严重时出现麻痹性肠梗阻。

2）对心脏的影响：可引起心肌兴奋性增高、自律性增高、传导性降低、收缩性增强而出现心律失常。

3）对酸碱平衡的影响：可引起代谢性碱中毒。

（4）防治原则：

1）积极治疗原发病。

2）合理补钾：首选口服，静脉滴注补钾应注意：浓度不宜过高、速度不宜过快、剂量不宜过大、见尿补钾。

2. 高钾血症

（1）概念：血清钾浓度高于5.5mmol/L。

（2）原因：

1）钾摄入过多：主要见于静脉补钾过多过快或输入大量库存血。

2）肾排钾减少：

①长期应用潴钾类利尿剂：螺内酯、三氨蝶呤等利尿剂；

②肾功能衰竭；

③醛固酮分泌不足。

3）细胞内钾转移到细胞外：酸中毒、缺氧、血管内溶血、高钾血症型周期性麻痹等。

（3）对机体的影响：

1）对神经肌肉的影响：轻度高钾血症，神经肌肉兴奋性增高，可有手足感觉异常、疼痛、肌肉轻度震颤等症状；严重高钾血症，神经肌肉兴奋性降低，可导致四肢肌无力、腱反射消失甚至弛缓性麻痹。

2）对心脏的影响：可引起各种心律失常，严重时引起室颤和心搏骤停。心肌兴奋性（轻度—增加，重度—降低）、传导性降低、自律性降低、收缩性降低。

（4）防治原则：

1）积极治疗原发病。

2）降低血钾。应用葡萄糖和胰岛素同时静脉内注射促使钾向细胞内转移；口服或灌肠阳离子交换树脂促进肠道排钾；严重高钾血症，可用腹膜透析或血液透析排钾。

三、自测试题

【A1、A2 型题】

1. 患者口渴、尿少，尿中钠高、血清钠 > 150mmol/L，其水与电解质平衡紊乱的类型是（ ）

A. 等渗性脱水　B. 水中毒　C. 高渗性脱水

D. 水肿　E. 低渗性脱水

2. 下列哪项不是高渗性脱水的原因（ ）

A. 长期服用呋塞米　B. 大量出汗　C. 尿崩症

D. 水源缺乏　E. 饮水困难

3. 高渗性脱水是指（　）

A. 失水 > 失钠，细胞外液渗透压 > 310mmol/L，血清钠 > 150mmol/L 的脱水

B. 失水 > 失钠，细胞外液渗透压 > 280mmol/L，血清钠 > 150mmol/L 的脱水

C. 失水 > 失钠，细胞外液渗透压 < 310mmol/L，血清钠 < 130mmol/L 的脱水

D. 失水 > 失钠，细胞外液渗透压 < 280mmol/L，血清钠 < 130mmol/L 的脱水

E. 失水 < 失钠，细胞外液渗透压 = 280mmol/L，血清钠 = 150mmol/L 的脱水

4. 高温下作业的工人只大量饮水可发生（　）

A. 水肿　B. 低渗性脱水　C. 等渗性脱水

D. 高渗性脱水　E. 水中毒

5. 脱水热产生的原因是（　）

A. 体温调节中枢调定点上移　B. 体温调节中枢功能障碍

C. 产热增加和散热减少　D. 散热减少　E. 产热增加

6. 低渗性脱水是指（　）

A. 失水 < 失钠，细胞外液渗透压 > 310mmol/L，血清钠 > 150mmol/L 的脱水

B. 失水 < 失钠，细胞外液渗透压 > 280mmol/L，血清钠 > 150mmol/L 的脱水

C. 失水 < 失钠，细胞外液渗透压 < 310mmol/L，血清钠 < 130mmol/L 的脱水

D. 失水 < 失钠，细胞外液渗透压 < 280mmol/L，血清钠 < 130mmol/L 的脱水

E. 失水 > 失钠，细胞外液渗透压 = 280mmol/L，血清钠 = 150mmol/L 的脱水

7. 低渗性脱水时，首先出现（　）

A. 细胞外液渗透压升高　B. 细胞外液渗透压正常　C. 血浆渗透压增加

D. 组织间液渗透压增加　E. 细胞外液渗透压降低

8. 低渗性脱水时丢失的体液主要是（　）

A. 血液　B. 淋巴　C. 血浆

D. 细胞外液　E. 细胞内液

9. 早期易发生休克的水电解质代谢紊乱是（　）

A. 高渗性脱水　B. 低渗性脱水　C. 等渗性脱水

D. 低钾血症　E. 高钾血症

10. 低渗性脱水患者出现脱水貌的原因是（　）

A. 血容量减少　B. 细胞内液减少　C. 淋巴减少

D. 组织间液减少　E. 细胞外液减少

11. 下列哪一项不是等渗性脱水的特征（　）

A. 血钠浓度高于正常　B. 口渴、尿少　C. 血压降低

D. 血浆渗透压正常　E. 脱水体征

12. 给严重低渗性脱水患者输入大量水分而未补钠盐可引起（　）

A. 等渗性脱水　B. 高渗性脱水　C. 水中毒

D. 低钾血症　E. 水肿

13. 水肿是指（　）

A. 体内液体过多　B. 细胞内液过多　C. 血管内液过多

D. 组织间液过多　E. 红细胞过多

14. 下述哪项关于水肿的叙述正确（　）

A. 水肿就是过多的液体在组织间隙中积聚

B. 细胞内液体过多称为积水

C. 水肿是许多疾病时一种常见的病理过程

D. 水肿最常出现在肺部

E. 体腔内过多液体积聚称为水肿

15. 下列哪项因素不会导致血管内外液体交换失衡（　）

A. 肾小球滤过率增加　B. 血浆胶体渗透压下降　C. 毛细血管壁通透性增加

D. 毛细血管流体静压升高　E. 淋巴回流受阻

16. 造成血浆胶体渗透压降低的主要原因有（　）

A. 血浆白蛋白减少　B. 血浆球蛋白减少　C. 红细胞减少

D. 血浆珠蛋白减少　E. 血 Na^+ 含量降低

17. 水肿时造成全身水钠潴留的基本机制是（　）

A. 毛细血管流体静压降低　B. 血浆胶体渗透压下降　C. 毛细血管流体静压升高

D. 球管失衡　E. 静脉回流受阻

18. 维持正常机体钠水动态平衡最重要的脏器是（　）

A. 皮肤　B. 肺　C. 肝

D. 肠　E. 肾

19. 右心衰竭时，毛细血管流体静压升高是由于（　）

A. 体循环静脉回流障碍　B. 水钠潴留　C. 淋巴回流增加

D. 迷走神经系统兴奋　E. 交感神经系统兴奋

20. 细胞毒性脑水肿是指（　）

A. 脑细胞内液体含量增加　B. 脑容积增大　C. 脑脊液增加

D. 脑组织内液体含量增加　E. 脑动脉内血量增加

21. 血管源性脑水肿发生的主要机制是（　）

A. 脑内毛细血管流体静压增高　B. 血浆胶体渗透压下降

C. 脑内毛细血管壁通透性增加　D. 淋巴回流障碍

E. 脑脊液回流受阻

22. 急性左心衰竭时肺水肿发生的主要机制是（　）

A. 肺静脉回流受阻　B. 肺淋巴循环受阻　C. 血浆胶体渗透压降低

D. 微血管壁通透性增高　E. 左心供血量不足

23. 某女性乳腺癌患者进行乳腺根治术后引起同侧上肢水肿，其水肿发生的主要机制是（　）

A. 失血使血浆胶体渗透压降低

B. 静脉淤血使毛细血管流体静压增高

C. 局部组织损伤使微血管壁通透性增高

D. 癌细胞的影响

E. 腋窝下淋巴结切除使淋巴回流受阻

24. 肾性水肿最早出现在（　）

A. 脑部　　B. 腹腔　　C. 背部

D. 下肢　　E. 眼睑、颜面部

25. 急性轻度低钾血症对心肌组织的影响是（　）

A. 心肌兴奋性增高、传导性增高、自律性增高、收缩性增高

B. 心肌兴奋性增高、传导性降低、自律性增高、收缩性增高

C. 心肌兴奋性降低、传导性降低、自律性降低、收缩性降低

D. 心肌兴奋性增高、传导性增高、自律性降低、收缩性降低

E. 心肌兴奋性降低、传导性降低、自律性增高、收缩性增高

26. 细胞内的钾转移到细胞外引起高钾血症常见于（　）

A. 碱中毒　　B. 静脉输入大量盐水　　C. 静脉输入大量胰岛素

D. 血管内溶血　　E. 静脉输入大量氨基酸

27. 急性轻度高钾血症对神经肌肉的影响是（　）

A. 兴奋性增高，肌肉萎软无力

B. 兴奋性降低，肌肉弛缓性麻痹

C. 兴奋性增高，肌肉弛缓性麻痹

D. 兴奋性降低，肌束震颤

E. 兴奋性增高，感觉异常，肌肉疼痛，肌束震颤

28. 下列何种情况最容易引起高钾血症（　）

A. 尿崩症　　B. 醛固酮增多症　　C. 大量应用呋塞米

D. 大量应用三氨蝶呤　　E. 大量应用胰岛素

29. 高钾血症和低钾血症均可引起（　）

A. 代谢性酸中毒　　B. 代谢性碱中毒　　C. 肾小管泌氢增加

D. 心律失常　　E. 肾小管泌钾增加

30. 下列哪一项不是高钾血症的原因（　）

A. 输入大量库存血　　B. 代谢性酸中毒　　C. 挤压综合征

D. 尿毒症　　E. 代谢性碱中毒

31. 低钾血症时机体最主要的变化是（　）

A. 神经肌肉兴奋性降低　　B. 心肌兴奋性降低　　C. 心肌自律性降低

D. 心肌传导性增高　　E. 心肌收缩性降低

32. 某患者消化道手术后禁食一周，仅静脉输入葡萄糖盐水，此时最易发生的电解质紊乱是（　）

A. 低钠血症　　B. 营养不良　　C. 低钾血症

D. 低镁血症　　E. 低钙血症

33. 大面积挤压伤患者易出现（　）

A. 低钾血症　　B. 低镁血症　　C. 低钠血症

D. 高钾血症　　E. 高钠血症

34. 输入大量库存血可能会引起（　）

A. 高钾血症　　B. 高镁血症　　C. 高钠血症

D. 高钙血症　　E. 低钾血症

【A3、A4 型题】

（35～36 题共用题干）

患者，女，8 岁，因呕吐、腹泻 1 天来院就诊。来院后查血 Na^+ 150mmol/L，并出现发热、烦躁、少尿，给予静脉滴注 5% 葡萄糖补液治疗，尿量逐渐增多。两天后出现头昏、嗜睡、脉搏细弱、血压下降、尿量减少等表现，查血 Na^+ 125mmol/L。

35. 患者来院时出现的是（　）

A. 等渗性脱水　　B. 高渗性脱水　　C. 水肿

D. 低渗性脱水　　E. 水中毒

36. 来院治疗后出现的是（　）

A. 等渗性脱水　　B. 高渗性脱水　　C. 水肿

D. 低渗性脱水　　E. 水中毒

（37～38 题共用题干）

患者，女，22 岁，诊断为结核性腹膜炎和肠梗阻。手术后禁食，并连续作胃肠减压 7 天，共抽吸液体 2200mL。平均每天静脉补液（5% 葡萄糖溶液）2500mL。尿量平均每日 2000mL。手术后 2 周，患者精神不振，全身乏力，面无表情，嗜睡，食欲减低，腱反射迟钝。血 K^+ 2.4mmol/L，血 Na^+ 140mmol/L，血 Cl^- 103mmol/L。

37. 该患者发生了哪种类型的水电解质代谢紊乱（　）

A. 高钠血症　　B. 低钠血症　　C. 水肿

D. 高钾血症　　E. 低钾血症

38. 此水电解质代谢紊乱最严重的后果是（　）

A. 肾功能衰竭　　B. 心律失常　　C. 酸中毒

D. 呼吸肌麻痹　　E. 碱中毒

【B 型题】

（39～42 题共用选项）

A. 一般面部和眼睑出现早　　B. 一般身体低垂部位出现早

C. 多见于中年妇女　　D. 全身水肿不明显，但常有腹水

E. 症状严重但体重改变不大

39. 心性水肿（　）

40. 肾性水肿（　）
41. 肝性水肿（　）
42. 脑水肿（　）

四、自测试题答案

1. **C**　2. **A**　3. **A**　4. **B**　5. **D**　6. **D**　7. **E**　8. **D**　9. **B**　10. **D**
11. **A**　12. **C**　13. **D**　14. **C**　15. **A**　16. **A**　17. **D**　18. **E**　19. **A**　20. **A**
21. **C**　22. **A**　23. **E**　24. **E**　25. **B**　26. **D**　27. **E**　28. **D**　29. **D**　30. **E**
31. **A**　32. **C**　33. **D**　34. **A**　35. **B**　36. **D**　37. **E**　38. **D**　39. **B**　40. **A**
41. **D**　42. **E**

第十六章　酸碱平衡紊乱

一、学习目标

（一）掌握反映酸碱平衡的常用指标及意义；各种单纯型酸碱平衡紊乱的特点。

（二）熟悉各种单纯型酸碱平衡紊乱的原因及对机体的影响。

（三）了解各种单纯型酸碱平衡紊乱机体的代偿调节及治疗原则。

二、学习要点

病理情况下，机体出现酸碱负荷过度、不足或调节机制障碍，导致机体内环境酸碱度的稳定性被破坏，称为酸碱平衡紊乱。

（一）酸碱的概念与来源

1. 酸

（1）概念：能提供质子（H^+）的物质，如 HCl、H_2SO_4、H_2CO_3、NH_4^+ 等。

（2）来源：挥发酸即碳酸，分解为 CO_2 经肺排出体外，由体内物质代谢产生；非挥发酸即固定酸，如丙酮酸、乳酸、三羧酸、β－羟丁酸、乙酰乙酸、氨基酸、磷酸、硫酸、尿酸等，经肾排出体外。

2. 碱

（1）概念：能接受质子（H^+）的物质，如 OH^-、SO_4^{2-}、NH_3、HCO_3^- 等。

（2）来源：主要来自于食物中的有机酸盐如苹果酸盐、柠檬酸盐、草酸盐等，也可由物质代谢产生，如氨基酸脱氨基产生的氨。

（二）酸碱平衡的调节

1. 血液缓冲系统的调节作用

碳酸氢盐缓冲系统（HCO_3^-/H_2CO_3）最为重要，其特点是含量最高、作用最强大、为开放性缓冲对。

2. 组织细胞的调节作用

主要是通过细胞膜上的离子交换来实现，如 H^+－K^+、H^+－Na^+、Cl^-－HCO_3^- 交换等。

3. 肺的调节作用

通过改变 CO_2 的排出量来调节血浆 H_2CO_3 的浓度，以维持血浆［HCO_3^-］/［H_2CO_3］的比值约 20：1。其作用快而有效。

4. 肾的调节作用

主要调节固定酸，通过排酸保碱的方式来调节血浆 HCO_3^- 的浓度。其作用缓慢而有效。

（三）酸碱平衡紊乱的分类

1. 根据血浆 pH 值的高低可分为两大类：酸中毒（$pH < 7.35$）和碱中毒（$pH > 7.45$）。

2. 发生一种酸碱平衡紊乱，称为单纯型酸碱平衡紊乱；发生两种或两种以上的酸碱平衡紊乱，称为混合型酸碱平衡紊乱。

3. 血浆 HCO_3^- 浓度主要受代谢因素影响，由 HCO_3^- 浓度原发性降低或升高引起的酸碱平衡紊乱称代谢性酸中毒或碱中毒；血浆 H_2CO_3 浓度主要受呼吸因素影响，由 H_2CO_3 浓度原发性降低或升高引起的酸碱平衡紊乱称呼吸性碱中毒或酸中毒。

4. 单纯型酸中毒或碱中毒时，由于机体的调节作用，血浆 pH 值仍维持在正常范围内，称为代偿性酸中毒或碱中毒；若血浆 pH 值低于或高于正常范围，称为失代偿性酸中毒或碱中毒。

（四）反映酸碱平衡的常用指标

1. pH 值

（1）正常值：7.35～7.45。

（2）意义：

1）$pH > 7.45$，失代偿性碱中毒。

2）$pH < 7.35$，失代偿性酸中毒。

3）pH 值在正常范围：

①无酸碱平衡紊乱；

②代偿性酸中毒或碱中毒；

③混合型酸碱平衡紊乱。

2. 动脉血二氧化碳分压（partial pressure of carbon dioxide，$PaCO_2$）

（1）概念：指溶解在血浆中的 CO_2 分子所产生的压力，是反映呼吸性因素的最佳指标。

（2）正常值：33～47mmHg（平均值 40mmHg）。

（3）意义：

1）$PaCO_2 < 33$mmHg，表示肺通气过度，CO_2 不足，见于呼吸性碱中毒或代偿后代谢性酸中毒。

2）$PaCO_2 > 47$mmHg，表示肺通气不足，CO_2 潴留，见于呼吸性酸中毒或代偿后代谢性碱中毒。

3. 标准碳酸氢盐（standard bicarbonate，SB）

（1）概念：血标本在标准条件下，即 38℃、血红蛋白氧饱和度为 100%、$PaCO_2$ 为

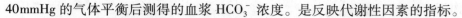

40mmHg 的气体平衡后测得的血浆 HCO_3^- 浓度。是反映代谢性因素的指标。

（2）正常值：22～27mmol/L（平均值 24mmol/L）。

（3）意义：

1）SB＜22mmol/L，见于代谢性酸中毒或代偿后呼吸性碱中毒。

2）SB＞27mmol/L，见于代谢性碱中毒或代偿后呼吸性酸中毒。

4. 实际碳酸氢盐（actual bicarbonate，AB）

（1）概念：是指隔绝空气的血液标本，在实际 $PaCO_2$ 和血氧饱和度的条件下测得的血浆 HCO_3^- 浓度。受呼吸和代谢双方面因素的影响。

（2）正常值：与 SB 相等。

（3）意义：

1）AB＝SB＜22mmol/L，见于代谢性酸中毒。

2）AB＝SB＞27mmol/L，见于代谢性碱中毒。

3）AB＞SB，CO_2 潴留，可见于呼吸性酸中毒或代偿后代谢性碱中毒。

4）AB＜SB，CO_2 不足，可见于呼吸性碱中毒或代偿后代谢性酸中毒。

5. 缓冲碱（buffer base，BB）

（1）概念：指血液中一切具有缓冲作用的碱性物质的总和。是反映代谢性因素的指标。

（2）正常值：45～55mmol/L（平均值 50mmol/L）。

（3）意义：

1）BB＜45mmol/L，见于代谢性酸中毒或代偿后呼吸性碱中毒。

2）BB＞55mmol/L，见于代谢性碱中毒或代偿后呼吸性酸中毒。

6. 碱剩余（base excess，BE）

（1）概念：指在标准条件下，用酸或碱滴定全血标本至 pH 值为 7.40 时所需的酸或碱的量（mmol/L）。反映代谢性因素的指标。

（2）正常值：－3～＋3mmol/L。

（3）意义：

1）BE 负值增加，见于代谢性酸中毒或代偿后呼吸性碱中毒。

2）BE 正值增加，见于代谢性碱中毒或代偿后呼吸性酸中毒。

7. 阴离子间隙（anion gap，AG）

（1）概念：指血浆中未测定的阴离子（undetermined anion，UA）减去未测定的阳离子（undetermined cation，UC）的差值。反映固定酸含量的指标。

（2）正常值：$AG = Na^+ - (HCO_3^- + Cl^-) = 140 - (24 + 104) = 12$mmol/L（10～14mmol/L）。

（3）意义：AG＞16mmol/L，固定酸增加，见于代谢性酸中毒。

（五）单纯型酸碱平衡紊乱

单纯型酸碱平衡紊乱可分为四种类型：代谢性酸中毒、呼吸性酸中毒、代谢性碱中毒和呼吸性碱中毒。

1. 代谢性酸中毒

（1）特征：血浆 HCO_3^- 浓度原发性减少，临床上最常见。

（2）原因：

1）AG 增大型代谢性酸中毒：特点 AG 增高、血 Cl^- 正常，又称正常血氯代谢性酸中毒。由固定酸增多所致：

①乳酸酸中毒：缺氧、休克、心力衰竭等，葡萄糖无氧酵解增强导致乳酸酸中毒；

②酮症酸中毒：糖尿病、严重饥饿等，脂肪分解增加，酮体增多，造成酮症酸中毒；

③肾功能障碍：肾功能衰竭，肾小球滤过率降低，固定酸排出减少；

④水杨酸中毒：阿司匹林等酸性药物摄入过多。

2）AG 正常型代谢性酸中毒：特点 AG 正常、血 Cl^- 升高，又称高血氯性代谢性酸中毒。其原因有：

①大量含 HCO_3^- 的消化液丢失：剧烈腹泻、肠瘘或肠道引流等造成 HCO_3^- 丢失过多；

②肾小管性酸中毒：肾泌 H^+ 和重吸收 HCO_3^- 减少；

③碳酸酐酶抑制剂的应用：乙酰唑胺可抑制碳酸酐酶活性，使肾泌 H^+ 和重吸收 HCO_3^- 减少；

④含氯的酸性药物摄入过多：氯化铵、盐酸赖氨酸等摄入过多，在体内易形成 HCl；

⑤高钾血症：细胞外液 K^+ 增高，通过 H^+-K^+ 交换使 H^+ 外流增多，导致 HCO_3^- 浓度原发性减少。

（3）机体的代偿调节：

1）血液的缓冲调节：代谢性酸中毒时，血液 H^+ 浓度增加，与血浆 HCO_3^- 及其他缓冲碱反应，产生 CO_2 经肺排出，使血液 H^+ 浓度降低。

2）组织细胞的调节：通过 H^+-K^+ 交换，H^+ 进入细胞内，K^+ 移出细胞，易造成高钾血症。

3）肺的调节：呼吸加深加快，CO_2 排出增多，使血浆 H_2CO_3 浓度下降，$[HCO_3^-]/[H_2CO_3]$ 的比值接近 20：1。

4）肾的调节：排酸保碱增强，即肾小管上皮细胞泌 H^+、NH_4^+ 增多，重吸收 HCO_3^- 增加。

（4）血气分析常用指标变化：

pH 降低，AB、SB、BB 降低，BE 负值增大，$PaCO_2$ 继发性降低，AB 小于 SB。

（5）对机体的影响：

1）中枢神经系统：主要表现为抑制，可出现乏力、疲倦、肌肉软弱、感觉迟钝、反应缓慢等，严重者可出现嗜睡和昏迷。

2）心血管系统功能障碍：可出现心律失常，与高钾血症有关；可引起心肌收缩力降低，心输出量减少，血压下降。

（6）防治原则：

1）防治原发疾病。

2）补充碱性药物。

3）纠正水、电解质代谢紊乱。

2. 呼吸性酸中毒

（1）特征：CO_2 潴留、血浆 H_2CO_3 浓度原发性增高。

（2）原因：主要原因有 CO_2 排出受阻或 CO_2 吸入过多，临床上以肺通气功能障碍最为常见。

1）肺通气功能障碍：

①呼吸中枢抑制：脑损伤、脑血管意外、麻醉剂或镇静剂用量过大等均可抑制呼吸中枢；

②呼吸肌麻痹：低钾血症等；

③呼吸道阻塞：严重的喉头水肿、溺水及气管内异物等；

④胸廓及胸腔疾患：严重胸廓畸形、严重气胸或胸水等；

⑤广泛的肺组织病变：慢性阻塞性肺疾病、严重肺水肿或淤血、肺组织广泛纤维化等。

2）CO_2 吸入过多：深井或密闭空间等。

（3）机体的代偿调节：

呼吸性酸中毒主要是由肺通气功能障碍引起，所以肺不能发挥调节作用。碳酸氢盐缓冲系统不能缓冲挥发酸，所以血液的缓冲作用也有限。

1）组织细胞的调节：H^+ 与细胞内液 K^+ 交换，引起高钾血症。

2）肾的调节：肾的调节作用非常缓慢，主要调节慢性呼吸性酸中毒。通过促进肾小管上皮细胞泌 H^+、NH_4^+ 和重吸收 HCO_3^- 来实现。

（4）血气分析常用指标变化：

pH 降低，$PaCO_2$ 增大，代偿后 AB、SB、BB 增大，AB 大于 SB，BE 正值增大。

（5）对机体的影响：

1）中枢神经系统：当 $PaCO_2$ 大于 80mmHg 时，可显著抑制中枢神经系统，称“CO_2 麻醉”，又称肺性脑病，表现为精神错乱、谵妄、震颤、嗜睡，甚至昏迷。

2）心血管系统：与代谢性酸中毒相似。

（6）防治原则：

1）防治原发疾病。

2）改善肺通气功能，保持呼吸道通畅，促进 CO_2 排出。

3）合理应用碱性药物。

3. 代谢性碱中毒

（1）特征：血浆 HCO_3^- 浓度原发性增高。

（2）原因：

1）盐水反应性碱中毒：用生理盐水治疗能得到纠正的代谢性碱中毒。常见原因有：

①剧烈呕吐或胃液引流使酸性胃液（H^+）丢失过多；

②大量使用利尿剂，肾泌 H^+ 和重吸收 HCO_3^- 增加。

2）盐水抵抗性碱中毒：用生理盐水治疗无效。常见原因有：

①肾上腺皮质激素过多：醛固酮增加，使肾排 H^+ 增加；

②低钾血症：K^+ 移出细胞，H^+ 移入细胞内；

③碱性物质摄入过多。

（3）机体的代偿调节：

1）血液的缓冲调节：代谢性碱中毒时，OH^- 升高，可被血液缓冲系统中的弱酸缓冲。

2）组织细胞的调节：通过 H^+-K^+ 交换，H^+ 移出细胞，K^+ 进入细胞，造成低钾血症。

3）肺的调节：抑制呼吸中枢，呼吸变浅变慢，CO_2 排出减少，血浆 H_2CO_3 浓度升高，以维持［HCO_3^-］/［H_2CO_3］的比值。

4）肾的调节：肾小管上皮细胞泌 H^+、NH_4^+ 减少，重吸收 HCO_3^- 减少，使 HCO_3^- 排出增多，血 HCO_3^- 浓度下降。

（4）血气分析常用指标变化：

pH 升高，AB、SB、BB 增大，BE 正值增大，$PaCO_2$ 继发性增高，AB 大于 SB。

（5）对机体的影响：

1）中枢神经系统：中枢神经系统的抑制作用减弱，可有烦躁不安、精神错乱、谵妄等症状。

2）对神经肌肉的影响：血液 pH 升高，使血浆游离 Ca^{2+} 减少，神经肌肉兴奋性增高，最常见的症状是手足抽搐、面部和肢体肌肉抽动，严重者可有癫痫样发作。

3）低钾血症。

4）氧离曲线左移。

（6）防治原则：

1）防治原发疾病。

2）合理选用药物纠正碱中毒。

4. 呼吸性碱中毒

（1）特征：血浆 H_2CO_3 浓度原发性降低。

（2）原因：主要原因为肺过度通气。

1）精神性过度通气：癔症发作或小儿哭闹时。

2）低张性缺氧和肺部疾病：缺氧，兴奋呼吸中枢，呼吸加深加快，CO_2 排出增多，使血浆 H_2CO_3 浓度降低。

3）呼吸中枢受刺激：脑外伤、脑血管意外或脑肿瘤等；某些药物如水杨酸等，均可引起过度通气。

4）机体代谢亢进：高热、甲状腺功能亢进时，可兴奋呼吸中枢，导致通气过度。

5）人工呼吸机使用不当。

（3）机体的代偿调节：

1）肺的调节不明显。

2）组织细胞的调节：细胞内液 H^+ 外流，细胞外液 K^+ 内流，出现低钾血症。

3）肾的调节：肾小管上皮细胞泌 H^+、NH_4^+ 和重吸收 HCO_3^- 减少，排出 HCO_3^- 增多，血浆 HCO_3^- 浓度降低。

（4）血气分析：

pH 升高，$PaCO_2$ 降低，代偿后 AB、SB、BB 降低，AB 小于 SB，BE 负值增大。

（5）对机体的影响：

1）中枢神经系统：与代谢性碱中毒相比更易出现头痛、头晕、意识障碍、抽搐等症状，甚至昏迷。

2）对神经肌肉的影响：神经肌肉兴奋性增高，与代谢性碱中毒相同。

（6）防治原则：

1）防治原发疾病。

2）吸入含 CO_2 的气体。

3）对症处理：有抽搐者，可静脉注射葡萄糖酸钙；有缺钾者，应及时补钾。

（六）单纯型酸碱平衡紊乱的判断

1. 一看 pH 值，定酸中毒或碱中毒。

2. 二看病史或结合公式，定“原发性”变化（HCO_3^- 或 H_2CO_3）。

3. 三看原发改变，定呼吸性或代谢性酸碱失衡：如果原发性 HCO_3^- ↑或↓，定代谢性碱或酸中毒，如果原发性 H_2CO_3 ↑或↓，定呼吸性酸或碱中毒。

4. 四看 AG，定代谢性酸中毒类型。

三、自测试题

【A1、A2 型题】

1. 缓冲固定酸的最主要缓冲系统是（　）

A. $NaHCO_3/H_2CO_3$ 缓冲对　B. Na_2HPO_4/NaH_2PO_4 缓冲对　C. NaPr/HPr 缓冲对

D. KHb/HHb 缓冲对　E. $KHPO_4/KH_2PO_4$ 缓冲对

2. 判断酸碱平衡紊乱是否为代偿性的主要指标是（　）

A. AB　B. SB　C. pH

D. BE　E. BB

3. 碱剩余负值增大可见于（　）

A. 代谢性酸中毒　B. 代谢性碱中毒　C. 急性呼吸性碱中毒

D. 急性呼吸性酸中毒　E. 慢性呼吸性酸中毒

4. 反应酸碱平衡中呼吸性因素的最佳指标是（　）

A. BB　B. BE　C. pH

D. $PaCO_2$　E. AB

5. 代谢性酸中毒时细胞外液［H^+］升高，常与细胞内哪种离子进行交换（　）

A. Na^+　B. K^+　C. Cl^-

D. HCO_3^-　E. Ca^{2+}

6. 单纯型代谢性酸中毒时不可能出现哪种变化？（　）

A. BE 为负值　　B. $PaCO_2$ 降低　　C. SB 降低

D. BB 降低　　E. pH 升高

7. 可以区分高血氯性或正常血氯性代谢性酸中毒的指标是（　）

A. pH 值　　B. 实际碳酸氢盐　　C. 标准碳酸氢盐

D. 缓冲碱　　E. 阴离子间隙

8. 下列哪项可以引起 AG 正常型代谢性酸中毒（　）

A. 水杨酸中毒　　B. 酮症酸中毒　　C. 休克

D. 应用碳酸酐酶抑制剂　　E. 心力衰竭

9. 纠正呼吸性酸中毒的最根本的措施是（　）

A. 给予碳酸氢钠　　B. 改善肺泡通气量　　C. 使用碱性药物

D. 抗感染　　E. 给予乳酸钠

10. 碱中毒时可以出现手足抽搐，其主要原因是（　）

A. 血钠降低　　B. 血钾降低　　C. 血镁降低

D. 血钙降低　　E. 血磷升高

11. 下列哪项属于代谢性碱中毒时机体的主要代偿方式（　）

A. 肺泡通气量增加　　B. 肾小管泌氢、泌氨减少　　C. 细胞内钾离子外移

D. 肾小管重吸收 HCO_3^- 增加　　E. 细胞外氢离子移入细胞内

12. 某慢性支气管炎患者，化验结果显示动脉血 pH 7.24，$PaCO_2$ 76mmHg，AB 37mmol/L，SB 30mmol/L，BE +6mmol/L，应诊断为（　）

A. 呼吸性碱中毒　　B. 代谢性酸中毒　　C. 代谢性碱中毒

D. 呼吸性酸中毒　　E. 呼吸性酸中毒合并代谢性酸中毒

13. 患者，78 岁，严重贫血，其动脉血气分析示 pH 7.31，SB 16mmol/L，$PaCO_2$ 36mmHg，其酸碱平衡紊乱的类型是（　）

A. 代谢性酸中毒　　B. 代谢性碱中毒　　C. 呼吸性酸中毒

D. 呼吸性碱中毒　　E. 呼吸性酸中毒合并代谢性酸中毒

14. 某患者动脉血气分析示 pH 7.21，SB 12mmol/L，$PaCO_2$ 25mmHg，血 Na^+ 142mmol/L，Cl^- 105mmol/L，其酸碱平衡紊乱的类型是（　）

A. AG 正常型代谢性酸中毒　　B. 代谢性碱中毒　　C. 呼吸性酸中毒

D. 呼吸性碱中毒　　E. AG 增高型代谢性酸中毒

15. 哪一种混合型酸碱平衡紊乱不可能出现（　）

A. 代谢性酸中毒合并代谢性碱中毒

B. 代谢性酸中毒合并呼吸性碱中毒

C. 代谢性酸中毒合并呼吸性酸中毒

D. 呼吸性碱中毒合并代谢性碱中毒

E. 呼吸性酸中毒合并呼吸性碱中毒

16. 机体酸性物质最主要的来源是（ ）

A. 碳酸　　B. 盐酸　　C. 磷酸

D. 尿酸　　E. 硫酸

17. 呼吸性酸中毒的原因不包括（ ）

A. 呼吸肌麻痹　　B. 呼吸中枢被抑制　　C. 呼吸道阻塞

D. 胸膜腔积液　　E. 癔症

18. 呼吸性酸中毒时，造成中枢神经系统功能障碍的主要原因是（ ）

A. 低氧血症　　B. 低磷酸血症　　C. 高碳酸血症

D. 高氯血症　　E. 高钾血症

【A3、A4 型题】

（19～21 题共用题干）

患者，因剧烈呕吐 1 天入院。化验检查，动脉血 pH 7.51，$PaCO_2$ 58mmHg，AB 与 SB 均为 34mmol/L，BE 5mmol/L。

19. 应诊断为（ ）

A. 代谢性酸中毒　　B. 呼吸性酸中毒　　C. 呼吸性碱中毒

D. 代谢性碱中毒　　E. 代谢性碱中毒合并呼吸性酸中毒

20. 关于机体对此酸碱平衡紊乱的代偿调节错误的是（ ）

A. 体液中增多的 OH^- 被缓冲系统的弱酸缓冲

B. 细胞内外 $H^+ - K^+$ 交换增强，继发低钾血症

C. 呼吸中枢抑制造成 $PaCO_2$ 升高，可迅速达到完全代偿

D. 肾小管泌 H^+、泌 NH_4^+ 减少，HCO_3^- 排出增多

E. 肾的调节作用缓慢，3～5 天才能达到代偿高峰

21. 该患者可发生何种水电解质代谢紊乱（ ）

A. 低钾血症　　B. 低氯血症　　C. 高渗性脱水

D. 高氯血症　　E. 高钾血症

（22～24 题共用题干）

患者，60 岁，因糖尿病入院。查其动脉血气分析示 pH 7.18，BE －12mmol/L，AG 20mmol/L。

22. 其酸碱平衡紊乱的类型是（ ）

A. 代谢性酸中毒　　B. 代谢性碱中毒　　C. 呼吸性酸中毒

D. 呼吸性碱中毒　　E. 代谢性碱中毒合并呼吸性碱中毒

23. 机体对此酸碱平衡紊乱的代偿调节机制不包括（ ）

A. 增强呼吸运动，加大 CO_2 排出使 $PaCO_2$ 降低

B. 增强肾小管排酸保碱功能使血浆［HCO_3^-］恢复性增多

C. 血浆缓冲系统缓冲增多的 H^+ 使缓冲碱消耗性减少

D. 细胞内缓冲系统缓冲以离子交换方式进入细胞的 H^+

E. 抑制呼吸中枢，减少 CO_2 排出使 $PaCO_2$ 相应升高

24. 该患者可发生何种水电解质代谢紊乱（　）

A. 低钾血症　　B. 低氯血症　　C. 高渗性脱水

D. 高氯血症　　E. 高钾血症

【B 型题】

（25～29 题共用选项）

A. 缓冲作用迅速，但不持久

B. 缓冲作用大，但只能调节血液中的碳酸浓度

C. 缓冲作用较强，但影响血钾浓度

D. 缓冲作用持久，但影响血液的实际碳酸氢盐浓度

E. 是血液中的主要缓冲对

25. 血液缓冲系统（　）

26. 肺对酸碱平衡的调节作用（　）

27. 肾对酸碱平衡的调节作用（　）

28. 碳酸氢盐缓冲对（　）

29. 细胞内外离子交换（　）

（30～33 题共用选项）

A. 代谢性碱中毒　　B. 代谢性酸中毒　　C. 呼吸性酸中毒

D. 呼吸性碱中毒　　E. 呼吸性酸中毒合并代谢性酸中毒

30. 血浆 HCO_3^- 浓度原发性减少见于（　）

31. 血浆 HCO_3^- 浓度原发性增加见于（　）

32. 血浆 H_2CO_3 浓度原发性降低见于（　）

33. 血浆 H_2CO_3 浓度原发性增高见于（　）

四、自测试题答案

1. **A**　2. **C**　3. **A**　4. **D**　5. **B**　6. **E**　7. **E**　8. **D**　9. **B**　10. **D**
11. **B**　12. **D**　13. **A**　14. **E**　15. **E**　16. **A**　17. **E**　18. **C**　19. **D**　20. **C**
21. **A**　22. **A**　23. **E**　24. **E**　25. **A**　26. **B**　27. **D**　28. **E**　29. **C**　30. **B**
31. **A**　32. **D**　33. **C**

第十七章　发　热

一、学习目标

（一）掌握发热的概念、原因、分期及各期的临床表现。

（二）熟悉发热时机体代谢和功能的变化。

（三）了解发热的机制和治疗原则。

二、学习要点

（一）概述

（1）体温升高可分为生理性体温升高和病理性体温升高。

（2）生理性体温升高即某些生理情况下也会出现体温升高，如剧烈运动、应激、月经前期、排卵后等。

（3）病理性体温升高包括调节性体温升高和非调节性体温升高。

（4）调节性体温升高即发热，是指在致热源作用下，体温调节中枢的调定点上移而引起的调节性体温升高，是主动性体温升高。发热时体温调节功能正常，只是由于调定点上移，体温调节在较高水平进行。

（5）非调节性体温升高即过热，体温调节中枢不能将体温控制在与调定点相适应的水平上，是被动性体温升高，调定点并未上移。其原因是体温调节障碍：①产热功能异常，如甲状腺功能亢进等；②散热障碍，如皮肤鱼鳞病、中暑等。

（6）发热不是独立疾病，是许多疾病所共有的病理过程和临床表现。

（二）发热的原因和发病机制

1. 发热的原因

能引起人和动物发热的物质，称为致热原。可分为发热激活物和内生致热原。

（1）发热激活物：是指能刺激机体产生内生致热原（endogenous pyrogen，EP）的物质。

1）外致热原，如细菌、病毒、真菌等病原微生物。

2）体内产物，如抗原抗体复合物、类固醇代谢产物、致炎物（尿素结晶、硅酸盐结晶）。

（2）EP：是指在发热激活物刺激下，产 EP 细胞合成和释放的引起体温升高的物质。

1）产 EP 细胞：包括单核细胞、淋巴细胞、巨噬细胞、内皮细胞、肿瘤细胞等。

2）EP 的种类：EP 是一组小分子蛋白质，包括白细胞介素 -1（IL-1）、白细胞介素 -2（IL-2）、白细胞介素 -6（IL-6）、肿瘤坏死因子（TNF）、干扰素（INF）、巨噬细胞炎症蛋白 -1（MIP-1）等。

2. 发热的发病机制

发热激活物→产 EP 细胞→产生和释放 EP→体温调节中枢（视前区下丘脑前部，POAH）→调定点上移→体温升高。

（三）发热的分期

发热的临床经过可分为三个时期：

1. 体温上升期

（1）特点：调定点上移，产热增多、散热减少，产热 > 散热，体温上升。

（2）临床表现：寒战（骨骼肌不随意的节律性收缩）、畏寒（皮温下降刺激冷感受器）、皮肤苍白（皮肤血管收缩，血流量减少）、“鸡皮疙瘩”（立毛肌收缩）等。

2. 高温持续期

（1）特点：体温与调定点设定的温度相近，产热≈散热，体温维持在较高的水平。

（2）临床表现为：寒战减少或消失、皮肤发红（因为散热，皮肤血管舒张，血流量增加）、自感酷热（新调定点下皮温高于正常）、皮肤口唇干燥（体温升高水分蒸发）。

3. 体温下降期

（1）特点：调定点下移恢复正常，产热减少、散热增加，产热 < 散热，体温下降并逐渐恢复正常。

（2）临床表现：大量出汗（散热增加，皮肤血管进一步扩张，汗腺分泌增加），严重者可出现脱水。

（四）发热时机体代谢和功能变化

1. 物质代谢的改变

（1）糖与脂肪代谢：均出现分解代谢加强，可出现乳酸增多、酮血症表现。

（2）蛋白质代谢：蛋白质分解代谢加强，可出现低蛋白血症和氮质血症。

（3）维生素代谢：消耗加强，尤其是维生素 B 和维生素 C 易出现缺乏。

（4）水、盐代谢：在体温上升期，出现少尿。体温下降期，大量出汗导致水盐排出增加。

2. 生理功能改变

（1）中枢神经系统：头痛、头晕、烦躁、谵语、幻觉，高热可致小儿出现热惊厥。

（2）呼吸系统：呼吸加深加快，严重者可发生呼吸性碱中毒。

（3）消化系统：食欲低下、恶心、呕吐、便秘、腹胀等。

（4）心血管系统：心率加快，体温每升高 1℃，心率增加 18 次/分；心肌收缩力加强，心脏负荷加重。

（五）发热的治疗原则

（1）积极治疗原发病。

（2）解热：选用合适的药物解热，辅以物理方法降温。对于不过高的发热（<40℃）又不伴有其他严重疾病者，可不急于解热。但某些特殊情况如：过高体温（>40℃）、恶性肿瘤、心肌梗死患者等需要及时解热。

（3）及时补充水、电解质、维生素，饮食上清淡可口。

三、自测试题

【A1、A2 型题】

1. 发热是指在致热原作用下，体温调节中枢的调定点上移而引起的调节性体温升高，超过正常值的（　）

A. 0.5℃　B. 1℃　C. 2.5℃
D. 2℃　E. 1.5℃

2. 能通过血脑屏障作用于体温调节中枢，从而引起体温升高的是（　）

A. 细菌　B. 类固醇　C. 内生致热原
D. 红细胞　E. 病毒

3. 体温上升期的热代谢特点是（　）

A. 产热<散热　B. 产热>散热　C. 产热=散热
D. 产热≈散热　E. 产热+散热

4. 高温持续期的热代谢特点是（　）

A. 产热<散热　B. 产热>散热　C. 产热=散热
D. 产热≈散热　E. 产热+散热

5. 体温下降期的热代谢特点是（　）

A. 产热<散热　B. 产热>散热　C. 产热=散热
D. 产热≈散热　E. 产热+散热

6. 发热时维生素代谢中（　）容易出现缺乏

A. 维生素 B、C　B. 维生素 A　C. 维生素 B
D. 维生素 C　E. 维生素 E

7. 物理降温时常用（　）擦浴四肢降温

A. 矿泉水　B. 牛奶　C. 温水
D. 肥皂水　E. 酒精

8. 下述哪种情况的体温升高属于发热（　）

A. 妇女月经前期　B. 妇女妊娠期　C. 剧烈运动后
D. 中暑　E. 肺炎

9. 有关发热的概念中哪项是正确的（ ）

A. 体温超过正常值0.5℃ B. 产热过程超过散热过程

C. 散热过程超过产热过程 D. 是体温调节中枢调定点上移所致

E. 由体温调节中枢调节功能障碍引起

10. 外源性致热原引起发热的机制是（ ）

A. 激活局部的血管内皮细胞，释放致炎物质

B. 刺激局部的神经末梢，释放神经介质

C. 直接作用于下丘脑的体温调节中枢

D. 促进内源性致热原的产生和释放

E. 加速分解代谢，产热增加

11. 外源性致热原的作用部位是（ ）

A. 下丘脑体温调节中枢 B. 皮肤血管 C. 产EP细胞

D. 骨骼肌 E. 汗腺

12. 属于外致热原的体内产物是（ ）

A. 致热性类固醇 B. 真菌荚膜多糖 C. 革兰阳性菌外毒素

D. 病毒包膜脂蛋白 E. 钩端螺旋体溶血素

13. 寒战是由于（ ）

A. 全身性骨骼肌不随意的周期性收缩

B. 全身性骨骼肌不随意的僵直性收缩

C. 下肢骨骼肌不随意的周期性收缩

D. 竖毛肌周期性收缩

E. 竖毛肌不随意收缩

14. 下述哪一项不属于内生致热原（ ）

A. IL-1 B. TNF C. 干扰素

D. MIP-1 E. 黏附蛋白

15. 不属于发热激活物的是（ ）

A. 细菌 B. 病毒 C. 抗原-抗体复合物

D. 硅酸盐结晶 E. 巨噬细胞

16. 发热时脂肪代谢的特点是（ ）

A. 脂肪分解明显增强 B. 脂肪合成明显增强 C. 脂解激素明显减少

D. 脂肪动员明显减弱 E. 脂肪储备明显增多

17. 下列对发热患者的处理哪项不正确（ ）

A. 寻找病因，针对病因治疗 B. 注意水盐代谢，预防脱水

C. 补充维生素 D. 对一般发热解热有利疾病康复

E. 进食易消化营养物质

18. 体温下降期应特别注意防治（ ）

A. 大汗 B. 脱水 C. 休克

D. 多尿　　E. 寒战

19. 发热造成循环系统功能改变的突出表现是（　）

A. 血压升高　　B. 心率加快　　C. 心输出量增多

D. 心负荷加重　　E. 心肌收缩力增强

【A3、A4 型题】

（20～21 题共用题干）

患者，男，22 岁。因淋雨后 6 小时出现头痛、头晕 1 天，发热 2 小时入院。体检：T 39.5℃，P 90 次/分，R 18 次/分，BP 100/75mmHg，咽部充血，心肺（－）。实验室检查：WBC 17.3 × 10^9/L，中性粒细胞 70%，胸片无异常。入院拟给予抗生素治疗。在办理手续过程中，患者诉头痛难受、畏寒加重，护士测体温 40℃，呼吸加快，提前安排给予输液、酒精擦浴。次日，患者感轻松，微汗，测体温为 39.2℃，嘱咐其多喝水，饮食清淡，继续输液抗生素治疗。第三日晨，患者诉身体轻松，并要求饮食。经检查，体温恢复正常，余无异常，准予出院。

20. 患者入院时处于发热的（　）期

A. 生病　　B. 高温持续期　　C. 体温上升期

D. 体温下降期　　E. Ⅰ期

21. 患者在办理手续过程中到次日处于发热的（　）期

A. 生病　　B. 高温持续期　　C. 体温上升期

D. 体温下降期　　E. Ⅰ期

【B 型题】

（22～25 题共用选项）

A. 40　　B. 水杨酸类药物　　C. 热惊厥

D. 24　　E. 呼吸性碱中毒

22. 发热常用药物是（　）

23. 发热时患者通气过度时，会出现（　）

24. 小儿持续高热会出现（　）

25. 患者的发热低于（　）摄氏度、持续时间不长、无其他严重疾病者，可不急于解热。

四、自测试题答案

1. **A**　2. **C**　3. **B**　4. **D**　5. **A**　6. **A**　7. **E**　8. **E**　9. **D**　10. **D**

11. **C**　12. **C**　13. **A**　14. **E**　15. **E**　16. **A**　17. **D**　18. **B**　19. **B**　20. **C**

21. **B**　22. **B**　23. **E**　24. **C**　25. **A**

第十八章 缺 氧

一、学习目标

（一）掌握缺氧的概念；各类缺氧发生的原因及血氧指标的变化。

（二）熟悉缺氧常用检查指标及意义。

（三）了解缺氧时机体的功能代谢变化；缺氧治疗的病理生理学基础。

二、学习要点

缺氧是指由于组织氧供应减少或氧利用障碍导致机体的功能代谢和形态结构异常的病理过程。

（一）常用血氧指标及其意义

1. 血氧分压（partial pressure of oxygen，PO_2）

（1）概念：物理溶解于血液的氧所产生的张力。

（2）意义：动脉血氧分压（PaO_2）正常值约为100mmHg，其大小取决于吸入气体的氧分压和外呼吸功能；静脉血氧分压（PvO_2）正常值约为40mmHg，反映内呼吸功能的状态。

2. 血氧容量（oxygen capacity，CO_2max）

（1）概念：指氧分压为100mmHg、温度为38℃时，100mL血液中的血红蛋白（hemoglobin，Hb）所能结合氧的最大量。

（2）意义：正常值约为20mL/dL，其大小取决于Hb的质与量，反映血液的携氧能力。

3. 血氧含量（oxygen content，CO_2）

（1）概念：指100mL血液中实际含氧量，包括血浆中与Hb化学结合的氧和物理溶解的氧。

（2）意义：动脉血氧含量（CaO_2）正常值约为19mL/dL，静脉血氧含量（CvO_2）正常值约为14mL/dL，其大小取决于Hb的质与量和氧分压。

4. 动静脉血氧含量差（CaO_2-CvO_2）：反映组织从单位容积血液内摄取氧的多少和组织对氧利用的能力。正常值约为5mL/dL。

5. 血氧饱和度（oxygen saturation，SO_2）

（1）概念：指Hb结合氧的百分数。

（2）意义：动脉血氧饱和度（SaO_2）正常值约为93%~98%，静脉血氧饱和度（SvO_2）正常值约为70%~75%，其大小取决于血氧分压，两者之间可用氧离曲线来表示。

（二）缺氧的类型、原因和发病机制

1. 低张性缺氧

（1）概念：指由于PaO_2降低而导致组织供氧不足，又称乏氧性缺氧。

（2）原因：

1）外呼吸功能障碍：肺通气和肺换气功能障碍。

2）吸入气体氧分压过低：高原、高空、通风不好的矿井等。

3）静脉血分流入动脉：先天性心脏病如室间隔缺损伴肺动脉高压等。

（3）血氧变化特点：

PaO_2↓、CO_2max正常、CaO_2↓、SaO_2↓、CaO_2-CvO_2↓或正常。

（4）皮肤黏膜变化：发绀，即毛细血管内脱氧血红蛋白达50g/L以上时，皮肤、黏膜呈青紫色。

2. 血液性缺氧

（1）概念：指由于Hb质或量改变导致CaO_2↓或HbO_2不易释放出结合的O_2所造成的缺氧。

（2）原因：

1）严重贫血：最常见的原因。

2）一氧化碳（carbon monoxide，CO）中毒：CO与Hb的亲和力比O_2与Hb的亲和力大210倍，CO与Hb结合为HbCO，从而使Hb失去携带氧的能力；同时CO还使HbO_2不易释放结合的氧，加重组织缺氧。

3）高铁血红蛋白血症：在亚硝酸盐、过氯酸盐等氧化剂的作用下，血中的Hb可变为高铁血红蛋白，Fe^{3+}失去携带氧的能力，高铁Hb也不易释放所结合的氧，加重组织缺氧。

4）Hb与O_2亲和力异常增强：2,3-二磷酸甘油酸（2,3-DPG）含量减少、pH值降低等可使O_2与Hb的亲和力增加，从而Hb释放的氧减少，引起组织缺氧。

（3）血氧变化特点：

PaO_2及SaO_2正常、CO_2max↓、CaO_2↓、CaO_2-CvO_2↓。

（4）皮肤黏膜变化：

1）贫血：面色苍白。

2）CO中毒：皮肤黏膜呈樱桃红色。

3）高铁血红蛋白血症：皮肤黏膜呈咖啡色或类似发绀的颜色，又称肠源性发绀。

3. 循环性缺氧

（1）概念：指由于血液循环障碍，组织血流量减少，导致组织供氧不足。可分为缺血性缺氧和淤血性缺氧。

（2）原因：

1）全身血液循环障碍：休克、心衰、大失血、严重脱水等。

2）局部血液循环障碍：局部动脉阻塞或静脉淤血等。

（3）血氧变化特点：

PaO_2、CO_2max、SaO_2、CaO_2 均正常，CaO_2-CvO_2↑。

（4）皮肤黏膜变化：

1）缺血性缺氧：皮肤黏膜苍白色。

2）淤血性缺氧：发绀。

4. 组织性缺氧

（1）概念：指由于组织细胞利用氧障碍而引起的缺氧。

（2）原因：

1）细胞中毒：氰化物、硫化物或某些药物等引起细胞中毒，导致呼吸链被阻断。

2）细胞损伤：大量放射线、细菌毒素等使线粒体受损。

3）维生素缺乏：维生素严重缺乏可导致呼吸酶合成障碍。

（3）血氧变化特点：

PaO_2、CO_2max、CaO_2、SaO_2 均正常、CaO_2-CvO_2↓。

（4）皮肤黏膜变化：皮肤黏膜呈玫瑰红色。

（三）缺氧时机体的功能代谢变化

1. 呼吸系统变化

（1）PaO_2↓（<60mmHg）→刺激外周化学感受器→呼吸加深加快→肺通气量增加。

（2）胸廓呼吸运动↑→胸内负压↑→静脉回流↑→心输出量和肺血流量↑→有利于氧的摄取与运输。

（3）呼吸功能障碍：PaO_2 过低（<30mmHg）→抑制呼吸中枢。

2. 循环系统变化

（1）心输出量增加：急性轻度或中度缺氧时，呼吸运动增强，刺激肺牵张感受器，兴奋心交感神经，使心率加快，心肌收缩力增强，心输出量增加。

（2）血流分布改变：急性缺氧时，心和脑的血管扩张，血流量增加；皮肤、内脏血管收缩，血流量减少。血液的重新分布有利于保证重要器官氧的供应。

（3）肺血管收缩：缺氧可引起肺小动脉收缩，肺泡血流量减少，有利于维持肺泡通气/血流比值。

（4）毛细血管增生：毛细血管增生、密度增加，缩短氧弥散至细胞的距离，增加供氧。

3. 血液系统变化

（1）红细胞增多：缺氧→肾合成释放促红细胞生成素增加→红细胞增多→增加氧的携带运输。

（2）氧合血红蛋白解离曲线右移：缺氧→红细胞内糖酵解↑→2，3-DPG↑→O_2 与 Hb 的亲和力降低→Hb 释放氧增加。

4. 中枢神经系统的变化

（1）轻度或急性缺氧→大脑皮质兴奋性↑；慢性缺氧→大脑皮层被抑制。

（2）严重缺氧→脑水肿、脑疝。

5. 组织细胞变化

（1）代偿性反应：

1）线粒体数量增多，以利于细胞利用氧。

2）糖酵解增强，以补充能量。

3）肌红蛋白增加，以储存和释放氧。

4）细胞处于低代谢状态，如糖、蛋白质合成减少，离子泵功能抑制等，以减少耗能。

（2）损伤性变化：细胞水肿；线粒体损伤；溶酶体损伤。

（四）缺氧治疗的病理生理学基础

1. 去除病因。

2. 氧疗：是指通过吸入较高氧分压的空气或纯氧进行治疗的方法，是治疗缺氧的首要方法。

（1）低张性缺氧：氧疗效果最好。

（2）血液性缺氧：CO 中毒时可吸入纯氧或高压氧增加血液中物理溶解的氧量，同时有利于氧与 CO 竞争与血红蛋白结合，治疗效果较好。

（3）循环性缺氧：可通过增加血浆中氧的物理溶解量而起一定的治疗作用。

（4）组织性缺氧：氧疗效果不明显。

3. 预防氧中毒

当吸入气氧分压过高或长时间吸入高浓度氧时，可导致细胞损伤而出现恶心、抽搐、听觉或视觉障碍、溶血反应，甚至严重呼吸衰竭等表现，即氧中毒。

采用高压氧吸入时，应严格控制氧压和使用时限，一旦发生氧中毒，应中断吸入高压氧，若病情不宜立即停氧，则改为低浓度氧吸入，或高、低浓度氧交替吸入。

吸纯氧一般不应超过 8 ~ 12 小时。

三、自测试题

【A1、A2 型题】

1. 血氧容量的高低取决于（　）的质和量。

A. Hb　　B. WBC　　C. RBC

D. CO_2　　E. O_2

2. 血氧含量的高低取决于（　）和 Hb 的质和量。

A. 血氧饱和度　　B. 动静脉血氧含量差　　C. 血氧分压

D. 血氧含量　　E. 血氧饱和度

3. 发绀时毛细血管内脱氧血红蛋白大于（ ）时，患者皮肤和黏膜呈青紫色。

A. 5g/L　B. 60g/L　C. 55g/L

D. 45g/L　E. 50g/L

4. 氧疗效果最好的是（ ）

A. 缺血性缺氧　B. 血液性缺氧　C. 循环性缺氧

D. 组织性缺氧　E. 低张性缺氧

5. 血液性缺氧时（ ）

A. 血氧容量正常、血氧含量降低

B. 血氧容量降低、血氧含量正常

C. 血氧含量、血氧容量一般均正常

D. 血氧含量、血氧容量一般均降低

E. 血氧容量增加、血氧含量降低

6. 下列哪种物质可使亚铁血红蛋白转变成高铁血红蛋白而导致缺氧的发生（ ）

A. 硫酸盐　B. 尿素　C. 亚硝酸盐

D. 肌酐　E. 乳酸

7. 静脉血分流入动脉可造成（ ）

A. 血液性缺氧　B. 缺血性缺氧　C. 淤血性缺氧

D. 低张性缺氧　E. 组织中毒性缺氧

8. 缺氧是由于（ ）

A. 血液中氧含量降低　B. 吸入气中氧含量减少　C. 血液中氧分压降低

D. 血液中氧容量降低　E. 组织供氧不足或组织利用氧障碍

9. 正常人进入高原或通风不良的矿井中发生缺氧的原因是（ ）

A. 吸入气的氧分压降低　B. 肺气体交换障碍　C. 循环血量减少

D. 血液携氧能力降低　E. 组织血流量减少

【A3、A4 型题】

（10～11 题共用题干）

患者，男，27 岁。因昏迷半小时急诊入院。家人诉患者在家用老式燃气热水器洗澡，开始时有说头晕现象，后洗澡时间过长家人唤其姓名无人应答，破门而入发现其已晕厥。体检：T：36.7℃，BP 135/80mmHg，P 110 次/分，R 26 次/分。意识模糊，口腔黏膜处呈浅樱桃红色，双肺呼吸音粗，左侧肺下部可闻及少量湿啰音。

10. 该患者属于缺氧的什么类型（ ）

A. 混合性缺氧　B. 血液性缺氧　C. 循环性缺氧

D. 组织性缺氧　E. 低张性缺氧

11. 该患者血氧特点是（ ）

A. 动脉血氧分压正常，动脉血氧饱和度正常

B. 动脉血氧分压下降，动脉血氧饱和度下降

C. 动脉血氧分压正常，动脉血氧饱和度下降
D. 动脉血氧分压下降，动脉血氧饱和度正常
E. 动脉血氧含量上升，动脉血氧饱和度正常

【B 型题】

(12 ~ 15 题共用选项)
A. 一氧化碳中毒　B. 真性红细胞增多症　C. 贫血性缺氧
D. 高铁血红蛋白血症　E. 脑
12. 有发绀的患者也可无缺氧，该患者可能是（　）患者
13. 食用了大量新腌咸菜患者可出现（　）
14. 血液性缺氧中，因血红蛋白数量减少引起者称为（　）
15. 对缺氧最为敏感的器官是（　）
(16 ~ 19 题共用选项)
A. 苍白色　B. 樱桃红色　C. 青紫色
D. 玫瑰红色　E. 咖啡色
16. 发生肠源性紫绀时，患者皮肤黏膜呈（　）
17. 发生组织性缺氧时，患者皮肤黏膜呈（　）
18. CO 中毒时皮肤黏膜呈（　）
19. 贫血时皮肤黏膜呈（　）
(20 ~ 23 题共用选项)
A. 混合性缺氧　B. 血液性缺氧　C. 循环性缺氧
D. 组织性缺氧　E. 低张性缺氧
20. PaO_2、CO_2 max、CaO_2、SaO_2 均正常、$CaO_2-CvO_2\downarrow$属于（　）
21. PaO_2 及 SaO_2 正常、CO_2 max↓、$CaO_2\downarrow$、$CaO_2-CvO_2\downarrow$属于（　）
22. PaO_2、CO_2 max、SaO_2、CaO_2 均正常、$CaO_2-CvO_2\uparrow$属于（　）
23. $PaO_2\downarrow$、CO_2 max正常、$CaO_2\downarrow$、$SaO_2\downarrow$、$CaO_2-CvO_2\downarrow$或正常属于（　）

四、自测试题答案

1. **A**　2. **C**　3. **E**　4. **E**　5. **D**　6. **C**　7. **D**　8. **E**　9. **A**　10. **B**
11. **A**　12. **B**　13. **D**　14. **C**　15. **E**　16. **E**　17. **D**　18. **B**　19. **A**　20. **D**
21. **B**　22. **C**　23. **E**

第十九章　休　克

一、学习目标

（一）掌握休克的概念；休克各期微循环变化特点及意义。

（二）熟悉休克的病因；休克时机体代谢及各器官功能的变化。

（三）了解休克的分类及防治原则。

二、学习要点

休克是指在致病因素作用下，机体发生微循环障碍，使有效循环血量减少、组织血液灌流量严重不足，导致各重要器官及细胞功能代谢紊乱和结构损害的全身性病理过程。

（一）休克的病因与分类

1. 休克的病因

（1）失血与失液。

（2）烧伤。

（3）严重创伤。

（4）严重感染。

（5）过敏。

（6）强烈的神经刺激：剧烈疼痛、高位脊髓麻醉、中枢镇静药过量等。

（7）急性心脏泵血功能衰竭。

2. 休克的分类

（1）按病因分类：

按上述病因可分为失血性休克、失液性休克、烧伤性休克、创伤性休克、感染性休克、过敏性休克、神经源性休克、心源性休克等。

（2）按休克的始动环节分类：

休克的三个始动环节是血容量减少、血管床容量增大和心输出量急剧降低，按始动环节将休克分为：

1）低血容量性休克。

2）血管源性休克。

3）心源性休克。

（二）休克的分期和发病机制

1. 微循环缺血期（缺血性缺氧期、休克早期、休克代偿期）

（1）微循环变化特点：

1）微循环小血管持续收缩，毛细血管前阻力血管收缩更明显。

2）毛细血管前括约肌收缩，开放的毛细血管数量减少。

3）血液经动 – 静脉短路和直捷通路回流。

4）灌流特点：少灌少流，灌少于流。

（2）微循环变化的机制：主要是交感 – 肾上腺髓质系统兴奋和缩血管物质增多。

（3）微循环变化的意义：具有代偿意义。

1）维持动脉血压：

①外周阻力升高：微循环小血管持续收缩；

②回心血量增加："自身输血""自身输液"；

③心输出量增加：交感 – 肾上腺髓质系统兴奋使心肌收缩力增强，心输出量增加。

2）保证心脑血液供应：血液重新分布。

皮肤、内脏及骨骼肌血管对儿茶酚胺敏感，收缩明显，但心冠状动脉不收缩反而舒张，脑血管收缩不明显，这种不同器官的血管反应，导致血液重新分布，从而保证心脑血液供应。

（4）临床表现：

脸色苍白、四肢湿冷、脉压减小、脉搏细速、尿量减少、烦躁不安等。

2. 微循环淤血期（淤血性缺氧期、休克期、休克失代偿期）

（1）微循环变化特点：

1）微循环小血管舒张，毛细血管前阻力血管舒张更明显。

2）毛细血管前括约肌舒张，开放的毛细血管数量增加。

3）灌流特点：灌而少流，灌大于流。

（2）微循环变化的机制：主要是组织细胞长时间缺氧，导致酸中毒和舒血管物质增多。

（3）微循环变化的意义：失代偿及形成恶性循环。

（4）临床表现：

血压进行性下降、脉搏细速、少尿或无尿、皮肤黏膜发绀或出现花斑、神志淡漠甚至昏迷等。

3. 微循环衰竭期（弥散性血管内凝血期、休克晚期、休克难治期）

（1）微循环变化特点：

1）微血管麻痹性扩张。

2）弥散性血管内凝血形成。

3）灌流特点：不灌不流，血流停止。

（2）微循环变化的机制：主要是长期严重的酸中毒、局部代谢产物堆积及血管内皮细胞的损伤，导致微血管麻痹性扩张或弥散性血管内凝血形成。

（3）微循环变化的意义：重要器官功能障碍。

（4）临床表现：

1）循环衰竭：脉搏细弱、中心静脉压下降、静脉塌陷等。

2）并发弥散性血管内凝血。

3）重要器官功能障碍：心、脑、肾、肝、肺等重要器官功能障碍。

（三）休克时机体功能代谢变化

1. 细胞代谢障碍

（1）能量生成严重障碍：缺血缺氧，ATP 生成减少，钠泵功能障碍，导致细胞水肿和高钾血症。

（2）代谢性酸中毒：缺血缺氧，糖酵解增强，乳酸生成增多。

（3）物质代谢障碍：休克时，脂肪和蛋白质合成减少、分解增强。患者可出现一过性高血糖、糖尿，血中游离脂肪酸和酮体增加，甚至可出现负氮平衡。

2. 细胞损伤

（1）细胞膜和细胞器损伤：细胞膜通透性增加、钠泵障碍引起细胞水肿和细胞器肿胀。

（2）线粒体损伤：能量代谢障碍。

（3）溶酶体损伤：溶酶体酶大量释放引起细胞自溶和周围组织损伤。

3. 重要器官功能障碍

（1）肾功能的变化：肾是休克时受影响最早的器官。

休克肾：早期，肾灌流量减少，出现功能性肾功能衰竭；若持续肾缺血及微血栓形成，造成急性肾小管坏死，出现器质性肾功能衰竭。

（2）肺功能的变化：

早期，呼吸性碱中毒；随着休克的进展，可出现急性呼吸衰竭，引起肺水肿、淤血、出血、微循环血栓形成、肺不张和栓塞以及肺泡内透明膜形成等病理改变，称为休克肺。严重休克患者可导致急性呼吸窘迫综合征。

（3）心功能的变化：

冠状动脉血流量减少导致心肌缺血缺氧，心肌细胞变性坏死，造成心力衰竭。

（4）脑功能的变化：

动脉血压下降，脑供血不足，弥散性血管内凝血形成，脑内微循环障碍，可出现脑水肿，颅内高压，甚至是发生脑疝。

（5）肝和胃肠功能变化：

肝细胞缺血缺氧，肝代谢障碍，毒物清除功能降低，肠吸入毒物导致中毒；胃肠因缺血淤血引起肠壁水肿，黏膜糜烂，甚至发生应激性溃疡和出血；胃肠活动减弱，消化、吸收不良。

（四）休克的防治原则

1. 积极治疗原发病。

2. 改善微循环

（1）补充血容量："需多少，补多少"，动态观察 BP、P、尿量。

（2）血管活性药物的应用。

（3）纠正酸碱平衡紊乱。

3. 防治细胞损伤和器官功能衰竭。

三、自测试题

【A1、A2 型题】

1. 从病生的角度来看，休克的本质是（　）

A. 血压降低　　B. 心血管功能紊乱　　C. 组织细胞缺氧

D. 微循环的血液灌注障碍　　E. 心力衰竭

2. 急性胃肠炎伴剧烈呕吐腹泻所致的休克属于（　）

A. 失液性休克　　B. 感染性休克　　C. 过敏性休克

D. 创伤性休克　　E. 心源性休克

3. 休克淤血性缺氧期，微循环的灌流特点是（　）

A. 少灌少流，灌少于流　　B. 多灌少流，灌多于流　　C. 多灌多流，灌多于流

D. 灌而少流，灌少于流　　E. 不灌不流，灌流相等

4. 休克缺血性缺氧期，血压与脉搏的改变是（　）

A. P 加快，BP 正常或稍高，脉压缩小　　B. P 细速，BP↓

C. P 加快，BP 正常，脉压无变化　　D. P 加快，BP↓，脉压缩小

E. P 减慢，血压下降

5. 休克缺血性缺氧期发生的主要机理是（　）

A. 肾素－血管紧张素系统活性增加　　B. 抗利尿激素分泌增多

C. 血中儿茶酚胺浓度明显增高　　D. 心输出量明显减少

E. 前列腺素分泌增多

6. 休克时血容量改变最显著的脏器是（　）

A. 心、肺　　B. 肾、肺　　C. 肺、肝

D. 心、脑　　E. 心、肝

7. 休克发生发展的关键是（　）

A. P 细速　　B. BP 下降　　C. 中心静脉压降低

D. 微循环灌流障碍　　E. 心肌收缩力下降

8. 休克时引起功能性肾功能衰竭的主要机制是（　）

A. 肾血流急剧↓，肾素－血管紧张素－醛固酮活性↑GFR↓

B. 肾小管阻塞，肾小球滤过率降低　　C. 肾小管坏死

D. 肾间质水肿　　E. 肾小管纤维化

9. 休克淤血性缺氧期发生的主要机理是（　）

A. 交感－肾上腺髓质兴奋，儿茶酚胺↑

B. 局部酸中毒使前阻力血管舒张，而后阻力血管小静脉仍处收缩状态

C. 心输出量明显减少

D. 抗利尿激素分泌显著减少

E. 肾素－血管紧张素系统的激活

10. 休克期血压进行性下降的主要原因是（　）

A. 微循环障碍回心血量严重不足　B. 血液中儿茶酚胺浓度进行性下降

C. 外周小动脉紧张度进行性降低　D. 交感神经先兴奋后转为抑制

E. 心功能不足心输出量明显减少

11. 过敏性休克发生的主要原因是（　）

A. 心输出量↓，BP↓　　B. 血容量↓，有效微循环血量不足

C. 心输出量↓，BP 正常　　D. 微循环动静脉短路开放

E. 肥大细胞释放大量组胺，引起微血管扩张，血管壁通透性↑

12. 休克早期血流量变化不大的器官是（　）

A. 心、脑　　B. 肝、脑　　C. 肾、脑

D. 肺、心　　E. 脾、肺

13. 休克早期微循环灌流的特点是（　）

A. 少灌少流　　B. 多灌少流　　C. 不灌不流

D. 少灌多流　　E. 多灌多流

14. 下列哪一类不属于低血容量性休克的原因（　）

A. 失血　　B. 烧伤　　C. 挤压伤

D. 感染　　E. 心脏破裂

15. 成年人急性失血，失血量超过总血量的（　）时可发生休克

A. 5%　　B. 10%　　C. 15%

D. 20%　　E. 25%

16. 过敏性休克的始动环节是（　）

A. 血容量减少　　B. 血压降低　　C. 微循环灌流不足

D. 血管床容量增大　　E. 器官功能衰竭

17. 失血性休克发生的机制主要是（　）

A. 心输出量不足　　B. 血容量减少　　C. 器官功能衰竭

D. 血管床容量扩大　　E. 弥散性血管内凝血

18. 不符合休克早期临床表现的是（ ）

A. 面色苍白　　B. 四肢湿冷　　C. 尿量减少

D. 脉压增大　　E. 血压正常或稍高

19. 休克早期时交感-肾上腺髓质系统处于（ ）

A. 强烈兴奋　　B. 先兴奋后抑制，最后衰竭

C. 强烈抑制　　D. 先抑制后兴奋

E. 无变化

20. 休克初期的“自身输血”作用是指（ ）

A. 动静脉吻合支开放，回心血量增加　　B. 容量血管收缩，回心血量增加

C. 醛固酮增多，钠水重吸收增加　　D. 缺血缺氧，红细胞生成增多

E. 淤血引起血管壁通透性增加，红细胞漏出

21. 患者，女，56岁，胃痛病史十余年，2周来上腹部时有疼痛，今晨感头昏、出汗、心悸入院。查患者面色苍白、双手湿冷，P 140次/分，BP 95/80mmHg，入院后未见排尿。考虑是（ ）

A. 神经源性休克　　B. 感染性休克　　C. 低血容量性休克

D. 心源性休克　　E. 过敏性休克

22. 患者，男，39岁，左上腹撞击伤后入院，P 75/60mmHg，BP 120次/分，表情淡漠，皮肤苍白，口干，估计出血量是（ ）

A. <500mL　　B. 500~800mL　　C. 1600~2500mL

D. 800~1600mL　　E. >2500mL

23. 患者，女，44岁，车祸致创伤性休克后入院，经手术治疗及扩充血容量治疗后，监测 BP 85/60mmHg，CVP 150mmH_2O（正常值50~120mmH_2O），提示（ ）

A. 血容量严重不足　　B. 血容量不足　　C. 必须补液试验

D. 容量血管过度收缩　　E. 心功能不全或血容量相对过多

【A3、A4型题】

（24~25题共用题干）

患者，男，52岁，在“上颌骨肿瘤切除”前给予抗生素静滴，诱导麻醉。插管后听诊双肺上叶哮鸣音，BP 76/36mmHg，血氧饱和度降至65%，P 102次/分。5分钟内脉搏增至152次/分，血压测不出。

24. 患者发生了（ ）

A. 感染性休克　　B. 创伤性休克　　C. 心源性休克

D. 过敏性休克　　E. 失血性休克

25. 下列应该立即采取的主要措施中不包括（ ）

A. 去除致敏源，停用麻醉药物　　B. 碳酸氢钠静滴　　C. 给予肾上腺素

D. 维持呼吸通畅，纯氧通气　　E. 支持性扩容

（26～28 题共用题干）

患者，男，50 岁，急性化脓性胆管炎，入院时：意识模糊，问答不清，皮肤发绀，四肢厥冷，脉搏摸不清，BP 60/40mmHg，浅静脉塌陷，尿量 18mL/h。

26. 考虑该患者是（　）

A. 无休克　　B. 休克可疑　　C. 休克进展期

D. 休克代偿期　　E. 休克恢复期

27. 该患者应该采取的体位是（　）

A. 头和躯干抬高 15°～20°，下肢平放

B. 头和躯干平放，下肢抬高 20°～30°

C. 头和躯干抬高 15°～20°，下肢抬高 20°～30°

D. 平卧位

E. 头和躯干低于 15°，下肢抬高 20°～30°

28. 经治疗后，病情无继续好转，且出现腰痛，无尿，血压升高，血肌酐，尿素氮升高。患者可能存在的情况是（　）

A. 脑水肿　　B. 心功能不全　　C. 肺功能不全

D. 肾功能不全　　E. 碱中毒

【B 型题】

（29～31 题共用选项）

A. 中心静脉压很低，尿量多　　B. 中心静脉压偏低，尿量少

C. 中心静脉压偏低，尿量多　　D. 中心静脉压偏高，尿量多

E. 中心静脉压很高，尿量少

29. 提示血容量不足的是（　）

30. 说明液体量已补充足的是（　）

31. 可能有心功能不全存在的是（　）

四、自测试题答案

1. **D**　2. **A**　3. **B**　4. **A**　5. **C**　6. **B**　7. **D**　8. **A**　9. **B**　10. **A**
11. **E**　12. **A**　13. **A**　14. **D**　15. **D**　16. **D**　17. **B**　18. **D**　19. **A**　20. **B**
21. **C**　22. **D**　23. **E**　24. **D**　25. **B**　26. **C**　27. **C**　28. **D**　29. **B**　30. **D**
31. **E**

第二十章 弥散性血管内凝血

一、学习目标

（一）掌握弥散性血管内凝血的概念、病因及临床表现。

（二）熟悉影响弥散性血管内凝血发生发展的因素；弥散性血管内凝血的发病机制。

（三）了解弥散性血管内凝血的分期、分型及防治原则。

二、学习要点

弥散性血管内凝血（disseminated intravascular coagulation，DIC）是指机体在致病因子的作用下，引起的一种以凝血系统激活为始动环节，以广泛微血栓形成、继发性纤维蛋白溶解功能亢进和相继出现的止、凝血功能障碍为病理特征的临床综合征。主要临床表现为出血、休克、多系统器官功能障碍和溶血性贫血。

DIC 发生的关键环节：凝血酶增加。

DIC 的特征：凝血功能障碍（先高凝后低凝）。

（一）DIC 的病因与发病机制

1. DIC 的病因

（1）感染性疾病。

（2）肿瘤性疾病。

（3）妇产科疾病。

（4）创伤及手术。

2. DIC 的发病机制：凝血和抗凝血平衡被破坏。

（1）血管内皮细胞损伤，激活Ⅻ，启动内源性凝血途径：缺氧、酸中毒、严重感染、内毒素、抗原抗体复合物、创伤或手术等，造成血管内皮细胞损伤，胶原暴露，激活Ⅻ，启动内源性凝血途径。

（2）组织因子释放，启动外源性凝血途径：大面积烧伤、严重创伤或烧伤、产科意外、大手术、癌组织坏死等组织损伤，释放大量组织因子入血，启动外源性凝血途径。

（3）血小板激活和血细胞大量破坏：

1）红细胞大量破坏：释放大量二磷酸腺苷，促进血小板黏附、聚集；释放红细胞膜磷脂浓缩并聚集多种凝血因子（如 FⅦ、FⅨ等），生成大量凝血酶，促进 DIC 发生。

2）白细胞的损伤与激活：释放组织因子样物质，启动外源性凝血途径。

3）血小板的激活。

（4）其他促凝物质入血：

1）某些大分子颗粒物，如羊水中的有形成分、免疫复合物、转移的癌细胞、细菌、内毒素等，可直接激活Ⅻ，启动内源性凝血途径。

2）急性胰腺炎时，大量胰蛋白酶入血，可直接激活Ⅻ，还可激活凝血酶原生成凝血酶。

3）蛇毒或蜂毒的蛋白水解酶具有血小板因子 3 样作用，激活 X 因子。

（二）影响 DIC 发生发展的因素

1. 单核吞噬细胞系统功能受损。

（1）感染性休克、内毒素血症，该系统吞噬大量细菌、内毒素及坏死组织，使其功能损伤耗竭处于“封闭”状态。

（2）长期大量应用肾上腺糖皮质激素或严重的酮症酸中毒，使其功能被抑制。

2. 肝功能严重障碍。

3. 血液高凝状态：妊娠、酸中毒等。

4. 微循环障碍。

5. 机体纤溶系统功能降低。

（三）DIC 的分期与分型

1. DIC 的分期

根据 DIC 的发生发展过程和病理生理特点，一般可分为以下三期：

（1）高凝期：凝血因子和血小板被激活，大量促凝物质入血，血液高凝状态，微血管内广泛微血栓形成。

（2）消耗性低凝期：大量凝血因子和血小板被消耗，同时继发激活纤溶系统，使血液由高凝状态转变为低凝状态。有出血倾向。

（3）继发性纤溶功能亢进期：纤溶系统被激活，产生大量纤溶酶，降解纤维蛋白，形成大量纤维蛋白降解产物，导致纤溶亢进。患者出血明显。

2. DIC 的分型

（1）按 DIC 的发生速度分型：

1）急性 DIC。

2）亚急性 DIC。

3）慢性 DIC。

（2）按 DIC 时机体的代偿情况分型：

1）失代偿型。

2）代偿型。

3）过度代偿型。

（四）DIC 的主要临床表现

DIC 的临床表现相当复杂、多样，但主要的表现有以下四种：

1. 出血：DIC 最初的症状，其机制是凝血功能障碍。

（1）凝血物质被消耗。

（2）继发性纤溶亢进。

（3）纤维蛋白降解产物的形成：其具有抗凝作用。

（4）血管壁损伤。

2. 休克。

3. 多系统器官功能障碍。

4. 贫血：微血管病性溶血性贫血。

（五）DIC 的防治原则

1. 积极治疗原发病。

2. 改善微循环。

3. 建立新的凝血、抗凝血与纤溶间的动态平衡。

三、自测试题

【A1、A2 型题】

1. DIC 最主要的病理特征是（　）

A. 凝血物质大量消耗　B. 纤溶亢进　C. 凝血功能障碍

D. 大量微血栓形成　E. 溶血性贫血

2. 在 DIC 病理过程的晚期发生明显出血时，体内（　）

A. 凝血系统的活性远大于纤溶系统活性

B. 纤溶系统的活性大于凝血系统的活性

C. 激肽系统被激活

D. 凝血系统被激活

E. 纤溶系统被激活

3. 下列哪项不是 DIC 的病因（　）

A. 外科大手术　B. 恶性肿瘤　C. 挤压综合征

D. 产科意外　E. 单核吞噬细胞系统功能抑制

4. DIC 时血液凝固障碍准确的表述为（　）

A. 血液凝固性增高　B. 先高凝后转为低凝　C. 先低凝后转为高凝

D. 纤溶活性增高　E. 血液凝固性降低

5. 下列哪项不是引起 DIC 的直接原因？（　）
A. 血管内皮细胞受损　B. 组织因子入血　C. 异物颗粒大量入血
D. 内毒素血症　E. 血液高凝状态
6. 妊娠末期的产科意外容易诱发 DIC，这主要是由于（　）
A. 微循环血流淤滞　B. 血液处于高凝状态
C. 单核－巨噬细胞系统功能低下　D. 纤溶系统活性增高
E. 胎盘功能受损
7. 单核－巨噬细胞系统功能障碍时容易诱发 DIC 的原因是（　）
A. 体内大量血管内皮细胞受损　B. 循环血液中促凝物质的生成增加
C. 循环血液中促凝物质的清除减少　D. 循环血液中凝血抑制物减少
E. 纤溶系统活性减弱
8. 组织严重损伤引起 DIC 的主要机制是（　）
A. 凝血因子Ⅻ被激活　B. 红细胞损伤释放出大量二磷酸腺苷
C. 血小板大量黏附聚集　D. 白细胞损伤释放出大量促凝物质
E. 组织因子大量入血
9. 严重创伤引起 DIC 的主要原因是（　）
A. 大量红细胞和血小板受损　B. 凝血因子Ⅲ大量入血　C. 凝血因子Ⅻ被激活
D. 凝血因子 X 被激活　E. 直接激活凝血酶
10. 急性 DIC 患者不可能出现下列哪项结果（　）
A. 血小板计数减少　B. 纤维蛋白降解产物浓度增高
C. 凝血酶时间明显延长　D. 纤维蛋白原浓度增加
E. 凝血酶原时间延长
11. 下列哪项是导致 DIC 发病的关键环节（　）
A. 凝血因子Ⅴ的激活　B. 凝血因子Ⅻ的激活　C. 组织因子大量入血
D. 凝血酶原激活物的形成　E. 凝血酶生成增加
12. 活化的凝血因子Ⅻ可直接引起下列哪种效应？（　）
A. 使凝血酶原变为凝血酶
B. 使血小板活性增强，促进其聚集
C. 使激肽释放酶原转变为激肽释放酶
D. 使纤溶酶原转变为纤溶酶
E. 促使组织凝血活酶的释放
13. 大量使用肾上腺皮质激素容易诱发 DIC 与下列哪项因素有关？（　）
A. 单核巨噬细胞系统功能被抑制
B. 微循环障碍
C. 降低溶酶体酶稳定性
D. 血管内皮细胞广泛受损
E. 组织凝血活酶大量入血

14. DIC 患者出血与下列哪项因素关系最为密切？（　）

A. 凝血因子Ⅻ被激活　B. 肝脏合成凝血因子障碍　C. 凝血因子大量消耗

D. 抗凝血酶物质增加　E. 血管通透性增加

15. 微血管病性溶血性贫血的发病机制主要与下列哪项因素有关？（　）

A. 微血管内皮细胞大量受损　B. 纤维蛋白丝在微血管腔内形成细网

C. 血小板的损伤　D. 小血管内血液淤滞

E. 白细胞的破坏作用

16. 下列诸因素中哪项是引起 DIC 晚期出血的主要原因？（　）

A. 血管通透性增加　B. 血小板减少　C. 继发性纤溶亢进

D. 纤维蛋白原减少　E. 凝血酶减少

17. 下列哪项因素不是直接引起 DIC 出血的原因？（　）

A. 凝血因子大量消耗　B. 单核巨噬细胞系统功能下降

C. 血小板大量消耗　D. 纤维蛋白降解产物的作用

E. 继发性纤溶亢进

18. DIC 时产生的贫血主要属于（　）

A. 再生障碍性贫血　B. 失血性贫血　C. 中毒性贫血

D. 微血管病性溶血性贫血　E. 缺铁性贫血

19. DIC 出血与下列哪一项无关？（　）

A. 凝血酶原减少　B. 血小板减少　C. 纤维蛋白原减少

D. 纤维蛋白降解产物减少　E. 纤溶酶增多

20. DIC 与休克的关系是（　）

A. 休克为因，DIC 为果　B. DIC 为因，休克为果

C. 毫不相干　D. 互为因果

E. 必然共存

21. 新生儿宫内感染，全身皮肤黄染严重，体温 40℃，呼吸微弱，无法哭出，四肢冰凉，凝血时间延长。该患儿发生 DIC 的直接原因是（　）

A. 肝功能障碍　B. 单核吞噬细胞功能受损　C. 血管内皮损伤

D. 大量促凝物质入血　E. 血液高凝状态

22. 患者，52 岁，肝炎病史 15 年，因食欲缺乏、尿黄、眼黄、腹痛 3 天在医院治疗时，发生口腔黏膜出血，全身散在瘀点瘀斑。实验室检查错误的是（　）

A. PT 延长 3 秒以上　B. D－二聚体水平升高　C. 纤维蛋白原含量减少

D. AT－Ⅲ含量及活性降低　E. 血小板计数正常

【A3、A4 型题】

（23～25 题共用题干）

患者，男，68 岁，农民，发热 5 天，全身散在出血点及瘀斑 1 天入院。查 T 37.5℃，BP 70/50mmHg，P 102 次/分，R 33 次/分；神志欠清楚，嗜睡；口唇发绀，咳嗽，双肺底部

可闻及湿啰音，尿量减少。实验室检查：WBC 16×10^9/L，中性粒细胞 92%，PLT 57×10^9/L，纤维蛋白原 1.2g/L，3P 实验（+），凝血酶原时间延长。

23. 该患者出血的原因可能是（ ）

A. 纤维蛋白合成障碍　B. 肺癌　C. DIC
D. 外伤损伤血管　E. 血小板减少性紫癜

24. 该患者目前最主要的表现是（ ）

A. 排便异常　B. 组织完整性损伤　C. 组织灌流量减少
D. 有窒息危险　E. 营养障碍

25. 为了控制病情，应立即使用（ ）

A. 维生素 C　B. 山莨菪碱　C. 糖皮质激素
D. 血小板悬液　E. 肝素

（26～27 题共用题干）

患者，女，妊娠 38 周，伴下腹痛 4 小时入院。查 T 36.5℃，BP 150/100mmHg，P 88 次/分，R 20 次/分；十小时后分娩出 1 女婴，患者觉气促，心悸明显，P 130 次/分，阴道大出血，BP 降到 90/60mmHg，全身皮肤出血点逐渐增多呈片状。

26. 该患者实验室检查 PLT 45×10^9/L，纤维蛋白原 1.2g/L，凝血酶原时间延长，3P 试验（+）。考虑发生了（ ）

A. DIC　B. 妊娠高血压综合征　C. 早产
D. 心力衰竭　E. 失血性休克

27. 该患者出现上述症状的诱发因素是（ ）

A. 生活习惯不规律　B. 血管内皮细胞损伤　C. 血小板大量激活
D. 肝功能障碍　E. 血液处于高凝状态

四、自测试题答案

1. **C**　2. **B**　3. **E**　4. **B**　5. **E**　6. **B**　7. **C**　8. **E**　9. **B**　10. **D**
11. **E**　12. **C**　13. **A**　14. **C**　15. **B**　16. **C**　17. **B**　18. **D**　19. **D**　20. **D**
21. **C**　22. **E**　23. **C**　24. **C**　25. **D**　26. **A**　27. **E**

第二十一章　心力衰竭

一、学习目标

（一）掌握心力衰竭、劳力性呼吸困难、端坐呼吸、夜间阵发性呼吸困难的概念；心力衰竭的原因和诱因。

（二）熟悉心力衰竭的发病机制；心脏本身的代偿活动及心脏外的代偿方式。

（三）了解心力衰竭的分类及防治原则。

二、学习要点

心力衰竭是指在各种致病因素的作用下心脏的收缩和/或舒张功能发生障碍，使心排出量绝对或相对下降，即心泵功能减弱，以致不能满足机体代谢需要的病理过程。

（一）心力衰竭的病因、诱因与分类

1. 病因

（1）心肌收缩功能障碍：最常见。

1）心肌病变：心肌炎、心肌病、心肌梗死等引起心肌细胞变性、坏死或纤维化。

2）心肌能量代谢障碍：缺血、缺氧、维生素 B_1 缺乏等。

（2）心脏负荷过度：

1）前负荷过度：心脏收缩前所要承受的负荷（心室舒张末期的容量或压力），又称为容量负荷。

①左室前负荷过度常见于主动脉瓣关闭不全、二尖瓣关闭不全等；

②右室前负荷过度常见于肺动脉瓣关闭不全、三尖瓣关闭不全等；

③全心前负荷过度常见于甲亢、严重贫血、输液过多过快等。

2）后负荷过度：心脏射血时所要克服的阻力，又称为压力负荷。

①左室后负荷过度常见于高血压、主动脉瓣狭窄、主动脉缩窄等；

②右室后负荷过度常见于肺动脉高压、肺动脉瓣狭窄、肺梗死、阻塞性肺疾病等；

③全心后负荷过度常见于高血压晚期、血液黏稠度增加等。

（3）心脏舒张和充盈受限：

1）心室肥厚、心肌纤维化、限制性心肌病→心肌顺应性降低→心脏舒张和充盈受限；

2）心包炎→心包粘连或填塞→限制心脏充盈。

2. 诱因

（1）感染：最常见，尤其是呼吸道感染。

（2）酸碱平衡和电解质代谢紊乱：高钾血症、代谢性酸中毒。

（3）心律失常：尤见于快速型心律失常。

（4）妊娠与分娩。

（5）其他：过度劳累、情绪激动、过量输液、肾功能衰竭、洋地黄中毒、大量饮酒、贫血等。

3. 分类

（1）按心力衰竭的发病部位可分为左心衰竭、右心衰竭和全心衰竭。

（2）按心力衰竭的发展速度可分为急性心力衰竭和慢性心力衰竭。

（3）按心排出量的高低可分为低排出量性心力衰竭和高排出量性心力衰竭。

（4）按心力衰竭的发病机制可分为收缩性心力衰竭和舒张性心力衰竭。

（二）心力衰竭时机体的代偿反应

1. 神经－体液调节机制激活

（1）交感－肾上腺髓质系统激活

心排出量减少可激活交感－肾上腺髓质系统，交感神经兴奋，儿茶酚胺分泌增加，使心肌收缩性增强、心率加快，心排出量增加。

（2）肾素－血管紧张素－醛固酮系统激活

肾素、血管紧张素Ⅱ使血管收缩维持动脉血压；醛固酮促进肾小管重吸收钠水增加维持循环血量。

2. 心脏自身的代偿反应

（1）心率加快：

1）特点：发动快、见效速、有限度。

2）意义：

①有利：提高心排出量；

②不利：增加氧耗；缩短舒张期，心室充盈减少；冠脉灌流减少，加重心肌缺血缺氧，心排出量进一步减少。

（2）心脏扩张：

1）特点：快速代偿，但有一定限度。

2）表现：

①紧张源性扩张：心脏扩大伴收缩力增强，有代偿意义；

②肌源性扩张：心肌拉长不伴收缩力增强，失代偿的表现。

（3）心肌肥大：

1）特点：慢性代偿、持久、有效，但也有一定限度。

2）表现：

①向心性肥大：长期过度的后负荷作用下发生，常见于高血压病或主动脉狭窄等；

②离心性肥大：长期过度的前负荷作用下发生，常见于二尖瓣或主动脉瓣关闭不全、高血压病后期等。

3）意义：

①有利：增加心肌的收缩力、降低室壁张力；

②不利：心肌耗氧量增加。

3. 心脏以外的代偿反应

（1）血容量增加：慢性心衰重要代偿机制。血容量增加，增加回心血量，但可致前负荷增加。

（2）血流重分布：交感－肾上腺髓质系统兴奋，使皮肤、内脏和骨骼肌的血管收缩，血流量减少，而心脑血管收缩不明显或扩张，心脑血流量不变或略增加。

（3）红细胞增多：改善氧供，但增大血液黏度。

（4）组织利用氧能力增强：线粒体数量增多，氧离曲线右移。

（三）心力衰竭的发病机制

心肌收缩和/或舒张功能障碍是导致心力衰竭的中心环节。

1. 心肌收缩性减弱

（1）心肌结构破坏。

（2）心肌能量代谢紊乱。

（3）心肌兴奋－收缩耦联障碍。

2. 心室舒张功能障碍

（1）钙离子复位迟缓。

（2）肌球－肌动蛋白复合体解离障碍。

（3）心室舒张势能减少。

（4）心室顺应性降低。

3. 心脏各部舒缩活动不协调

（四）心力衰竭时机体的功能、代谢变化

1. 心脏泵血功能降低

（1）心率加快。

（2）心排出量减少。

（3）动脉血压下降。

（4）血液重新分布。

2. 肺循环淤血：主要见于左心衰。

（1）呼吸困难：表现形式有以下三种：

1）劳力性呼吸困难：体力活动时出现呼吸困难，休息后缓解。左心衰最早症状。

2）端坐呼吸：安静时感到呼吸困难，甚至不能平卧位，必须采取端坐位或半卧位方可减轻呼吸困难程度。

3）夜间阵发性呼吸困难：夜间入睡后突感气闷被惊醒，在端坐咳喘后缓解。左心衰典型表现。

（2）急性肺水肿：急性左心衰的主要临床表现。可出现发绀、气促、端坐呼吸、咳嗽、咳粉红色泡沫痰等表现。

3. 体循环淤血：全心衰或右心衰的表现。

（1）静脉淤血和静脉压升高：下肢和肝等器官淤血、颈静脉怒张、肝颈静脉反流征（+）等。

（2）水肿：从低垂部位开始。

（3）肝淤血肿大，肝功能障碍。

（4）胃肠功能障碍：胃肠淤血引起消化不良、食欲减退、腹胀、恶心、呕吐、腹泻等。

（五）心力衰竭的防治原则

1. 防治病因，消除诱因。
2. 改善心脏舒缩功能。
3. 减轻心脏负担。
4. 替代治疗——心脏移植。

三、自测试题

【A1、A2 型题】

1. 右心衰突出的早期表现是（　）

A. 端坐呼吸　　B. 咳粉红色泡沫痰　　C. 尿少
D. 下肢淤血、水肿　　E. 面部浮肿

2. 心脏容量负荷升高常见于（　）

A. 主动脉瓣狭窄　　B. 二尖瓣狭窄　　C. 三尖瓣狭窄
D. 主动脉瓣关闭不全　　E. 肺动脉瓣狭窄

3. 夜间阵发性呼吸困难发生于（　）

A. 右心衰　　B. 左心衰　　C. 肺性脑病
D. 大叶性肺炎　　E. 发热

4. 心衰的主要机制是（　）

A. 循环血量减少　　B. 血压下降　　C. 心肌收缩力下降
D. 血管扩张　　E. 交感神经兴奋

5. 临床上心肌能量代谢障碍引起的心衰最常见于（　）

A. 休克　　B. 冠状动脉粥样硬化　　C. 贫血

D. 心肌炎　　E. 呼吸衰竭

6. 心肌收缩力减弱主要是（　）

A. 钠的转运失常　　B. 钙的转运失常　　C. 钾的转运失常

D. 铁的转运失常　　E. 镁的转运失常

7. 右心衰见于（　）

A. 二尖瓣狭窄　　B. 高血压病　　C. 肺动脉瓣狭窄或关闭不全

D. 二尖瓣关闭不全　　E. 主动脉瓣关闭不全

8. 左心衰常见于下列哪种疾病（　）

A. 冠心病　　B. 肺动脉压升高　　C. 心肌炎

D. 三尖瓣关闭不全　　E. 肺心病

9. 右心衰引起的水肿主要由于（　）

A. 血浆胶体渗透压下降　　B. 钠水潴留　　C. 毛细血管流体静压升高

D. 毛细血管通透性升高　　E. 大量蛋白尿

10. 容量负荷过重是（　）

A. 取决于心室舒张期末的血量　　B. 取决于心脏射血所遇到的阻力

C. 由心瓣膜狭窄及高血压等引起　　D. 取决于心室收缩期的状况

E. 取决于心室舒张前期的血量

11. 右心衰所致的表现哪项不对（　）

A. 肺淤血水肿　　B. 肝淤血性肿大　　C. 下肢水肿

D. 胃肠淤血　　E. 腹水

12. 心脏后负荷升高下列哪项错误（　）

A. 高血压病　　B. 肺动脉瓣狭窄　　C. 主动脉瓣狭窄

D. 肺动脉高压　　E. 主动脉瓣关闭不全

13. 最符合心衰定义的病理生理学改变的是（　）

A. 静脉回流大于左心室的容量　　B. 继发于肺水肿的呼吸困难

C. 左心肥大扩张　　D. 心排出量不足以适应全身组织代谢的需要

E. 心排出量大于静脉回流量

14. 心肌兴奋－收缩耦联中起耦联作用的离子是（　）

A. 钾离子　　B. 钙离子　　C. 钠离子

D. 氯离子　　E. 镁离子

15. 左心衰出现呼吸困难的主要原因是（　）

A. 肺不张　　B. 肺淤血　　C. 肺实变

D. 缺氧　　E. 气道阻塞

16. 严重贫血引起心衰的机制是（　）

A. 能量生成障碍　　B. 能量储存障碍　　C. 能量利用障碍

D. 心脏结构破坏　　E. 兴奋－收缩耦联障碍

17. 以下不属于右心衰竭表现的是（　）

A. 全身浮肿　B. 肾淤血　C. 胃肠淤血

D. 肝淤血　E. 端坐呼吸

18. 左心衰竭早期出现的表现是（　）

A. 全身浮肿　B. 胃肠淤血　C. 肝淤血

D. 肺淤血、水肿　E. 腹水

19. 心力衰竭患者常见的酸碱平衡紊乱是（　）

A. 代谢性酸中毒　B. 呼吸性酸中毒　C. 呼吸性碱中毒

D. 代谢性碱中毒　E. 混合性酸中毒

20. 维生素 B_1 缺乏引起心衰的机制是（　）

A. 能量生成障碍　B. 能量利用障碍　C. 能量储存障碍

D. 兴奋－收缩耦联障碍　E. 心室舒张功能异常

21. 钙离子的转运障碍引起心衰的机制是（　）

A. 能量生成障碍　B. 能量储存障碍　C. 能量利用障碍

D. 兴奋－收缩耦联障碍　E. 心室部舒缩活动不协调

22. 高血压引起心衰主要由于（　）

A. 心肌损伤　B. 压力负荷过重　C. 容量负荷过重

D. Ca^{2+} 转运异常　E. 心肌代谢障碍

23. 引起左心室向心性肥大的主要疾病是（　）

A. 二尖瓣狭窄　B. 二尖瓣关闭不全　C. 高血压病

D. 肺动脉瓣狭窄　E. 主动脉瓣关闭不全

24. 使左心室压力负荷增加的疾病是（　）

A. 肺动脉高压　B. 高血压病　C. 甲状腺功能亢进

D. 室间隔缺损　E. 心肌梗死

25. 心力衰竭时机体代偿性使心率加快的机制是（　）

A. 心房舒张期压力下降　B. 心室收缩末期压力升高

C. 心脏迷走神经紧张性增高　D. 主动脉弓压力感受器传入冲动增多

E. 对主动脉弓和颈动脉窦压力感受器的刺激减弱

26. 心力衰竭时血液灌注量减少最明显的器官是（　）

A. 肝脏　B. 心脏　C. 肾脏

D. 皮肤　E. 骨骼肌

27. 最常引起离心性肥大的疾病是（　）

A. 二尖瓣狭窄　B. 主动脉瓣关闭不全　C. 高血压病

D. 主动脉瓣狭窄　E. 肺动脉高压

【A3、A4 型题】

(28～29 题共用题干)

患者，女，28 岁，因活动后心悸、气促 10 余年，下肢浮肿反复发作 3 年，咳嗽 1 个月而入院。患者自幼起常感全身大关节酸痛。中学时期，每逢剧烈活动时即感心慌、气喘，休息可缓解，且逐年加重。曾诊断为“风心病”。近 2 年来，常感到前胸部发闷，似有阻塞感，夜里不能平卧，并逐渐出现下肢浮肿，时轻时重。近 1 个月来，常有发热，伴咳嗽和咳少量粉红色泡沫痰，胸闷、气急加剧。心尖搏动弥散，心界向两侧扩大，心音低钝，心尖区可闻及Ⅲ级粗糙吹风样收缩期杂音和舒张中期隆隆样杂音。胸片示：心脏呈梨形，两肺纹理增多。入院后积极抗感染，给予吸氧、强心、利尿、血管扩张剂及纠正水、电解质代谢紊乱等措施，病情逐渐得到控制。

28. 本例引起心力衰竭的主要原因是（ ）

A. 感染　B. 原发性心肌损害　C. 容量负荷过重
D. 压力负荷过重　E. 心律失常

29. 上述病例出现水肿的主要机制是（ ）

A. 微血管流体静压升高　B. 微血管壁通透性增加　C. 血浆胶体渗透压降低
D. 淋巴回流障碍　E. 组织胶体渗透压升高

【B 型题】

(30～32 题共用选项)

A. 冠心病　B. 心肌炎　C. 妊娠
D. 慢性阻塞性肺疾病　E. 风湿病

30. 导致高排出量性心力衰竭的常见疾病是（ ）
31. 导致左心衰的常见疾病是（ ）
32. 导致右心衰的常见疾病是（ ）

四、自测试题答案

1. **D**　2. **D**　3. **B**　4. **C**　5. **B**　6. **B**　7. **C**　8. **A**　9. **C**　10. **A**
11. **A**　12. **E**　13. **D**　14. **B**　15. **B**　16. **A**　17. **E**　18. **D**　19. **A**　20. **A**
21. **D**　22. **B**　23. **C**　24. **B**　25. **E**　26. **C**　27. **B**　28. **C**　29. **A**　30. **C**
31. **A**　32. **D**

第二十二章　呼吸衰竭

一、学习目标

（一）掌握呼吸衰竭的概念、病因及发病机制。

（二）熟悉呼吸衰竭的分类及机体的主要功能代谢变化。

（三）了解急性呼吸窘迫综合征的病因、病理变化和呼吸功能改变；呼吸衰竭的防治原则。

二、学习要点

（一）概述

1. 概念

由于外呼吸功能严重障碍，以致在静息时出现动脉血氧分压低于正常范围，伴有或不伴有动脉血二氧化碳分压增高的病理过程，称为呼吸衰竭。

2. 诊断呼吸衰竭的主要血气标准

成人在静息海平面情况 $PaO_2 < 60mmHg$（8kPa），$PaCO_2 > 50mmHg$（6.67kPa）。

3. 分类

（1）根据动脉血气特点可分为：

1）Ⅰ型呼吸衰竭（低氧血症型呼衰）：$PaO_2 < 60mmHg$，$PaCO_2$ 不升高。

2）Ⅱ型呼吸衰竭（高碳酸血症型呼衰）：$PaO_2 < 60mmHg$，$PaCO_2 > 50mmHg$。

（2）根据原发病变部位不同可分为中枢性和外周性呼吸衰竭。

（3）根据发病机制不同可分为通气性和换气性呼吸衰竭。

（4）根据发病缓急可分为慢性和急性呼吸衰竭。

（二）病因和发病机制

1. 病因

（1）神经肌肉系统疾病：见于脑外伤等。

（2）胸部和胸膜病变：见于外伤、气胸等。

（3）呼吸道阻塞性疾病：见于喉头水肿等。

（4）肺部疾病：见于肺水肿等。

（5）肺血管疾病：见于肺栓塞等。

2. 发病机制

外呼吸包括肺通气和肺换气两个基本环节。各种病因使肺通气和/或肺换气发生严重障碍而导致呼吸衰竭。

（1）肺通气功能障碍：

根据肺通气功能障碍发生机制的不同，分为限制性通气不足和阻塞性通气不足。

1）限制性通气不足：吸气时肺泡扩张受限引起的肺泡通气不足。常见原因有：

①呼吸肌活动障碍：呼吸中枢损伤或抑制、支配呼吸肌的周围神经病变、呼吸肌病变等；

②胸廓顺应性降低：胸廓畸形、胸膜腔积液、气胸、胸膜粘连等；

③肺顺应性降低：肺泡表面活性物质减少（肺淤血、肺水肿）、肺部疾病（肺炎、肺纤维化、肺不张）等。

2）阻塞性通气不足：气道狭窄或阻塞使气道阻力增大所致的通气障碍。

①影响气道阻力的因素有：气道内径（最主要因素）、气道长度与形态、气流速度与形式。

②常见原因：气道病变，如痉挛、管壁肿胀或纤维化等；气道管腔被阻塞，如异物、肿瘤、渗出物等；气道周围组织病变，如肺组织弹性降低对管壁的牵引力减弱等。

③气道阻塞类型：中央性气道阻塞是指气管分叉以上的气道阻塞，常见于喉头水肿、喉癌、声带麻痹等。分胸外段阻塞和胸内段阻塞；外周性气道阻塞主要指内径小于2mm的小气道阻塞，常见于慢性阻塞性肺疾病。临床上最常见的是外周气道阻塞。

3）肺泡通气不足时的血气变化：

$PaO_2\downarrow$、$PaCO_2\uparrow\rightarrow$Ⅱ型呼吸衰竭。

（2）肺换气功能障碍：

1）弥散障碍：由于肺泡膜面积减少或肺泡膜异常增厚和弥散时间缩短所引起的气体交换障碍。常见原因有：

①肺泡膜面积减少（>50%）：见于肺不张、肺实变、肺气肿、肺叶切除等；

②肺泡膜厚度增加（弥散距离增大）：见于肺水肿、肺透明膜病、间质性肺炎、肺纤维化、肺泡毛细血管扩张等；

③弥散时间缩短：见于体力活动、感染、心排出量增加、肺血流加快等，血液流经肺泡毛细血管时间缩短。

2）肺泡通气/血流比例失调

①部分肺泡通气不足：肺泡气管病变，如支气管哮喘、慢性支气管炎、阻塞性肺气肿、肺纤维化及肺水肿等引起部分肺泡通气不足，使肺泡通气/血流比例降低，静脉血氧合不全，又称功能性分流（静脉血掺杂）。

②部分肺泡血流不足：肺血管病变，如肺动脉栓塞、弥散性血管内凝血、肺动脉炎、肺血管收缩等引起部分肺泡血流不足，使肺泡通气/血流比例增大，肺泡通气未被充分利用，

又称死腔样通气。

3）解剖分流增加：一部分静脉血经支气管静脉和极少的肺内动—静脉交通支直接流入肺静脉，称解剖分流。此分流的血液完全未经气体交换过程，又称真性分流。如支气管扩张症、肺实变、肺不张等。

4）肺换气功能障碍时的血气变化：

PaO_2↓，$PaCO_2$ 不升高→Ⅰ型呼吸衰竭。

（三）呼吸衰竭时主要功能代谢变化

呼吸衰竭时，机体所出现的一系列功能代谢变化，主要是由低氧血症和高碳酸血症及由此而引起的酸碱平衡紊乱所致。

1. 酸碱平衡及电解质代谢紊乱

（1）代谢性酸中毒：见于各型呼吸衰竭。PaO_2↓，糖酵解增加，乳酸生成增加。高钾血症。

（2）呼吸性酸中毒：见于Ⅱ型呼吸衰竭。高钾血症。

（3）呼吸性碱中毒：见于Ⅰ型呼吸衰竭。PaO_2↓，刺激呼吸中枢，呼吸加深加快，CO_2 排出增多。低钾血症。

呼吸衰竭常发生混合型酸碱平衡紊乱。

2. 中枢神经系统的变化

发生肺性脑病，即由呼吸衰竭引起的脑功能障碍，主要由缺氧、CO_2 潴留和酸中毒引起。

（1）PaO_2 降至 60mmHg 时，可出现智力、视力减退。

（2）PaO_2 降至 40～50mmHg 以下，头痛、烦躁不安、定向障碍、嗜睡、抽搐、昏迷等。

（3）$PaCO_2$ > 80mmHg 时，可发生 CO_2 麻醉，可出现头痛、头晕、烦躁不安、言语不清、扑翼样震颤、精神错乱、抽搐、昏迷等。

3. 呼吸系统的变化

呼吸衰竭时呼吸系统的功能变化，主要受引起呼吸衰竭的原发疾病和呼吸衰竭所致的低氧血症和高碳酸血症两个方面的影响。

（1）对呼吸中枢的影响：

1）PaO_2 < 60mmHg，反射性兴奋呼吸中枢；PaO_2 < 30mmHg，直接抑制呼吸中枢。

2）$PaCO_2$ > 50mmHg，直接兴奋呼吸中枢；$PaCO_2$ > 80mmHg，直接抑制呼吸中枢。

（2）对呼吸运动的影响：

1）中枢性呼吸衰竭：呼吸浅、慢，可出现潮式呼吸、间歇呼吸、抽泣样呼吸等，最常见的是潮式呼吸（呼吸逐渐加强，又逐渐减弱，直至暂停，周而复始，又称陈－施呼吸）。

2）外周性呼吸衰竭：限制性通气不足，浅快呼吸；阻塞性通气不足，深慢呼吸，由于阻塞部位不同，表现为吸气性呼吸困难（胸外段阻塞）和呼气性呼吸困难（胸内段阻塞）。

4. 循环系统的变化

（1）轻度的缺氧可反射性兴奋心血管运动中枢和交感神经，使心率加快，心肌收缩力增强，心排出量增加，皮肤及腹腔内脏血管收缩，心脑血管扩张，发生血液重新分布和血压轻度升高。

（2）严重的缺氧可直接抑制心血管中枢和心血管活动，导致血压下降、心肌收缩力减弱、心律失常等。

（3）肺的慢性器质性病变在引起呼吸衰竭的同时，可引起右心负荷增加，进而引起右心肥大和心力衰竭，即肺源性心脏病。

5. 肾功能的变化

缺氧和高碳酸血症使交感神经兴奋，肾血管收缩，肾血流量减少，造成肾功能衰竭。

6. 胃肠道的变化

缺氧和高碳酸血症使交感神经兴奋，胃肠血管收缩，胃肠血流量减少，胃肠黏膜上皮变性、坏死，引起糜烂、溃疡、出血。

（四）急性呼吸窘迫综合征（**adult respiratory distress syndrome，ARDS**）

1. 概念

由急性肺损伤引起的急性呼吸衰竭，临床上以进行性呼吸困难和顽固性低氧血症为特征。

2. 原因

（1）化学性因素：见于毒气、烟雾、胃内容物等。

（2）物理性因素：见于放射性损伤等。

（3）生物性因素：见于肺部感染等。

（4）全身性病理过程：见于休克、大面积烧伤、败血症等。

3. 病理变化

可分为急性阶段与慢性阶段病变。

4. 发病机制

主要是肺泡－毛细血管膜损伤引起肺水肿所致。

5. 急性呼吸窘迫综合征时肺呼吸功能变化

ARDS 所致外呼吸功能障碍以肺泡通气－血流比例失调为主，加上弥散功能障碍，表现为低氧血症性呼吸衰竭。极严重病例有肺泡通气量减少时可出现高碳酸血症性呼吸衰竭。

（五）呼吸衰竭的防治原则

1. 防治原发病。

2. 去除诱发因素。

3. 改善通气。

4. 合理给氧：Ⅰ型呼吸衰竭，吸入较高浓度的氧（一般不超过 50%）；Ⅱ型呼吸衰竭，低浓度（30%）、低流量（1～2L/min）、持续给氧，使 PaO_2 上升不超过 60mmHg。

5. 综合治疗。

三、自测试题

【A1、A2 型题】

1. Ⅱ型呼衰的血气特点是（ ）

A. PaO_2 <8kPa（60mmHg） B. PaO_2 >6.67kPa（50mmHg）

C. PaO_2 <8kPa（60mmHg）和 $PaCO_2$ >6.67kPa（50mmHg）

D. PaO_2 <5kPa（37.5mmHg） E. PaO_2 >10kPa（75mmHg）

2. 慢性阻塞性肺疾病引起呼吸衰竭发生的重要机制是（ ）

A. 部分肺不张引起呼吸面积减少 B. 气道阻力增加引起阻塞性呼气障碍

C. 肺泡膜增厚引起弥漫障碍 D. 通气障碍引起肺泡 V/Q 比例失调

E. 气道管径减小引起的吸气障碍

3. 呼吸衰竭的病因中，下列哪项错误（ ）

A. 呼吸中枢抑制 B. 气道阻塞 C. 煤气中毒

D. 胸膜病变 E. 肺部病变

4. 下列哪项不是阻塞性通气障碍的原因（ ）

A. 支气管黏膜充血水肿 B. 支气管黏膜黏液分泌亢进 C. 支气管瘢痕形成

D. 多发性肋骨骨折 E. 支气管异物

5. 呼衰时出现肾功能不全的主要原因是（ ）

A. 缺氧 B. 高血压 C. CO_2 潴留

D. 缺氧和 CO_2 潴留 E. 淤血

6. 目前认为肺性脑病的发生机制主要与下列哪项关系密切（ ）

A. PaO_2 过低 B. $PaCO_2$ 过高 C. 酸中毒

D. 高钾血症 E. PaO_2 过低和 $PaCO_2$ 过高

7. 呼衰时出现肺动脉高压的主要机制是（ ）

A. 肺血管收缩

B. 红细胞增多，血黏滞性增高

C. 呼吸深快，静脉回流↓，肺血流量↑

D. 呼吸加深加快，心输出量↑，肺血流量↑

E. 肺血管扩张

8. 呼吸衰竭的发生主要是由于（ ）

A. 外呼吸功能严重障碍引起 B. 内呼吸功能严重障碍引起

C. 肺弥散功能障碍引起 D. 肺泡通气与血流比例失调引起

E. 血液对氧的运输障碍引起

9. 呼吸衰竭时血气指标的变化标准是（ ）

A. PaO_2≥8kPa（60mmHg）

B. $PaCO_2$ <6.67kPa（50mmHg）
C. PaO_2 <8kPa（60mmHg），$PaCO_2$ >6.67kPa（50mmHg）
D. PaO_2 <8kPa（60mmHg），$PaCO_2$ <6.67kPa（50mmHg）
E. $PaCO_2$ =6.67kPa（50mmHg）

10. 呼衰时引起机体功能代谢变化的根本原因是（　）
A. 肺的通气功能障碍　B. 肺泡通气与血流比例失调　C. 由于静脉血掺杂入动脉
D. 低氧血症和高碳酸血症以及酸碱平衡紊乱所致　E. 代谢性酸中毒所致

11. 呼吸衰竭是指（　）
A. 外呼吸功能障碍的后果　B. 内呼吸功能障碍的后果　C. 血携 O_2 功能下降的结果
D. 细胞用氧障碍的后果　E. 内外呼吸障碍的后果

12. 下列引起Ⅱ型呼吸衰竭的疾病是（　）
A. 肺叶切除　B. 透明膜形成　C. 呼吸道阻塞
D. CO 中毒　E. 亚硝酸盐中毒

13. 死腔样通气是由于（　）
A. 部分肺泡血流不足而通气正常　B. 部分肺泡通气不足而血流正常
C. V/Q 比值降低　D. 动－静脉短路开放
E. 支气管扩张

14. 呼气性呼吸困难主要见于（　）
A. 支气管狭窄　B. 气管受压　C. 呼吸中枢抑制
D. 肺顺应性下降　E. 死腔样通气

15. 判断呼吸衰竭的标准是 PaO_2 低于（　）
A. 60mmHg　B. 70mmHg　C. 65mmHg
D. 90mmHg　E. 100mmHg

16. 肺性脑病发生于（　）
A. 缺氧　B. 心力衰竭　C. 呼吸衰竭
D. 脑外伤　E. 肾衰竭

17. 吸气性呼吸困难主要见于（　）
A. 支气管阻塞　B. 喉头水肿　C. 呼吸中枢抑制
D. 肺顺应性下降　E. 死腔样通气

18. 呼吸衰竭引起酸碱失衡多属于（　）
A. 代谢性酸中毒　B. 呼吸性酸中毒　C. 代谢性碱中毒
D. 混合性酸中毒　E. 混合性碱中毒

19. 下列属于中枢性呼吸衰竭的疾病是（　）
A. 肺癌　B. 低血钾　C. 脑疝
D. 气胸　E. 窒息

20. 胸膜广泛粘连的患者可出现（　）
A. 限制性通气不足　B. 阻塞性通气不足　C. 气体弥散障碍

D. 功能性分流增加　　E. 真性分流增加

【A3、A4 型题】

（21 ~ 22 题共用题干）

某煤矿工人，男，38 岁，因咳嗽、气喘入院。矿井下工作 15 年，X 线检查可见大量的类圆形或不规则形小阴影，其分布范围弥散于全肺，胸膜有硅结节形成，但胸膜增厚不明显。T 36. 5℃，R 61 次/分，P 104 次/分。呼吸急促，发绀，两肺底有湿啰音，血气分析：PaO_2 58mmhg，$PaCO_2$ 33. 8mmHg，pH 7. 49。

21. 该患者疾病发生的根本机制是（　）

A. 呼吸中枢受抑制　　B. 阻塞性通气不足　　C. 限制性通气不足
D. 功能性分流增加　　E. 真性分流增加

22. 呼吸衰竭时各种代偿功能变化和功能障碍发生最基本的原因是（　）

A. 中枢神经系统功能障碍　　B. 左心衰　　C. 电解质代谢障碍
D. 低氧血症和高碳酸血症　　E. 右心衰

【B 型题】

（23 ~ 24 题共用选项）

A. 呼吸中枢受抑制　　B. 中央型气道阻塞　　C. 周围型气道阻塞
D. 通气/血流比例失调　　E. 肺弥散功能障碍

23. 麻醉剂过量使用导致呼吸衰竭的机制主要是（　）

24. 声带麻痹导致呼吸衰竭的机制主要是（　）

四、自测试题答案

1. **C**　2. **B**　3. **C**　4. **D**　5. **D**　6. **E**　7. **A**　8. **A**　9. **C**　10. **D**
11. **A**　12. **C**　13. **A**　14. **A**　15. **A**　16. **C**　17. **B**　18. **B**　19. **C**　20. **A**
21. **C**　22. **D**　23. **A**　24. **B**

第二十三章　肝性脑病

一、学习目标

（一）掌握肝性脑病的概念、诱因及氨中毒学说。

（二）熟悉假性神经递质学说、血浆氨基酸失衡学说、γ－氨基丁酸学说。

（三）了解肝性脑病的分类、分期及防治原则。

二、学习要点

（一）肝性脑病的概念、分类与分期

1. 概念

肝性脑病是指在排除其他已知脑疾病的前提下，继发于肝功能障碍的中枢神经系统功能障碍的一系列神经精神综合征。

2. 分类

（1）根据原因不同分：

1）内源性肝性脑病：由暴发性病毒性肝炎等急性肝损伤引起。

2）外源性肝性脑病：由门脉性肝硬化等引起。

（2）根据发生速度分：

1）急性肝性脑病：多见于重型病毒性肝炎或严重急性肝中毒患者。起病急，患者迅速发生昏迷，此型相当于内源性肝性脑病。

2）慢性肝性脑病：多见于慢性肝硬化，起病缓，病程长，患者先有较长时间神经精神症状，而后才出现昏迷，此型相当于外源性肝性脑病。

3. 分期

肝性脑病按病情轻重分为 4 期：

一期（前驱期）：轻微的神经精神症状，可表现出性格改变（欣快感或沉默少言）、反应迟钝、睡眠规律改变，有轻度的扑翼样震颤。

二期（昏迷前期）：上述症状加重，表现出精神错乱、睡眠障碍、行为异常，经常出现扑翼样震颤。

三期（昏睡期）：有明显的精神错乱、昏睡但能唤醒等症状。

四期（昏迷期）：意识丧失，不能唤醒，即进入昏迷阶段。

上述分期没有截然的界限，而是病情由轻到重的逐渐演变过程。

（二）肝性脑病的发病机制

肝性脑病的发病机制尚不完全清楚，尸检尚未发现其脑内特异性的病理形态改变。目前认为，肝性脑病主要是由于脑组织的功能和代谢障碍所致。

1. 氨中毒学说

临床观察证实，80% 的肝性脑病患者有血氨升高，肝硬化患者在摄入高蛋白饮食或口服较多含氮物质后血氨升高，极易诱发肝性脑病，限制蛋白质饮食后，病情可见好转。说明血氨升高与肝性脑病有密切关系。

（1）血氨升高的原因：

1）氨的产生增多：血氨主要来源于肠道产氨。

2）氨的清除减少：鸟氨酸循环障碍，氨合成尿素减少，血氨升高。

（2）氨对脑的毒性作用：

1）干扰脑细胞能量代谢：ATP 生成减少，能量供应不足，不能维持大脑的正常活动。

2）使脑内神经递质发生改变：兴奋性递质减少，抑制性递质增多。

3）对神经细胞膜的抑制作用：氨可与钾竞争入细胞引起细胞内缺钾，同时氨可干扰细胞膜 Na^+-K^+-ATP 酶的活性从而影响细胞内外 Na^+ 和 K^+ 分布，影响膜电位和细胞的兴奋与传导等功能。

2. 假性神经递质学说

（1）假性神经递质的概念：

化学结构与正常递质相似，可取代正常递质，但无或只有很弱的生物学作用的物质。苯乙醇胺和羟苯乙醇胺在化学结构上与正常神经递质去甲肾上腺素和多巴胺很相似，但生理效应极弱。

（2）假性神经递质对中枢神经系统的作用：

脑干网状结构上行激动系统的主要功能是保持清醒状态或唤醒功能，去甲肾上腺素和多巴胺是脑干网状结构中传递冲动的主要递质。当脑干网状结构中假性神经递质（苯乙醇胺和羟苯乙醇胺）增多，可取代去甲肾上腺素和多巴胺被神经元摄取，并储存在突触小泡中，但其被释放后的生理效应比去甲肾上腺素和多巴胺弱，从而阻断正常神经冲动传递，致使脑干网状结构上行激动系统唤醒功能失常，大脑功能被抑制，出现意识障碍甚至昏迷。

3. 血浆氨基酸失衡学说

（1）表现为支链氨基酸如亮氨酸、异亮氨酸、缬氨酸减少，芳香族氨基酸如酪氨酸、苯丙氨酸、色氨酸增多。

（2）血浆氨基酸失衡的原因：

1）肝功能严重障碍时，胰岛素和胰高血糖素的灭活减弱，使二者浓度增高，尤以胰高血糖素升高更为明显。

2）胰高血糖素使组织蛋白分解代谢增强，大量芳香族氨基酸释放入血，同时肝功能严重障碍，芳香族氨基酸降解减少，使血中芳香族氨基酸含量增高。

3）胰岛素升高，支链氨基酸进入肌肉组织代谢增多，使血中支链氨基酸含量减少。

（3）引起脑病的机制：

支链氨基酸减少，芳香族氨基酸增多。芳香族氨基酸进入脑组织增多，在脑组织内生成假性神经递质和过多的5－羟色胺，儿茶酚胺生成减少和儿茶酚胺能神经元功能降低，而引起中枢神经系统功能障碍。

该学说是假性神经递质学说的补充与发展

4. γ－氨基丁酸学说

（1）γ－氨基丁酸（γ-aminobutyric acid，GABA）是哺乳动物最主要的抑制性神经递质。正常情况下，脑内的GABA储存于突触前神经元的细胞质囊泡内。中枢神经系统以外的GABA系肠道细菌的分解产物，在肝内代谢清除。

（2）肝功能严重障碍时肝细胞对来自肠道GABA的摄取和代谢降低，使血中GABA浓度增高，GABA既是突触后抑制递质，又是突触前抑制递质，其脑内浓度增高，造成中枢神经系统功能抑制。

5. 氨的综合学说

（1）高血氨可刺激胰高血糖素的分泌，使氨基酸的糖异生及产氨增强；继而胰岛素分泌也增多，以维持血糖于正常水平；同时胰岛素分泌增多使肌肉、脂肪组织摄取支链氨基酸增多，导致血浆支链氨基酸水平下降。由于胰高血糖素有增强分解代谢的作用，使芳香族氨基酸水平增高，从而使血浆氨基酸失衡。

（2）高血氨在脑内与谷氨酸结合生成谷氨酰胺，后者促使中性氨基酸通过血脑屏障入脑，或减少中性氨基酸从脑内流出。正常神经递质合成受阻，从而诱发肝性脑病。

（3）高血氨对γ－氨基丁酸转氨酶有抑制作用，使GABA大量蓄积于脑内导致肝性脑病。

（三）肝性脑病的诱因

1. 消化道出血：是肝硬化患者发生肝性脑病最常见的诱因，多由食道下段静脉曲张破裂所致。流入肠道的血浆蛋白在细菌作用下大量分解为氨，引起血氨升高。

2. 电解质和酸碱平衡紊乱。

3. 感染。

4. 氮质血症。

5. 高蛋白饮食。

6. 其他：镇静剂、麻醉剂使用不当、放腹水过多过快、酒精中毒、便秘等均可作为肝性脑病的诱因。

（四）肝性脑病的防治原则

1. 消除诱因

酌情减少或停止进食蛋白质；预防消化道出血及感染；慎用麻醉、镇静剂及利尿剂；保

持大便通畅；放腹水宜慎重；正确记录出入液量、注意水、电解质平衡等。

2. 降低血氨

口服乳果糖，它在肠道被细菌分解产生乳酸、醋酸，降低 pH 值，使 NH_3 与 H^+ 合成 NH_4^+ 随粪便排出，减少氨吸收；口服抗生素（新霉素），抑制肠道菌群。

3. 恢复神经传导功能

补充正常神经递质，使其与脑内假性神经递质竞争，恢复神经传导功能，目前多采用左旋多巴，因为它易通过血脑屏障进入脑内，并转变为正常神经递质多巴胺和去甲肾上腺素而发挥生理效应。

4. 恢复血浆氨基酸的平衡

应用含有高支链氨基酸、低芳香族氨基酸及精氨酸的复方氨基酸溶液，恢复血浆氨基酸的平衡。

5. 其他

人工肝辅助装置与肝移植。

三、自测试题

【A1、A2 型题】

1. 肝性脑病血氨升高的主要原因是（　）

A. 肾产氨升高　　B. 肠菌产氨升高　　C. 肌肉产氨

D. 肝清除氨下降　　E. 以上都不对

2. 血氨升高导致中枢神经系统紊乱最可能的机制是（　）

A. 干扰氨基酸代谢　　B. 干扰脂肪代谢

C. 干扰水电解质代谢　　D. 干扰能量代谢和引起神经递质改变

E. 作用于边缘系统

3. 肝性脑病最常继发于（　）

A. 肝硬化　　B. 急性肝炎　　C. 药物中毒

D. 慢性肝炎　　E. 肝癌

4. 假性神经递质是指（　）

A. 去甲肾上腺素　　B. 左旋多巴　　C. 苯丙氨酸

D. γ－氨基丁酸　　E. 羟苯乙醇胺和苯乙醇胺

5. 治疗肝性脑病时代替假性神经递质采用（　）

A. 多巴胺　　B. 去甲肾上腺素　　C. 左旋多巴

D. 谷氨酸钠　　E. 肾上腺素

6. 肝性脑病时假性神经递质的主要作用是（　）

A. 竞争取代去甲肾上腺素与多巴胺　　B. 减少乙酰胆碱的合成

C. 干扰脑组织能量代谢　　D. 取代乙酰胆碱的作用

E. 以上都不是

7. 某些肝性脑病患者血浆氨基酸的变化有（　）

A. 芳香氨基酸↑，支链氨基酸↓

B. 芳香氨基酸↓，支链氨基酸↑

C. 支链氨基酸和芳香氨基酸均↑

D. 支链氨基酸与芳香氨基酸↓

E. 芳香氨基酸和支链氨基酸均正常

8. 下列何项处理措施对肝性脑病患者有害（　）

A. 口服新霉素　B. 限制蛋白饮食　C. 口服乳果糖

D. 肥皂水灌肠　E. 慎用镇静剂

9. 引起肝性脑病最常见的诱因是（　）

A. 消化道出血　B. 碱中毒　C. 氮质血症

D. 感染　E. 血钾降低

10. 引起肝性脑病的假性神经递质是（　）

A. 苯丙氨酸　B. 酪氨酸　C. 苯乙醇胺

D. 多巴胺　E. 色氨酸

11. 把氨转化为尿素的主要器官是（　）

A. 肾　B. 肝　C. 骨骼肌

D. 胃肠道　E. 心肌

12. 人体内血氨的主要来源是（　）

A. 胃肠道　B. 肝　C. 肾

D. 肌肉　E. 脑

13. 氨对脑的毒性作用之一是（　）

A. 干扰脑能量代谢　B. 使神经细胞变性坏死　C. 引起脑水肿

D. 引起胶质细胞增生　E. 使脑脊液循环障碍

14. 假神经递质的作用是（　）

A. 对抗乙酰胆碱　B. 阻碍三羧酸循环　C. 抑制糖酵解

D. 降低谷氨酸　E. 干扰去甲肾上腺素和多巴胺的功能

15. 急性暴发型肝性脑病的最常见原因是（　）

A. 肝硬化　B. 肝癌　C. 重型肝炎

D. 胆道感染　E. 血吸虫病

16. 患者出现扑翼样震颤多见于（　）

A. 呼吸衰竭　B. 肝性脑病　C. 左心衰竭

D. 肾衰　E. 精神病

【A3、A4 型题】

（17～19 题共用题干）

患者，男，45 岁，因肝硬化（失代偿期）入院。1 天前出现明显呼吸困难。查体：体温正常，双肺呼吸音清，血气分析示低氧血症。抗感染治疗无效。

17. 最可能发生的并发症是（　）

A. 肺炎　　B. 肝肾综合征　　C. 肝肺综合征
D. 支气管哮喘　　E. 肺部感染

18. 急性肝衰竭时不可能出现（　）

A. 血小板减少　　B. 胆红素正常　　C. 转氨酶升高
D. 纤维蛋白原减少　　E. 电解质失衡

19. 腹壁静脉曲张患者，脐以上血流方向由下至上，脐以下血流由上至下。该患者应考虑为（　）

A. 上腔静脉阻塞　　B. 下腔静脉阻塞　　C. 右心衰
D. 髂内静脉阻塞　　E. 门静脉高压或门静脉阻塞

【B 型题】

（20～21 题共用选项）

A. 丙氨酸氨基转氨酶　　B. γ－谷氨酰转氨酶　　C. 白蛋白
D. 透明质酸　　E. 胆固醇

20. 最能反映肝硬化患者肝功能的血清检查是（　）

21. 反映肝纤维化的血清学指标是（　）

四、自测试题答案

1. **D**　2. **D**　3. **A**　4. **E**　5. **C**　6. **A**　7. **A**　8. **D**　9. **A**　10. **C**
11. **B**　12. **A**　13. **A**　14. **E**　15. **C**　16. **B**　17. **C**　18. **B**　19. **E**　20. **C**
21. **D**

第二十四章　肾功能衰竭

一、学习目标

（一）掌握肾功能衰竭、急性肾功能衰竭、慢性肾功能衰竭、尿毒症的概念；急性肾功能衰竭、慢性肾功能衰竭的原因；少尿型急性肾功能衰竭时机体功能代谢变化。

（二）熟悉急性肾功能衰竭、慢性肾功能衰竭、尿毒症的发病机制；慢性肾功能衰竭、尿毒症时机体功能代谢变化。

（三）了解急性肾功能衰竭、慢性肾功能衰竭、尿毒症的防治原则。

二、学习要点

当各种病因引起肾功能严重障碍时，会出现多种代谢产物、药物和毒物在体内蓄积，水、电解质和酸碱平衡紊乱，以及肾脏内分泌功能障碍的病理过程称为肾功能不全。

肾功能衰竭是肾功能不全的晚期阶段，它们没有本质上的区别，临床上可通用。

（一）急性肾功能衰竭

急性肾功能衰竭（acute renal failure，ARF）是指各种原因引起肾泌尿功能在短期内急剧降低，引起代谢产物不能排出，水、电解质和酸碱平衡失调，机体内环境发生严重紊乱的全身性病理过程。

根据发病后患者尿量的不同，分为少尿型急性肾功能衰竭和非少尿型急性肾功能衰竭两种。前者在临床上主要表现为少尿或无尿、氮质血症、高钾血症、代谢性酸中毒等；后者尿量减少不明显，但肾脏排泄代谢产物的功能障碍，仍然存在机体内环境的紊乱。

1. 病因与分类

（1）肾前性急性肾功能衰竭：

1）由肾血流量急剧减少所致。

2）心衰、休克等，由于有效循环血量减少和肾血管强烈收缩，导致肾血流量显著减少，肾小球滤过率（glomerular filtration rate，GFR）降低，出现尿少、氮质血症等。

3）肾无器质性病变，又称功能性肾功能衰竭。

4）及时治疗，可恢复正常；如持续缺血，可引起肾小管坏死，导致器质性肾功能衰竭。

（2）肾性急性肾功能衰竭：

由各种原因引起肾实质病变所致，又称器质性肾功能衰竭。

1）急性肾小管坏死：见于肾前性肾功能衰竭未能及时抢救使肾持续缺血以及肾中毒。引起肾中毒的毒物有：重金属（铅、汞、砷等）、药物（卡那霉素、庆大霉素、磺胺类药物等）、有机化合物（四氯化碳、氯仿、甲醇等）、生物毒素（蛇毒、蜂毒等）、碘造影剂、血红蛋白、肌红蛋白、尿酸等。

2）广泛肾小球、肾间质和肾血管损伤：急性肾小球肾炎、狼疮性肾炎、恶性高血压病等引起肾小球损伤；肾盂肾炎等导致肾间质损伤；肾动脉粥样硬化、肾动脉狭窄等大血管病变，肾小球毛细血管微血栓形成等微血管病变。

3）特点：临床上多见，有肾实质损害，去除病因，肾功能不能迅速恢复。

（3）肾后性急性肾功能衰竭：

1）是由肾以下尿路（从肾盏到尿道口）堵塞所致。

2）常见于双侧尿路结石、盆腔肿瘤和前列腺增生等引起尿路梗阻，导致肾盂积水，肾小囊内压升高，使肾小球有效滤过压降低，GFR 降低，出现少尿、氮质血症、酸中毒等。

3）早期并无肾实质损害，如及时解除梗阻，肾功能可迅速恢复，属功能性肾功能衰竭。晚期肾严重损伤，导致器质性肾功能衰竭。

2. 发病机制

ARF 的发病机制十分复杂，不同病因、不同时期、不同类型的 ARF，其发病机制不尽相同，但 GFR 均有降低。

（1）肾血管及肾血流动力学异常：

1）肾灌注压降低。

2）肾血管收缩。

3）肾毛细血管内皮细胞肿胀。

4）肾血管内凝血。

（2）肾小管损伤：

1）肾小管阻塞。

2）原尿回漏。

3. 机体功能代谢变化

（1）少尿型 ARF：

1）少尿期：病情最危重阶段，为 1 ~ 2 周。此期特点在于尿液质与量的变化和体内一系列代谢紊乱，其中危害最大的是高钾血症和水中毒。

①尿的变化：少尿或无尿，低比重尿（尿浓缩和稀释功能障碍），尿钠高（肾小管重吸收钠障碍），血尿、蛋白尿及管型尿；

②水中毒：临床应严密观察出入水量；“量出而入”，严格控制补液量和速度；

③高钾血症：最危险变化，少尿期致死主因；

④代谢性酸中毒：进行性加重、不易纠正；

⑤氮质血症。

2）多尿期：为 1 ~ 2 周。患者尿量增多（ >400mL/d），逐渐可达 3 ~ 5L/d。出现多尿是病情好转的标志，说明 GFR 已开始恢复。由于尿量明显增加，易出现脱水、低钾血症和低钠血症。

3）恢复期：一般发病后约 1 个月进入恢复期，约需 3 个月至半年，甚至 1 年以上，才能完全恢复肾功能。

（2）非少尿型 ARF：

由于 GFR 降低，内环境紊乱（如氮质血症、代谢性酸中毒等）仍然存在。一般病情轻，病程短，预后好，但易发生漏诊，若治疗不及时，可向少尿型 ARF 转化。

4. 防治原则

（1）积极治疗原发病，消除引起或加重 ARF 的因素。

（2）对症处理：

对少尿期患者应注意“量出为入”的原则，严格控制水钠摄入；积极处理高钾血症；纠正代谢性酸中毒；控制氮质血症；注意防治并发感染。凡有透析指征时，应尽早进行透析治疗。

（二）慢性肾功能衰竭

慢性肾功能衰竭（chronic renal failure，CRF）是指因各种病因造成肾单位进行性破坏，以致健存肾单位不能充分排出代谢废物和维持内环境恒定，机体逐渐出现以代谢废物潴留，水电解质与酸碱平衡紊乱，肾内分泌功能障碍等肾功能损害为特点的病理过程。其发展缓慢，病程可迁延数月或数年，最后常导致尿毒症而死亡。

1. 病因

凡能引起肾实质进行性破坏的疾患，均可导致 CRF。主要包括：

（1）肾脏疾患：慢性肾小球肾炎、慢性肾盂肾炎、肾结核、全身性红斑狼疮等。其中以慢性肾小球肾炎最为常见，占 CRF 的 50%～60%。

（2）肾血管疾患：高血压性肾小动脉硬化、糖尿病肾病、结节性动脉周围炎等。

（3）尿路慢性梗阻：尿路结石、肿瘤、前列腺肥大等。

2. 发展过程

（1）肾储备功能降低期（代偿期）。

（2）肾功能不全期。

（3）肾功能衰竭期。

（4）尿毒症期。

3. 发病机制

目前尚不十分清楚，可能与以下机制有关：

（1）健存肾单位日益减少。

（2）矫枉失衡。

（3）肾小球过度滤过。

（4）肾小管—肾间质损害。

4. 机体功能代谢变化

（1）泌尿功能障碍：

1）尿量的变化：CRF 患者的尿量变化特点是从夜尿、多尿发展为少尿。

2）尿质的变化：由于肾小球和肾小管损伤，可出现蛋白尿。当肾小球损伤加重，尿中可见红细胞、白细胞，出现血尿和脓尿。上述成分在肾小管内可形成各种管型，出现管型尿。

3）低渗尿或等渗尿：CRF 早期由于肾小管浓缩功能下降，可出现低渗尿及低相对密度尿（相对密度 < 1.020）。晚期因肾小管浓缩、稀释功能均降低，尿液则呈等渗尿（相对密度固定于 1.010 ~ 1.012）。

（2）氮质血症。

（3）水、电解质和酸碱平衡紊乱：

1）水钠代谢：早期，低钠血症、脱水；晚期，高钠血症、水中毒，导致高血压、水肿、心力衰竭。

2）钾代谢：早期，血钾正常；晚期，高钾血症。

3）钙磷代谢：高磷血症、低钙血症。

4）镁代谢：高镁血症。

5）代谢性酸中毒。

（4）肾性高血压：肾素分泌、钠水潴留。

（5）肾性贫血：促红细胞生成素分泌减少。

（6）出血倾向。

（7）肾性骨病。

5. 防治原则

（1）治疗原发病，防止肾实质进一步损害。

（2）饮食治疗：限制蛋白质饮食与高热量饮食，对少尿、水肿及高血压患者应限制食盐。

（3）对症治疗：纠正水、电解质和酸碱平衡紊乱，控制感染，治疗高血压、贫血及心力衰竭等。

（5）透析疗法：包括血液透析和腹膜透析，可替代肾的排泄功能，使患者 5 年存活率显著提高。

（6）肾移植：是治疗严重 CRF 最根本的方法。

（三）尿毒症

尿毒症是指肾功能衰竭发展到严重阶段，体内代谢终末产物和内源性毒物潴留，水、电解质和酸碱平衡严重紊乱以及肾脏内分泌功能严重失调，由此产生的一系列临床综合征。

1. 尿毒症毒素

尿毒症的发病机制非常复杂，除与水、电解质、酸碱平衡紊乱及某些内分泌功能障碍有关外，还与体内许多蛋白质代谢产物蓄积有关，因此尿毒症的发病是多种因素综合作用的结果。其中毒性物质在尿毒症的发病中起重要作用。

（1）毒素来源：

1）正常代谢产物如尿素、胍、多胺等在体内聚集。

2）外源性毒物如铝未经机体解毒、排泄。

3）毒物经机体代谢产生新的毒物。

4）正常生理活性物质如甲状旁腺激素等持续升高。

（2）毒素分类：

1）小分子毒素：分子量小于500，如尿素、肌酐、胍类、胺类等。

2）中分子毒素：分子量500～5000，多为细胞和细菌的裂解产物。

3）大分子毒素：甲状旁腺激素、生长激素等。

（3）常见毒素：

1）甲状旁腺激素。

2）胍类化合物：主要有甲基胍和胍基琥珀酸，是精氨酸的代谢产物。

3）尿素：是最主要的含氮代谢产物。

4）多胺：包括精胺、精脒、尸胺和腐胺，是氨基酸代谢产物。

2. 机体功能代谢变化

（1）神经系统变化：出现尿毒症性脑病和周围神经病变。

（2）心血管系统变化：可出现多种心血管损害，如尿毒症性心包炎、心肌炎、心律失常、心力衰竭、动脉粥样硬化及高血压等。

（3）呼吸系统变化：酸中毒使呼吸加深加快，严重时出现潮式呼吸、Kussmaul 呼吸。

（4）消化系统变化：最早、最突出的表现，出现厌食、恶心、呕吐、腹泻、口腔黏膜溃疡、消化道出血等。

（5）内分泌系统变化：尿毒症可产生多种内分泌的紊乱。

（6）免疫系统变化：尿毒症的毒性物质可抑制机体免疫力，因此60%以上的患者常有严重感染，是主要死因之一。

（7）皮肤变化：尿毒症患者面色苍白或黄褐色，皮肤瘙痒，并可有尿素结晶，称为尿素霜。

（8）物质代谢变化：

1）糖代谢障碍：胰岛素分泌减少，葡萄糖耐量降低。

2）脂肪代谢障碍：出现高脂血症。

3）蛋白质代谢障碍：低蛋白血症、负氮平衡。

3. 防治原则

尿毒症的防治与CRF相同。

三、自测试题

【A1、A2型题】

1. 血管紧张素Ⅱ的作用是（　）

A. 刺激肾素的释放　　B. 抑制外周小动脉收缩

C. 抑制抗利尿激素的释放　　D. 使醛固酮分泌增多和小血管收缩

E. 促进小血管扩张

2. 少尿是指 24 小时的尿量少于（　）

A. 400mL　B. 200mL　C. 100mL

D. 50mL　E. 800mL

3. 无尿是指（　）

A. 24 小时尿量少于 400mL　B. 24 小时尿量少于 100mL

C. 24 小时尿量少于 40mL　D. 24 小时尿量少于 25mL

E. 24 小时尿量少于 10mL

4. 急性肾功能衰竭少尿无尿的主要原因是（　）

A. 原尿回漏入间质　B. 间质水肿压迫肾小管

C. 肾小管对尿重吸收增加　D. 肾缺血、肾小球滤过减少

E. 肾小管腔阻塞

5. 急性肾衰多尿期多尿原因不包括（　）

A. 肾血流恢复正常　B. 肾小管阻塞和间质水肿消失

C. 大量利尿剂应用　D. 渗透性利尿

E. 新生肾小管重吸收功能低

6. 在急性肾功能衰竭发病机制中起重要作用的是（　）

A. 肾小管坏死、间质水肿　B. DIC 形成　C. 肾小管阻塞

D. 肾素血管紧张素作用　E. ADH 的作用

7. 慢性肾功能衰竭早期引起低血钾的原因不包括（　）

A. 肾小管排钾减少　B. 不适当应用利尿剂

C. 患者厌食、摄入钾减少　D. 呕吐、腹泻未补钾

E. 多尿

8. 慢性肾功能衰竭时引起低血钙原因不包括（　）

A. 机体对钙需要量增加而被利用　B. 血磷升高而血钙降低

C. 肠吸收钙减少　D. 甲状旁腺激素的作用

E. 肾毒物损伤肠道，影响的钙吸收

9. 慢性肾功能衰竭主要的发病机制是（　）

A. 肾血流供应不足　B. 肾单位进行性破坏　C. 肾内发生 DIC

D. 肾小管上皮破坏　E. 肾小管管腔阻塞

10. 尿毒症时，皮肤瘙痒是何毒物引起（　）

A. 甲基胍　B. 甲状旁腺素　C. 尿酸

D. 胆汁酸盐　E. 多胺类

11. 急性肾功能衰竭最严重的并发症是（　）

A. 水中毒　B. 高钾血症　C. 代谢性酸中毒

D. 氮质血症　E. 低钙血症

12. 急性肾功能衰竭恢复期恢复最慢的是（　）

A. 肾小球滤过功能　B. 肾小管功能　C. 肾小管浓缩功能

D. 肾小管稀释功能　E. 内分泌功能

13. 急性肾衰少尿期的主要表现是（　）

A. 少尿、无尿　B. 高血钾　C. 水中毒

D. 氮质血症　E. 脑水肿

14. 尿毒症患者最早出现最突出的症状是（　）

A. 神经系统症状　B. 消化系统症状　C. 呼吸系统症状

D. 皮肤症状　E. 免疫系统症状

15. 慢性肾衰患者出现多尿机理不包括（　）

A. 肾小球滤过率升高肾小管中血流速度加快

B. 原尿溶质含量多产生渗透性利尿

C. 肾小管浓缩功能降低

D. 肾间质水肿消退，肾小管阻塞解除

E. 以上均不是

16. 慢性肾衰出现肾性高血压机理不包括（　）

A. 心收缩力加强心排出量增多　B. 肾素、血管紧张素系统活性增强

C. 钠水潴留、血容量增强　D. 肾形成舒血管物质减少

E. 降压物质减少

17. 慢性肾衰患者出现贫血的主要因素是（　）

A. 肾分泌促红细胞生成素减少　B. 毒物对红细胞生成的抑制作用

C. 毒物使红细胞寿命缩短　D. 肠吸收铁减少

E. 胃肠道出血

18. 慢性肾衰时引起消化道症状的因素是（　）

A. 高血钾　B. 氨刺激　C. 尿素刺激

D. 非蛋白氮作用　E. 碱中毒作用

19. 非少尿型肾功能衰竭患者尿量正常的主要原因是（　）

A. 肾小球滤过正常　B. 肾小管重吸收降低　C. 渗透性利尿

D. 利尿剂应用　E. 肾小球的滤过增多

20. 引起肾前性急性肾衰的原因是（　）

A. 急性肾炎　B. 肾血栓形成　C. 休克

D. 肾中毒　E. 尿路阻塞

21. 引起肾前性肾功能衰竭的原因是（　）

A. 肾动脉狭窄　B. 心力衰竭　C. 急性肾炎

D. 肝硬化　E. 膀胱肿瘤

22. 引起肾后性急性肾衰的原因是（　）

A. 心力衰竭　B. 急性尿路阻塞　C. 休克

D. 肾中毒　E. 水中毒

23. 急性肾衰少尿期最危险的并发症是（　）

A. 酸中毒　B. 高血钾　C. 水中毒

D. 氮质血症　E. 少尿、无尿

24. 急性肾衰少尿期患者最常见的酸碱失调是（　）

A. 代谢性酸中毒　B. 代谢性碱中毒　C. 呼吸性酸中毒

D. 呼吸性碱中毒　E. 呼碱合并代碱

25. 急性肾功能衰竭最危险期是（　）

A. 少尿期　B. 多尿期　C. 恢复期

D. 尿毒症期　E. 早期

26. 患者，男，40 岁，头晕乏力，BP 150/100mmHg，无浮肿，Hb 80g/L，尿比重 1.012，尿蛋白（+），颗粒管型 0~1 个/HP，血 BUN 20mmol/L，可能性最大的诊断是（　）

A. 高血压病Ⅱ期

B. 慢性肾小球肾炎，慢性肾功能不全氮质血症期

C. 慢性肾小球肾炎，慢性肾功能不全尿毒症期

D. 急进性高血压

E. 慢性肾盂肾炎

27. 急性肾功能衰竭的最常见原因是（　）

A. 肾血流量减少　B. 肾中毒　C. 肾炎

D. 肾癌　E. 急性尿路阻塞

28. 慢性肾功能衰竭的主要原因是（　）

A. 慢性肾小球肾炎　B. 慢性肾盂肾炎　C. 肾结核

D. 肾肿瘤　E. 慢性尿路阻塞

29. 慢性肾衰早期出现的症状是（　）

A. 多尿夜尿　B. 少尿无尿　C. 氮质血症

D. 肾性高血压　E. 贫血

30. 急性肾衰少尿期的表现哪一项不对（　）

A. 少尿无尿　B. 水中毒　C. 高血钾

D. 贫血　E. 酸中毒

【A3、A4 型题】

（31~33 题共用题干）

患者，男，52 岁，近 1 年来反复出现头痛、头晕等症状，1 周来加重伴心悸、乏力、鼻出血及牙龈出血来诊。查体：BP 180/110mmHg，皮肤黏膜苍白，Hb 65g/L，PLT 148 ×10^9/L，尿蛋白（+ + +），尿红细胞 3~5 个/HP，BUN 38mmol/L，Scr 887μmol/L，Ccr 10mL/min，肾脏 B 超左肾 8.9cm ×4.6cm ×4.1cm，右肾 8.7cm ×4.4cm ×4.1cm，双肾皮质变薄。

31. 首先考虑的诊断是（　）

A. 急进性肾小球肾炎　B. 慢性肾衰竭氮质血症期

C. 慢性肾衰竭尿毒症期　　D. 轻度高血压脑病

E. 急性肾衰竭

32. 该患者不可能出现的电解质和酸碱平衡紊乱是（　）

A. 低钙血症　　B. 高磷血症　　C. 高镁血症

D. 低镁血症　　E. 代谢性酸中毒

33. 该患者最佳的治疗措施为（　）

A. 控制高血压　　B. 纠正贫血　　C. 积极止血

D. 胃肠透析　　E. 血液净化

（34～36 题共用题干）

患者，男，42 岁，头昏、乏力 3 年，BP 165/105mmHg，Hb 80g/L，尿比重 1.014，尿蛋白（++），颗粒管型 0～2 个/HP，BUN 46mg/dL，血肌酐 309.4μmol/L。眼底视网膜动脉细窄迂曲。

34. 首先考虑的诊断是（　）

A. 高血压病Ⅲ期　　B. 肾性高血压　　C. 慢性肾盂肾炎

D. 慢性肾小球肾炎氮质血症期　　E. 慢性肾小球肾炎尿毒症晚期

35. 最佳的治疗方案为（　）

A. 血液透析　　B. 腹膜透析　　C. 应用促红细胞生成素

D. 应用降血压药物　　E. 饮食和对症治疗等非透析综合治疗

36. 慢性肾炎引起高血压肾功能不全与高血压病引起肾功能不全的最重要的鉴别要点是（　）

A. 眼底改变　　B. 肾功能损害程度　　C. 血压增高程度

D. 高血压与肾炎的发病史　　E. 心功能改变

【B 型题】

（37～39 题共用选项）

A. 肾前性急性肾功能衰竭　　B. 肾性急性肾功能衰竭

C. 肾后性急性肾功能衰竭　　D. 慢性肾功能衰竭

E. 尿毒症

37. 严重前列腺肥大会引起（　）

38. 休克早期可出现（　）

39. 休克晚期可出现（　）

四、自测试题答案

1. **D**　2. **A**　3. **B**　4. **D**　5. **C**　6. **D**　7. **A**　8. **A**　9. **B**　10. **B**

11. **B**　12. **C**　13. **A**　14. **B**　15. **D**　16. **A**　17. **A**　18. **C**　19. **B**　20. **C**

21. **B**　22. **B**　23. **B**　24. **A**　25. **A**　26. **B**　27. **A**　28. **A**　29. **A**　30. **D**

31. **C**　32. **D**　33. **E**　34. **D**　35. **E**　36. **D**　37. **C**　38. **A**　39. **B**

附录

综合练习自测试卷与答案（一）

【A1、A2 型题】

1. 一种成熟组织由另一种成熟组织取代的现象称（　）

A. 间变　　B. 机化　　C. 再生

D. 化生　　E. 分化

2. 梗死灶的形态取决于（　）

A. 血管阻塞的部位　　B. 是否有淤血　　C. 是否有侧支循环

D. 血管的分布　　E. 器官的形态

3. 按组织再生能力的强弱来比较，下列各组的排列哪个是正确的？（　）

A. 结缔组织＞神经细胞＞肝细胞

B. 软骨＞心肌细胞＞支气管黏膜上皮细胞

C. 骨＞平滑肌＞神经细胞

D. 鳞状上皮细胞＞骨骼肌细胞＞周围神经纤维

E. 脂肪细胞＞肾小管上皮细胞＞骨髓细胞

4. 右心衰竭时引起淤血的器官主要是（　）

A. 肺、肝及下肢　　B. 肝、脾及胃肠道　　C. 脑、肺及下肢

D. 肾、肺及下肢　　E. 脾、肺及胃肠道

5. 下列哪项不是真正的肿瘤（　）

A. 精原细胞瘤　　B. 白血病　　C. 结核瘤

D. 黑色素瘤　　E. 霍奇金淋巴瘤

6. 高血压病脑出血的血管是（　）

A. 基底动脉　　B. 豆纹动脉　　C. 大脑中动脉

D. 大脑后动脉　　E. 大脑前动脉

7. 高血压患者在饮食过程中应该特别注意（　）

A. 低钠　　B. 低钾　　C. 低糖

D. 高钠　　E. 低钙

8. 以下哪种病变不属于炎性增生（　）
A. 异物肉芽肿　　B. 新月体　　C. 胶质结节
D. 风湿小体　　E. 软化灶形成
9. 深水潜水员出水过快时易发生（　）
A. 血栓栓塞　　B. 气体栓塞　　C. 脂肪栓塞
D. 羊水栓塞　　E. 瘤组织栓塞
10. 小叶性肺炎的好发部位是（　）
A. 两肺上叶　　B. 肺尖　　C. 两肺周边部
D. 肺门　　E. 两肺下叶和背侧
11. 心肌梗死最多见的部位是（　）
A. 左心房　　B. 右心　　C. 右心房
D. 右心室　　E. 左心室
12. 肺栓塞的后果不包括（　）
A. 猝死　　B. 肺梗死　　C. 右心房扩大
D. 肺动脉高压　　E. 间质性肺炎
13. 下述关于肺淤血的描述中哪一项是错误的？（　）
A. 肺泡壁毛细血管扩张　　B. 肺泡腔内有水肿液　　C. 常可见心衰细胞
D. 可发生漏出性出血　　E. 肺泡内中性粒细胞和纤维素渗出
14. 桥接坏死常见于（　）
A. 急性普通型肝炎　　B. 慢性持续性肝炎　　C. 急性重症肝炎
D. 慢性活动性肝炎　　E. 亚急性重症肝炎
15. 低渗性脱水患者早期无口渴是由于（　）
A. 下丘脑渗透压感受器被抑制
B. 细胞外液渗透压降低抑制渴感中枢
C. 水分从细胞外液向细胞内液转移引起脑细胞水肿
D. 发病初期抗利尿激素分泌减少
E. 血容量减少造成心房内压力感受器抑制
16. 肿瘤的细胞异型性不包括（　）
A. 瘤细胞的多形性　　B. 核浆比增大　　C. 瘤细胞核的多形性
D. 病理性核分裂象　　E. 瘤细胞的空间排列异常
17. 钠水潴留发生的主要机制是（　）
A. 肾血流重分布　　B. 肾小球滤过率增高　　C. 肾小球滤过分数增高
D. 肾小管重吸收增多　　E. 肾小球—肾小管平衡失调
18. 对重度低钾血症患者静脉滴注补钾的原则应排除（　）
A. 低浓度　　B. 慢滴速　　C. 低剂量
D. 见尿量补钾　　E. 检测血钾浓度

19. 发生于纤维组织的恶性肿瘤正确命名是（　）

A. 恶性纤维瘤　B. 纤维瘤　C. 恶性纤维肉瘤

D. 纤维癌　E. 纤维肉瘤

20. 高钾血症对心脏的最主要危害是引发（　）

A. 窦性心动过速　B. 期前收缩　C. 心脏停搏

D. 房室传导阻滞　E. 心室纤颤

21. 患者，男，24 岁，因车祸 2 小时急诊入院。X 线检查见左股骨中段粉碎性骨折。手术过程中，突然出现呼吸困难，嘴唇发绀，经抢救无效死亡。其死亡原因可能是（　）

A. 伤口感染后引起脑膜脑炎　B. 脑动脉粥样硬化　C. 股静脉血栓形成

D. 脂肪栓塞　E. 气体栓塞

22. 代谢性碱中毒或代偿后的呼吸性酸中毒均可使（　）

A. $PaCO_2$ 减小　B. AG 增大　C. BE 负值增大

D. BE 正值增大　E. SB 与 AB 均降低

23. 急性缺氧时机体最重要的代偿反应是（　）

A. 毛细血管增生　B. 肺通气增多　C. RBC 增多

D. 心率加快　E. 肌红蛋白增多

24. 属于外致热原的体内产物是（　）

A. 致热性类固醇　B. 病毒包膜脂蛋白　C. 真菌荚膜多糖

D. 钩端螺旋体溶血素　E. 革兰阳性菌外毒素

25. 引起气性坏疽的常见原因是（　）

A. 伤口合并腐败菌感染　B. 真菌感染

C. 干性坏疽伴有感染　D. 由产气荚膜梭菌等厌氧菌感染

E. 空气进入肌肉并且细菌感染

26. DIC 病因不包括（　）

A. 急性早幼粒白血病　B. 胎盘早剥　C. 内毒素血症

D. 大面积烧伤　E. 单核吞噬细胞系统功能抑制

27. 突然解除止血带时局部血管高度扩张充血称为（　）

A. 动脉性充血　B. 静脉性充血　C. 减压后充血

D. 生理性充血　E. 炎性充血

28. 休克期血压进行性下降的主要原因是（　）

A. 心功能不足心排出量明显减少

B. 血液中儿茶酚胺浓度进行性下降

C. 交感神经先兴奋后转为抑制

D. 外周小动脉紧张度进行性降低

E. 微循环障碍回心血量严重不足

29. 肺淤血时，痰中出现细胞质内含有棕褐色颗粒的巨噬细胞，称为（　）

A. 脂褐素细胞　B. 肺上皮细胞　C. 郎罕氏巨细胞

D. 异物巨细胞　　E. 心力衰竭细胞

30. 心脏能迅速动员的最早代偿方式是（　）

A. 心肌肥大　　B. 心率加快　　C. 心脏扩张

D. 心肌收缩力加强　　E. 血容量增加

31. 下列无再生能力的是（　）

A. 神经纤维　　B. 平滑肌细胞　　C. 神经细胞

D. 骨细胞　　E. 白细胞

32. 子宫颈癌扩散到直肠和膀胱称为（　）

A. 转移　　B. 演进　　C. 生长

D. 播散　　E. 直接蔓延

33. 某危重患者呼吸逐渐加强，又逐渐减弱，直至暂停，周而复始，这种呼吸是（　）

A. 潮式呼吸　　B. 临终呼吸　　C. 抽泣样呼吸

D. 叹气样呼吸　　E. 间歇呼吸

34. 目前认为肺性脑病的主要发生机制是（　）

A. 严重缺氧　　B. 代谢性酸中毒　　C. 电解质紊乱

D. CO_2 潴留　　E. 脑血管病变

35. 患者，女，27 岁，葡萄胎流产后半年，出现阴道不规则流血，时多时少。近期出现咳嗽、咯血伴消瘦，X 线检查发现双肺呈弥漫灶状阴影，血及尿中 HCG 明显升高。最可能的诊断是（　）

A. 侵蚀性葡萄胎　　B. 肺癌　　C. 肺结核

D. 绒毛膜癌　　E. 子宫内膜癌

36. 肝硬化患者发生肝性脑病最常见的诱因是（　）

A. 感染　　B. 上消化道出血　　C. 电解质紊乱

D. 便秘　　E. 氮质血症

37. 失血性休克引起急性肾功能衰竭的主要发病机制是（　）

A. 肾小管阻塞　　B. 原尿回漏　　C. 儿茶酚胺增多

D. 急性肾小管坏死　　E. 肾血流量灌注不足

38. 急性肾功能衰竭最危险的并发症是（　）

A. 水中毒　　B. 氮质血症　　C. 高钾血症

D. 低钠血症　　E. 代谢性酸中毒

39. 甲型肝炎病毒的主要传播方式是（　）

A. 性传播　　B. 输血传播　　C. 粪口传播

D. 经皮肤破口传播　　E. 垂直传播

40. 肝硬化患者侧支循环形成，可造成上消化道大出血是由于（　）

A. 食管上段静脉丛曲张　　B. 直肠静脉丛曲张

C. 脐周及腹壁静脉曲张　　D. 食管中段静脉丛曲张

E. 食管下段静脉丛曲张

41. 肺气肿发生于（　）
A. 支气管　B. 叶支气管　C. 小支气管
D. 细支气管　E. 呼吸性细支气管、肺泡管、肺泡囊和肺泡
42. 肺炎时肺泡上皮细胞内出现包涵体常见于（　）
A. 球菌性肺炎　B. 杆菌性肺炎　C. 病毒性肺炎
D. 支原体性肺炎　E. 军团性肺炎
43. 肺癌中分化程度最低、恶性度最高的是（　）
A. 鳞癌　B. 腺癌　C. 肉瘤样癌
D. 大细胞癌　E. 小细胞癌
44. 急性炎症早期组织发红的主要原因是（　）
A. 渗出　B. 出血　C. 充血
D. 淤血　E. 血栓形成
45. 下列肿瘤治疗效果最佳的是（　）
A. 腺癌　B. 早期浸润癌　C. 原位癌
D. 鳞状细胞癌　E. 淋巴瘤
46. 关于原发性肺结核病的描述哪项是错误的？（　）
A. 初次感染结核杆菌　B. 多见于儿童　C. 可自然痊愈
D. 病变从肺尖开始　E. 其病变特征是形成原发综合征
47. 多核巨细胞不见于下列哪种疾病？（　）
A. 血吸虫病　B. 结核病　C. 风湿病
D. 病毒性肺炎　E. 硅肺
48. 血吸虫病急性虫卵结节中大量浸润的炎细胞是（　）
A. 淋巴细胞　B. 中性粒细胞　C. 嗜碱性粒细胞
D. 嗜酸性粒细胞　E. 浆细胞
49. 下列哪项不是帕金森病的特点（　）
A. 黑质和蓝斑神经色素脱失　B. 以大脑皮质损害为主　C. 出现假面具面容
D. 神经细胞中有 Lewy 小体形成　E. 补充左旋多巴有一定的治疗效果
50. 阿尔茨海默病的首发症状常为（　）
A. 思维迟缓　B. 人格改变　C. 计算力下降
D. 情绪障碍　E. 近记忆障碍
51. 葡萄胎最重要的病变是（　）
A. 绒毛间质高度水肿　B. 绒毛间质血管消失　C. 胎盘明显增大
D. 滋养层细胞增生　E. 绒毛形成葡萄样物
52. 下列对于侵蚀性葡萄胎的描述哪项是错误的（　）
A. 病变可转移到其他部位　B. 病变绒毛水肿不明显　C. 病变不侵犯子宫肌层
D. 滋养层细胞不同程度增生　E. 多继发于葡萄胎

53. 关于 CIN，下列哪项是错误的（　）

A. CIN 可无特殊症状　　B. CIN 是宫颈癌的癌前病变

C. 大部分 CIN 有 HPV 感染　　D. CIN 分为Ⅰ级、Ⅱ级、Ⅲ级

E. 子宫颈非典型性增生分级等同于 CIN 分级

54. 食管癌的典型临床症状是（　）

A. 恶病质　　B. 乏力　　C. 贫血

D. 消瘦　　E. 吞咽困难

55. 动脉瘤最好发的部位是（　）

A. 腹主动脉　　B. 冠状动脉　　C. 肾动脉

D. 下肢动脉　　E. 脾动脉

56. 湿性坏疽多发生于（　）

A. 皮肤　　B. 四肢末端　　C. 脾

D. 颜面部　　E. 与外界相通的内脏

57. 下列哪种肿瘤以局部浸润为主，很少发生转移（　）

A. 宫颈癌　　B. 胃癌　　C. 基底细胞癌

D. 绒毛膜癌　　E. 黑色素瘤

58. 患儿，女，4 岁，高热、咳嗽、咳脓痰伴喘息 3 天，呼吸急促，双肺闻及散在湿啰音。血常规：WBC 15×10^9/L，中性粒细胞 86%。X 线：双肺下叶散在斑点状阴影。最可能的诊断是（　）

A. 大叶性肺炎　　B. 小叶性肺炎　　C. 间质性肺炎

D. 胸膜炎　　E. 肺癌

59. 患者，男，48 岁，右大腿肌肉深部有一脓肿，向体表穿破皮肤不断有脓液排出，此处形成的管道称为（　）

A. 溃疡　　B. 窦道　　C. 瘘管

D. 空洞　　E. 蜂窝织炎

60. 患者，男，70 岁。反复咳嗽、咳痰 18 年，加重伴发热 5 天。体检：T 38.6℃，嘴唇发绀。桶状胸，双肺可闻及湿啰音，最可能的诊断是（　）

A. 肺结核　　B. 支气管哮喘　　C. 肺癌

D. 慢性阻塞性肺疾病　　E. 支气管扩张症

【A3、A4 型题】

（61 ~ 64 题共用题干）

患儿，男，7 岁，因眼睑水肿、尿少 3 天入院。1 周前曾发生上呼吸道感染，体格检查：眼睑浮肿，咽红肿，心肺（－），BP 126/91mmHg。实验室检查：尿常规示，红细胞（＋＋），尿蛋白（＋＋），红细胞管型 0 ~ 3 个/HP；24 小时尿量 350mL，尿素氮 11.4mmol/L，血肌酐 170μmol/L。B 超检查：双肾对称性增大。

61. 该患者最可能的诊断是（　）

A. 慢性硬化性肾小球肾炎　B. 膜性肾病　C. 脂性肾病

D. 新月体性肾小球肾炎　E. 急性弥漫性增生性肾小球肾炎

62. 该病属于（　）

A. 浆液性炎　B. 化脓性炎　C. 增生性炎

D. 纤维素性炎　E. 变质性炎

63. 该病肾肉眼的表现为（　）

A. 多发性小脓肿　B. 大白肾　C. 固缩肾

D. 大红肾、蚤咬肾　E. 多囊肾

64. 该病显微镜下的病变特点是（　）

A. 基底膜增厚　B. 新月体形成　C. 系膜基质增生

D. 肾小球纤维化　E. 毛细血管内皮细胞、系膜细胞增生

（65 ~68 题共用题干）

患者，女，52 岁，阴道不规则出血，阴道镜检查见子宫颈有菜花样肿物，表面出血坏死。

65. 最可能的诊断是（　）

A. 宫颈糜烂　B. 宫颈息肉　C. 宫颈癌

D. 宫颈囊肿　E. 宫颈肥大

66. 该病与（　）感染有关

A. 金黄色葡萄球菌　B. 溶血性链球菌　C. 人乳头瘤病毒

D. 乙型肝炎病毒　E. 幽门螺杆菌

67. 下列哪项不是该病的肉眼观类型？（　）

A. 菜花型　B. 糜烂型　C. 溃疡型

D. 内生浸润型　E. 囊状

68. 该病最常见的组织学类型是（　）

A. 腺癌　B. 鳞癌　C. 腺鳞癌

D. 未分化癌　E. 胶样癌

（69 ~72 题共用题干）

患者，男，66 岁，高血压病史 20 年。看电视时突然剧烈头痛，随后神志不清，送医就诊，查 BP 200/110mmHg，左侧上下肢瘫痪。

69. 最可能的诊断是（　）

A. 脑水肿　B. 脑梗死　C. 脑出血

D. 脑栓塞　E. 脑血栓形成

70. 医治无效死亡。尸检：心脏重 560g，左心室壁厚 1.5cm，乳头肌和肉柱增粗，心腔不扩张。心脏发生的病变是（　）

A. 向心性肥大　B. 离心性肥大　C. 肥厚性心肌病

D. 心肌脂肪变性　E. 心肌细胞水肿

71. 该患者肾脏病变最可能的是（　）

A. 肾盂积水　B. 肾细胞水肿　C. 凹陷性瘢痕肾

D. 原发性颗粒性固缩肾　E. 继发性颗粒性固缩肾

72. 该患者血管病变最可能的是（　）

A. 动脉内血栓形成　B. 动脉栓塞　C. 大中动脉硬化

D. 细小动脉硬化　E. 动脉中层钙化

（73～76 题共用题干）

患者，男，30 岁，技师。患者于 1 个月前开始出现低热，下午明显，体温最高不超过 38℃。咳嗽，咳少量白色黏痰，有时伴夜间盗汗，进食和睡眠稍差，体重有所下降。有肺结核接触史。结核菌素实验阳性。

73. 最可能的诊断是（　）

A. 肺癌　B. 继发性肺结核病　C. 大叶性肺炎

D. 硅肺　E. 原发性肺结核病

74. 该病的特征性病变是（　）

A. 结核结节　B. 浆液渗出　C. 纤维素渗出

D. 灰白色粟粒大小结节　E. 上皮样细胞

75. 该病的病变部位是（　）

A. 肺门　B. 肺膈面　C. 肺底

D. 肺尖　E. 肺上叶下部或下叶上部靠近胸膜处

76. 该病最常见的类型是（　）

A. 局灶型肺结核　B. 浸润型肺结核　C. 结核球

D. 干酪性肺炎　E. 慢性纤维空洞型肺结核

（77～79 题共用题干）

患者，女，38 岁，因昏迷入院。1 小时前晨起呼之不醒，房间有一煤火炉。体格检查：T 36.7℃，BP 130/85mmHg，P 110 次/分，R 26 次/分。口唇呈樱桃红色，心肺正常，肝脾肋下未及。

77. 患者可能发生了（　）

A. 一氧化碳中毒　B. 氰化物中毒　C. 贫血

D. 硫化物中毒　E. 高铁血红蛋白血症

78. 该患者发生了何种类型的缺氧（　）

A. 循环性缺氧　B. 低张性缺氧　C. 组织性缺氧

D. 血液性缺氧　E. 贫血性缺氧

79. 该患者的血氧指标变化正确的是（　）

A. 血氧容量正常、血氧含量降低

B. 血氧容量增加、血氧含量降低

C. 血氧含量、血氧容量一般均正常

D. 血氧容量降低、血氧含量正常

E. 血氧含量、血氧容量一般均降低

【B 型题】

（80～82 题共用选项）

A. 限制性通气不足　　B. 阻塞性通气不足　　C. 弥散障碍

D. 通气/血流比例失调　　E. 静脉血掺杂

80. 严重低钾血症的患者发生呼吸衰竭的机制主要是（　）

81. 喉头水肿患者出现呼吸衰竭是由于（　）

82. 肺小动脉栓塞导致呼吸衰竭是由于（　）

（83～87 题共用选项）

A. 大肠杆菌　　B. 溶血性链球菌　　C. 肺炎球菌

D. 人乳头瘤病毒　　E. 金黄色葡萄球菌

83. 急性肾盂肾炎最常见的病原体是（　）

84. 皮肤疖最常见的病原体是（　）

85. 大叶性肺炎最常见的病原体是（　）

86. 尖锐湿疣最常见的病原体是（　）

87. 急性蜂窝织性阑尾炎最常见的病原体是（　）

（88～92 题共用选项）

A. 变质性炎　　B. 出血性炎　　C. 假膜性炎

D. 化脓性炎　　E. 肉芽肿性炎

88. 流行性脑脊髓膜炎是（　）

89. 结核病是（　）

90. 细菌性痢疾是（　）

91. 流行性出血热是（　）

92. 乙型脑炎是（　）

（93～97 题共用选项）

A. 慢性硬化性肾小球肾炎　　B. 新月体性肾小球肾炎　　C. 脂性肾病

D. 膜性肾小球肾炎　　E. 急性弥漫性增生性肾小球肾炎

93. 引起儿童肾病综合征最常见的是（　）

94. 引起成人肾病综合征最常见的是（　）

95. 临床表现为急性肾炎综合征的是（　）

96. 临床表现为慢性肾炎综合征的是（　）

97. 临床表现为快速进行性肾炎综合征的是（　）

（98～100 题共用选项）

A. 多灌多流，灌少于流　　B. 少灌多流，灌少于流

C. 不灌不流，血流停止　　D. 灌而少流，灌多于流

E. 少灌少流，灌少于流

98. 休克期微循环组织灌流的特点是（　）
99. 休克早期微循环组织灌流的特点是（　）
100. 休克晚期微循环组织灌流的特点是（　）

答案

1. **D**	2. **D**	3. **C**	4. **B**	5. **C**	6. **B**	7. **A**	8. **E**	9. **B**	10. **E**
11. **E**	12. **E**	13. **E**	14. **D**	15. **B**	16. **E**	17. **E**	18. **E**	19. **E**	20. **C**
21. **D**	22. **D**	23. **B**	24. **E**	25. **D**	26. **E**	27. **C**	28. **E**	29. **E**	30. **B**
31. **C**	32. **E**	33. **A**	34. **D**	35. **D**	36. **B**	37. **E**	38. **C**	39. **C**	40. **E**
41. **E**	42. **C**	43. **E**	44. **C**	45. **C**	46. **D**	47. **D**	48. **D**	49. **B**	50. **E**
51. **D**	52. **C**	53. **E**	54. **E**	55. **A**	56. **E**	57. **C**	58. **B**	59. **B**	60. **D**
61. **E**	62. **C**	63. **D**	64. **E**	65. **C**	66. **C**	67. **E**	68. **B**	69. **C**	70. **A**
71. **D**	72. **D**	73. **B**	74. **A**	75. **D**	76. **B**	77. **A**	78. **D**	79. **E**	80. **A**
81. **B**	82. **D**	83. **A**	84. **E**	85. **C**	86. **D**	87. **B**	88. **D**	89. **E**	90. **C**
91. **B**	92. **A**	93. **C**	94. **D**	95. **E**	96. **A**	97. **B**	98. **D**	99. **E**	100. **C**

综合练习自测试卷与答案（二）

【A1、A2 型题】

1. 原发性肝癌最常见的组织学类型（　）

A. 肝细胞癌　B. 胆管上皮癌　C. 混合性肝癌

D. 未分化癌　E. 类癌

2. 急性普通型肝炎的主要病变特点是（　）

A. 肝细胞再生明显　B. 肝细胞广泛变性、坏死轻微

C. 淋巴细胞和巨噬细胞浸润　D. 淤胆和胆栓形成

E. 肝细胞广泛坏死、变性轻微

3. 大肠癌的好发部位是（　）

A. 降结肠　B. 直肠　C. 横结肠

D. 乙状结肠　E. 升结肠

4. 切除患侧肾做病理检查，肉眼见病变肾脏体积增大，皮质变薄，呈囊性，剖开其内充满淡黄色清凉液体，肾皮质最薄处仅为0.1cm。患侧肾为何种病变？（　）

A. 萎缩　B. 肥大　C. 增生

D. 变性　E. 坏死

5. 慢性支气管炎的常见病因有（　）

A. 过敏　B. 年龄　C. 粉尘

D. 气压　E. 感染、吸烟

6. 慢性肺源性心脏病的主要病变特点是（　）

A. 左心室肥大　B. 右心室肥大　C. 左心房肥大

D. 右心房肥大　E. 右心室缩小

7. 下列哪项不属于化生（　）

A. 纤维组织变为骨组织　B. 胃黏膜上皮变为肠型上皮

C. 肉芽组织变为瘢痕组织　D. 假复层柱状上皮变为复层鳞状上皮

E. 单层柱状上皮变为复层鳞状上皮

8. 硅肺的特征性病变是（　）

A. 肺间质纤维化　B. 胸膜增厚　C. 硅肺空洞

D. 硅结节　E. 钙化

9. 血吸虫病的病变主要由以下哪项所致（　）
A. 毛蚴　B. 尾蚴　C. 童虫
D. 成虫　E. 虫卵
10. 以下不是弥漫性毒性甲状腺肿临床表现的是（　）
A. 突眼　B. 多食、肥胖、亢奋　C. T3、T4 高
D. 心悸、多汗、怕热、脉快　E. 基础代谢率和神经兴奋性增高
11. 下列疾病的病变特点，哪项描述不正确？（　）
A. 病毒性肝炎属于变质性炎　B. 细菌性痢疾属于纤维素性炎
C. 伤寒属于增生性炎　D. 乙型脑炎属于渗出性炎
E. 蜂窝织炎属于化脓性炎
12. 下列哪项不是阿尔茨海默病的病理变化（　）
A. 神经原纤维缠结　B. 海马严重萎缩　C. 老年斑
D. 颗粒空泡变性　E. 血管壁玻璃样变
13. 1 型糖尿病的病变部位主要在（　）
A. 骨骼肌细胞　B. 血管内皮细胞　C. 肝细胞
D. 心肌细胞　E. 胰岛 B 细胞
14. 葡萄胎是由下列哪种细胞发生的病变（　）
A. 子宫蜕膜细胞　B. 子宫内膜上皮细胞　C. 绒毛的滋养层细胞
D. 子宫平滑肌细胞　E. 子宫内膜腺上皮细胞
15. 绒毛膜癌最常继发于（　）
A. 葡萄胎　B. 异位妊娠　C. 正常分娩
D. 早产　E. 习惯性流产
16. 膀胱癌最突出的临床表现是（　）
A. 膀胱刺激征　B. 腹部肿块　C. 蛋白尿
D. 脓尿　E. 无痛性血尿
17. 下列哪项不是肾病综合征的临床表现（　）
A. 高度水肿　B. 高血压　C. 大量蛋白尿
D. 高脂血症　E. 低蛋白血症
18. 子宫颈癌的癌前病变是（　）
A. 子宫颈鳞状上皮化生　B. 子宫颈重度糜烂　C. 子宫颈息肉
D. 子宫颈腺囊肿　E. 子宫颈上皮内瘤变
19. 食管癌的好发部位是（　）
A. 上段　B. 胸段　C. 颈段
D. 下段　E. 中段
20. 在动脉粥样硬化的斑块内，可见大量的针状空隙，它们是（　）
A. 泡沫细胞　B. 胆固醇结晶　C. 脂肪细胞
D. 三酰甘油　E. 坏死细胞

21. 下列哪种肿瘤呈浸润性生长（　）

A. 乳头状瘤　B. 脂肪瘤　C. 囊腺瘤
D. 平滑肌肉瘤　E. 纤维瘤

22. 下列哪种炎症属于Ⅳ型变态反应（　）

A. 风湿病　B. 慢性支气管炎　C. 结核病
D. 病毒性肝炎　E. 急性肾盂肾炎

23. DIC 时所形成的血栓是（　）

A. 红色血栓　B. 混合血栓　C. 白色血栓
D. 透明血栓　E. 附壁血栓

24. 四肢骨折石膏固定后引起的骨骼肌萎缩，主要属于（　）

A. 去神经性萎缩　B. 失用性萎缩　C. 压迫性萎缩
D. 内分泌性萎缩　E. 营养不良性萎缩

25. 支气管黏膜上皮出现鳞状上皮化生，属于下列哪一种改变（　）

A. 分化差　B. 非典型性增生　C. 不完全再生
D. 癌前病变　E. 适应性改变

26. 槟榔肝是指（　）

A. 肝脂变　B. 肝水变性　C. 慢性肝淤血
D. 坏死后性肝硬化　E. 门脉性肝硬化

27. 下列关于梗死的描述哪项是错误的？（　）

A. 双重血液循环的器官不易发生梗死
B. 梗死多由动脉阻塞引起
C. 动脉痉挛促进梗死的形成
D. 有效的侧支循环的建立可防止梗死的发生
E. 全身血液循环状态对梗死的形成无影响

28. 下列除哪一项外，其余均属于癌前病变（　）

A. 乳腺纤维囊性变　B. 十二指肠溃疡　C. 黏膜白斑
D. 结肠多发性腺瘤性息肉　E. 皮肤慢性溃疡

29. 下述哪种成分是粥样斑块中所不具备的？（　）

A. 中性粒细胞　B. 胆固醇结晶　C. 坏死物质
D. 泡沫细胞　E. 纤维结缔组织

30. 哪一项不符合结核病转向愈合的转归（　）

A. 吸收消散　B. 纤维化　C. 纤维包裹
D. 浸润进展　E. 钙化

31. 下列哪项不属于炎性肉芽肿（　）

A. 伤寒小结　B. 结核结节　C. 肺肉质变
D. 风湿小结　E. 慢性虫卵结节

32. 大叶性肺炎发生肺肉质变是由于（　）

A. 中性粒细胞渗出过多　B. 中性粒细胞渗出过少　C. 红细胞渗出过多

D. 纤维素渗出过多　E. 红细胞渗出过少

33. 绝大部分肺心病继发于（　）

A. 慢性肺淤血　B. 慢性支气管炎　C. 硅肺

D. 支气管扩张　E. 慢性纤维空洞型肺结核

34. 下列哪项不是慢性淤血的后果（　）

A. 实质细胞的增生　B. 含铁血黄素沉积　C. 出血

D. 组织间质增生　E. 可并发血栓形成

35. 有关慢性肝淤血的叙述中，下列哪一项不正确？（　）

A. 中央静脉扩张　B. 门静脉扩张　C. 肝窦扩张

D. 肝细胞有萎缩　E. 部分肝细胞脂变

36. 从腹腔取出的液体具有如下特征：高比重，静置时凝固，浑浊且呈黄色，含纤维蛋白原，是下列哪一种原因引起？（　）

A. 门静脉高压　B. 右心衰竭　C. 腹膜炎

D. 饥饿或蛋白丧失　E. 肾病综合征

37. 早期胃癌的概念是（　）

A. 只限于黏膜内　B. 直径在 2cm 以内　C. 未侵犯肌层

D. 无淋巴结转移　E. 未突破基底膜

38. 胃最常见的两种良性肿瘤是（　）

A. 脂肪瘤和腺瘤　B. 纤维瘤和血管瘤　C. 腺瘤和平滑肌瘤

D. 神经纤维瘤和腺瘤　E. 平滑肌瘤和纤维瘤

39. 切除子宫做病理检查，光镜下见子宫壁深肌层内有大量异型增生的滋养层细胞浸润，并有绒毛结构，应诊断为（　）

A. 葡萄胎　B. 侵蚀性葡萄胎　C. 绒毛膜癌

D. 子宫内膜癌　E. 宫颈癌

40. 在葡萄球菌感染的炎症反应中所见到的炎细胞主要是（　）

A. 淋巴细胞　B. 中性粒细胞　C. 嗜酸性粒细胞

D. 浆细胞　E. 巨噬细胞

41. 巨噬细胞、成纤维细胞和淋巴细胞最常见于（　）

A. 急性炎症　B. 慢性炎症　C. 伤口愈合处

D. 肉芽组织　E. 化脓性炎症

42. 下列哪项不是肉瘤的特征（　）

A. 瘤细胞呈巢状　B. 多见于青少年　C. 多经血道转移

D. 切面呈鱼肉状　E. 瘤细胞间有网状纤维

43. 患者，女，56 岁。绝经 5 年，不规则阴道流血 5 次，量中等。平时白带少许。最可能的诊断是（　）

A. 宫颈癌　B. 输卵管癌　C. 卵巢恶性肿瘤
D. 老年性阴道炎　E. 子宫内膜癌

44. 心性水肿毛细管流体静压增高的直接原因是（　）
A. 肝合成白蛋白减少　B. 淋巴回流障碍　C. 体循环静脉淤血
D. 醛固酮与 ADH 分泌过多　E. 肾小球滤过率减少

45. 低钾血症对神经－肌肉兴奋性最严重的影响是（　）
A. 肌张力降低　B. 腱反射减弱　C. 肠鸣音减少
D. 呼吸肌麻痹　E. 肠蠕动消失

46. 高钾血症时随着血清钾浓度的增高神经肌肉的兴奋性变化为（　）
A. 增高　B. 降低　C. 先降低后增高
D. 先增高后降低　E. 保持不变

47. 能引起外周化学感受器兴奋的刺激因素是（　）
A. $PaO_2 < 60mmHg$　B. $PaO_2 < 30mmHg$　C. $PaO_2 < 50mmHg$
D. $PaO_2 < 20mmHg$　E. $PaO_2 < 40mmHg$

48. 最严重的组织损伤是（　）
A. 水变性　B. 脂肪变性　C. 坏死
D. 玻璃样变性　E. 病理性色素沉着

49. 经化验，某患者动脉血 pH 7.28，$PaCO_2$ 30mmHg，SB 17mmol/L，血 Na^+ 142mmol/L，血 Cl^- 105mmol/L，应诊断为（　）
A. 代偿性呼吸性酸中毒　B. AG 增高型代谢性酸中毒
C. 代偿性代谢性酸中毒　D. AG 正常型代谢性酸中毒
E. 呼吸性酸中毒

50. 发热造成循环系统功能改变的突出表现是（　）
A. 血压升高　B. 心负荷加重　C. 心率加快
D. 心肌收缩力增强　E. 心排出量增多

51. DIC 所致的贫血，应为（　）
A. 失血性贫血　B. 大细胞性贫血　C. 中毒性贫血
D. 溶血性贫血　E. 缺铁性贫血

52. 休克早期可出现血管扩张的部位是（　）
A. 胃肠　B. 心脏　C. 肾脏
D. 皮肤　E. 骨骼肌

53. 下列哪项原因不会导致心脏容量负荷增加？（　）
A. 二尖瓣关闭不全　B. 主动脉瓣关闭不全　C. 室间隔缺损
D. 肺动脉高压　E. 动静脉瘘

54. 肿瘤实质是指（　）
A. 血管　B. 淋巴管　C. 瘤细胞
D. 神经纤维　E. 结缔组织

55. Ⅱ型呼吸衰竭患者输氧的原则是（　）

A. 快速输入高浓度氧　B. 间断给低浓度氧　C. 输入高压氧

D. 低流量低浓度持续给氧　E. 高流量高浓度间断给氧

56. 上消化道出血诱发肝性脑病的主要机制是（　）

A. 引起失血性休克　B. 脑组织供血不足

C. 肝损害加重，使氨清除减少　D. 引起血浆氨基酸失衡

E. 血浆蛋白被肠道细菌分解，产氨增多

57. 慢性肾功能衰竭出现继发性甲状旁腺功能亢进，主要原因是（　）

A. 高血钾　B. 高血钙　C. 低血磷

D. 低血钙　E. 高血磷

58. 患者，女，50岁，确诊为十二指肠溃疡，其最可能的腹痛特点是（　）

A. 腹痛无明显规律　B. 空腹时腹痛明显　C. 进餐时腹痛明显

D. 餐后即刻腹痛明显　E. 餐后1/2~1小时腹痛明显

59. 患者，男，30岁，突然出现黄疸，继而昏迷，3天后抢救无效死亡。诊断为急性重型肝炎，此炎症属于（　）

A. 变质性炎　B. 浆液性炎　C. 增生性炎

D. 纤维素性炎　E. 化脓性炎

60. 患者，男，25岁。因饮酒后遭雨淋，出现高热、咳嗽、咳痰，于发病第3天咳铁锈色痰，最可能见于（　）

A. 病毒感染　B. 肺炎球菌感染　C. 厌氧菌感染

D. 化脓菌感染　E. 肺癌

【A3、A4型题】

（61~65题共用题干）

患者，男，50岁，既往有乙型肝炎病史。2小时前因进食后突然呕血500mL，急诊入院。体格检查：巩膜黄染，乳房发育，前胸壁2个蜘蛛痣，腹部膨隆，脾肋下3cm。

61. 本例最可能的诊断是（　）

A. 胃溃疡　B. 门脉性肝硬化　C. 十二指肠溃疡

D. 肝癌　E. 急性重型肝炎

62. 在我国该病最常见的原因是（　）

A. 营养缺乏　B. 病毒性肝炎　C. 慢性酒精中毒

D. 毒物中毒　E. 血吸虫感染

63. 该病的特征性病变是（　）

A. 无肝小叶结构　B. 肝内纤维组织增生　C. 假小叶形成

D. 肝细胞变性坏死　E. 小胆管增生

64. 患者出现蜘蛛痣的原因是（　）

A. 雄激素过多　B. 雌激素过多　C. 凝血因子缺乏

D. 蛋白质合成减少　　E. 侧支循环形成

65. 该病晚期患者死亡的最常见原因是（　）

A. 合并感染　　B. 合并肺炎　　C. 肾衰竭

D. 上消化道出血　　E. 合并肝癌

（66 ~69 题共用题干）

患者，男，45 岁，近 10 年来出现反酸、嗳气、上腹部饱胀，反复上腹部疼痛，进食后痛。胃镜检查：在胃小弯近幽门处见一直径约 2cm 的圆形溃疡，边缘整齐、不隆起，溃疡底部平坦。

66. 该患者最有可能的诊断是（　）

A. 慢性萎缩性胃炎　　B. 十二指肠溃疡　　C. 胃溃疡

D. 胃癌　　E. 肥厚性胃炎

67. 若在溃疡处作一组织切片，镜下可见（　）

A. 渗出层、肉芽组织层、瘢痕层、坏死层

B. 肉芽组织层、坏死层、瘢痕层、渗出层

C. 坏死层、肉芽组织层、渗出层、瘢痕层

D. 渗出层、坏死层、肉芽组织层、瘢痕层

E. 瘢痕层、肉芽组织层、坏死层、渗出层

68. 该病最常见的并发症的是（　）

A. 粘连　　B. 出血　　C. 穿孔

D. 幽门梗阻　　E. 癌变

69. 若患者突然出现上腹部剧烈疼痛，腹肌紧张，有明显压痛及反跳痛，应考虑（　）

A. 幽门梗阻　　B. 急性胃穿孔　　C. 急性胰腺炎

D. 急性胆囊炎　　E. 急性阑尾炎

（70 ~72 题共用题干）

患者，女，30 岁，因心悸、怕热、多汗、食欲亢进、体重减轻来院就诊。体格检查：T 37.5℃，P 110/分，眼球突出，双侧甲状腺弥漫性对称性增大，基础代谢率 +35%。

70. 最可能的诊断是（　）

A. 甲状腺癌　　B. 甲状腺功能低下　　C. 甲状腺炎

D. 弥漫性非毒性甲状腺肿　　E. 弥漫性毒性甲状腺肿

71. 该病的发病机制，除外（　）

A. 自身免疫性疾病　　B. 遗传因素

C. 精神创伤　　D. 存在多种抗甲状腺的自身抗体

E. 血中存在与 TRH 受体结合的抗体

72. 该病的病变特点不包括（　）

A. 间质血管丰富、充血　　B. 常见吸收空泡　　C. 滤泡上皮乳头状增生

D. 淋巴组织增生　　E. 滤泡腔内大量胶质贮积

(73～75 题共用题干)

患者，男，50 岁，公交司机，体态较胖，嗜烟酒。今在开车时突然出现心前区剧烈疼痛，且伴大汗、呼吸困难。送医抢救无效死亡。尸检：左冠状动脉内膜面可见散在灰黄色或灰白色斑块隆起，前降支管壁增厚，管腔Ⅲ～Ⅳ级狭窄，左心室前壁、室间隔大部、心尖部变软，失去光泽，镜下有不同程度的心肌坏死。双肺体积增大，颜色暗红，切面可挤出粉红色泡沫状液体。

73. 该患者最可能的诊断是（　）

A. 心绞痛　　B. 心肌梗死　　C. 心肌纤维化

D. 风湿性心肌炎　　E. 肥厚性心肌病

74. 该患者左冠状动脉发生的病变是（　）

A. 动脉内膜炎　　B. 血栓形成　　C. 栓塞

D. 玻璃样变性　　E. 动脉粥样硬化

75. 该患者发生的并发症是（　）

A. 心源性休克　　B. 左心衰竭　　C. 心律失常

D. 室壁瘤　　E. 二尖瓣关闭不全

(76～78 题共用题干)

患者，女，16 岁，学生，因发热、游走性关节痛、出红斑 3 天而入院。患者三年前曾有类似发病四次。体检：T 39℃，P 138 次/分，血压正常。双下肢内侧和躯干见环状红斑，二尖瓣区可听到三级收缩期吹风样杂音。血沉 50mm/h，抗“O”为 700 单位。X 线检查，心脏向左下扩大。

76. 最可能的诊断是（　）

A. 类风湿性关节炎　　B. 湿疹　　C. 风湿病

D. 急性感染性心内膜炎　　E. 亚急性感染性心内膜炎

77. 该病的特征性病变是（　）

A. 阿少夫小体　　B. 新月体　　C. 假小叶

D. 干酪样坏死　　E. 细小动脉硬化

78. 该病是发生于以下哪种组织的变态反应性疾病（　）

A. 上皮组织　　B. 肌组织　　C. 结缔组织

D. 神经组织　　E. 肉芽组织

(79～81 题共用题干)

患者，女，35 岁，无意中发现右乳外上象限触及一核桃大包块，质地较硬，活动度小。右乳头下陷，局部皮肤呈橘皮样。

79. 最可能的诊断是（　）

A. 乳腺纤维囊性变　　B. 乳腺癌　　C. 乳腺纤维腺瘤

D. 乳腺硬化性腺病　　E. 乳腺脂肪瘤

80. 若确诊需采用（　）

A. CT　　B. 乳腺 X 线　　C. 活检

D. 乳腺彩超　　E. 细胞学检查

81. 该病最常见的类型是（　）

A. 浸润性导管癌　　B. 浸润性小叶癌　　C. 导管内癌

D. 黏液癌　　E. 髓样癌

【B 型题】

（82～86 题共用选项）

A. 绒毛心　　B. 球形心　　C. 靴形心

D. 梨形心　　E. 虎斑心

82. 二尖瓣狭窄（　）

83. 二尖瓣关闭不全（　）

84. 主动脉瓣狭窄（　）

85. 心外膜纤维素性炎（　）

86. 心肌细胞脂肪变性（　）

（87～90 题共用选项）

A. 髓样癌　　B. 滤泡癌　　C. 嗜酸细胞癌

D. 乳头状癌　　E. 未分化癌

87. 由滤泡旁细胞发生的甲状腺癌是（　）

88. 甲状腺癌中恶性程度最高的是（　）

89. 甲状腺癌中最常见的是（　）

90. 属于弥散神经内分泌细胞源性的甲状腺癌是（　）

（91～93 题共用选项）

A. 慢性肾炎　　B. 休克　　C. 肾中毒

D. 尿路梗阻　　E. 肾小管阻塞

91. 引起肾前性急性肾功能衰竭的病因是（　）

92. 引起肾后性肾功能衰竭的病因是（　）

93. 慢性肾功能衰竭最常见的病因是（　）

（94～97 题共用选项）

A. 腺癌　　B. 未分化癌　　C. 鳞癌

D. 腺鳞癌　　E. 小细胞癌

94. 食管癌最常见的组织学类型是（　）

95. 大肠癌最常见的组织学类型是（　）

96. 肺癌中分化程度最低、恶性度最高的是（　）

97. 子宫内膜癌最常见的组织学类型是（　）

（98～100 题共用选项）

A. 空肠　　B. 盲肠　　C. 回肠下段

D. 直肠、乙状结肠　　E. 横结肠

98. 肠伤寒的好发部位是（　）
99. 血吸虫病肠道病变最严重的是（　）
100. 细菌性痢疾的好发部位是（　）

答案

1. **A**	2. **B**	3. **B**	4. **A**	5. **E**	6. **B**	7. **C**	8. **D**	9. **E**	10. **B**
11. **D**	12. **E**	13. **E**	14. **C**	15. **A**	16. **E**	17. **B**	18. **E**	19. **E**	20. **B**
21. **D**	22. **C**	23. **D**	24. **B**	25. **E**	26. **C**	27. **E**	28. **B**	29. **A**	30. **D**
31. **C**	32. **B**	33. **B**	34. **A**	35. **B**	36. **C**	37. **C**	38. **C**	39. **B**	40. **B**
41. **B**	42. **A**	43. **E**	44. **C**	45. **D**	46. **D**	47. **A**	48. **C**	49. **B**	50. **C**
51. **D**	52. **B**	53. **D**	54. **C**	55. **D**	56. **E**	57. **D**	58. **B**	59. **A**	60. **B**
61. **B**	62. **B**	63. **C**	64. **B**	65. **D**	66. **C**	67. **D**	68. **B**	69. **B**	70. **E**
71. **E**	72. **E**	73. **B**	74. **E**	75. **B**	76. **C**	77. **A**	78. **C**	79. **B**	80. **C**
81. **A**	82. **D**	83. **B**	84. **C**	85. **A**	86. **E**	87. **A**	88. **E**	89. **D**	90. **A**
91. **B**	92. **D**	93. **A**	94. **C**	95. **A**	96. **E**	97. **A**	98. **C**	99. **D**	100. **D**

综合练习自测试卷与答案（三）

【A1、A2 型题】

1. 关于疾病的概念，下列哪项是正确的（　）

A. 疾病指机体不舒服　B. 疾病是不健康的生命活动

C. 疾病是细胞受损的表现　D. 疾病是机体对内外环境的协调障碍

E. 疾病是机体在一定病因作用下，因自稳状态紊乱而发生的异常生命活动

2. 门静脉回流受阻时，可引起下列哪个脏器淤血？（　）

A. 脑　B. 肝　C. 肾

D. 肺　E. 脾

3. 槟榔肝是指（　）

A. 肝脂肪变性　B. 肝细胞肿胀　C. 肝细胞萎缩

D. 肝慢性淤血　E. 肝硬化

4. 构成血栓头部的主要成分是（　）

A. 红细胞　B. 血小板　C. 中性粒细胞

D. 淋巴细胞　E. 纤维蛋白

5. 大脑中动脉血栓栓塞，栓子可能来源于（　）

A. 右心房　B. 左心房　C. 肠系膜静脉

D. 下肢静脉　E. 髂静脉

6. 一患者起病急，病情进展迅速，肝体积显著缩小，色黄，质地柔软，镜下肝细胞广泛大片坏死，有多量淋巴细胞、巨噬细胞浸润，应诊断为（　）

A. 急性普通型肝炎　B. 轻度慢性普通型肝炎　C. 急性重型肝炎

D. 中度慢性普通型肝炎　E. 重度慢性普通型肝炎

7. 以变质为主的炎症其实质细胞的主要变化是（　）

A. 增生和再生　B. 萎缩和变性　C. 变性和坏死

D. 增生和变性　E. 坏死和萎缩

8. 高血压病最常侵犯的血管是（　）

A. 全身小静脉　B. 全身细小动脉　C. 全身中、小动脉

D. 大动脉　E. 中动脉

9. 高血压病心脏的主要改变是（　）

A. 心肌间质有肉芽肿形成　B. 心肌有梗死灶　C. 左心室有疤痕形成

D. 左心室心肌肥大，心室壁增厚　E. 右心室肥厚

10. 休克期（微循环淤血期）微循环灌流的特点是（　）

A. 少灌少流　B. 少灌多流　C. 多灌少流

D. 多灌多流　E. 不灌不流

11. 缺氧的概念是（　）

A. 低氧血症　B. 血液的氧分压降低　C. 血液的氧含量降低

D. 组织供氧不足或利用氧障碍　E. 血液的氧容量降低

12. 下列哪项不是真正的肿瘤？（　）

A. 霍奇金淋巴瘤　B. 白血病　C. 结核瘤

D. 骨肉瘤　E. 黑色素瘤

13. 慢性支气管炎时，支气管黏膜上皮活检见成熟鳞状上皮，此种病理变化属于（　）

A. 支气管黏膜化生　B. 支气管黏膜肥大　C. 支气管黏膜萎缩

D. 支气管鳞状细胞癌　E. 支气管腺癌

14. 下列哪项不符合小叶性肺炎（　）

A. 由多种细菌混合感染引起　B. 好发于老人、儿童、久病卧床者

C. 病灶可互相融合　D. 常作为其他疾病的并发症出现

E. 以细支气管为中心的纤维素性炎症

15. 门脉高压症不包括（　）

A. 胃肠淤血　B. 脾肿大　C. 腹水

D. 侧支循环形成　E. 黄疸

16. 切除子宫做病理检查，光镜下见子宫壁深肌层内有大量异型的滋养层细胞浸润，并有出血，无血管和绒毛结构，应诊断为（　）

A. 水泡状胎块　B. 子宫内膜癌　C. 侵蚀性葡萄胎

D. 绒毛膜癌　E. 子宫颈癌

17. 新月体主要由哪种细胞增生形成（　）

A. 系膜细胞　B. 肾小囊脏层上皮细胞　C. 毛细血管内皮细胞

D. 成纤维细胞　E. 肾小囊壁层上皮细胞

18. 下列病变不属于液化性坏死（　）

A. 脑软化　B. 肝脓肿　C. 肺干酪样坏死

D. 胰腺坏死　E. 脂肪坏死

19. 某患者的临床表现为畏寒、发热、腹痛、大便频繁、里急后重，大便早期呈水样便，后转为黏液脓血便，应诊断为（　）

A. 阿米巴痢疾　B. 细菌性食物中毒　C. 消化不良性腹泻

D. 细菌性痢疾　E. 肠伤寒

20. 乳腺癌最常发生的部位是（　）

A. 外上象限　B. 内上象限　C. 外下象限

D. 内下象限　E. 乳头部

21. 某肺炎患者出现，高热、口渴明显、尿少、尿钠浓度高、以细胞内脱水为主，其水、电代谢解质紊乱的类型是（　）

A. 休克　B. 高渗性脱水　C. 低渗性脱水

D. 等渗性脱水　E. 水肿

22. 低渗性脱水的婴儿发生皮肤弹性降低，眼窝凹陷，前囟凹陷主要是由于（　）

A. 血容量减少　B. 细胞内液减少　C. 淋巴减少

D. 组织间液减少　E. 细胞外液减少

23. 机体在分解代谢过程中产生的最多的酸性物质是（　）

A. 碳酸　B. 乳酸　C. 丙酮酸

D. 磷酸　E. 硫酸

24. 老年人心肌细胞内常出现的色素是（　）

A. 胆色素　B. 含铁血黄素　C. 脂褐素

D. 黑色素　E. 福尔马林色素

25. 急性弥漫性增生性肾小球肾炎和急性肾盂肾炎患者尿液检查最大的不同是后者（　）

A. 尿液内有红细胞　B. 尿液内有白细胞　C. 尿液内有脓细胞

D. 尿液内有管型　E. 尿液内有蛋白

26. 心力衰竭细胞是指心力衰竭时出现的（　）

A. 含脂褐素的心肌细胞　B. 肺泡内吞噬尘埃的巨噬细胞

C. 吞噬黑色素的巨噬细胞　D. 吞噬脂质的巨噬细胞

E. 胞质内含有含铁血黄素的巨噬细胞

27. DIC 时可见（　）

A. 混合血栓　B. 透明血栓　C. 白色血栓

D. 疣状血栓　E. 红色血栓

28. 患者，男，60 岁，胸痛、咳嗽、咯血痰两个月，明显消瘦，胸片见右上肺周边一直径为 5cm 结节状阴影，边缘毛刺状。应首先考虑（　）

A. 肺结核球　B. 周围型肺癌　C. 团块状矽结节

D. 肺脓肿　E. 肺肉质变

29. 肿瘤的特殊性决定于（　）

A. 核分裂象　B. 肿瘤的扩散　C. 肿瘤的间质

D. 肿瘤的实质　E. 肿瘤细胞的代谢特点

30. 炎症是（　）

A. 白细胞对细菌的作用　B. 由损伤引起的增生性反应

C. 损伤对机体的有害影响　D. 机体对局部损伤的血管反应

E. 机体对损伤的一种防御为主的局部组织反应

31. 只有一个开口的病理性盲管是（　）

A. 糜烂　B. 溃疡　C. 窦道

D. 瘘管　　E. 空洞

32. 漏出液的描述中，哪项是错误的？（　）

A. 液体比重低　　B. 液体静置后不凝固

C. 液体内无或极少纤维蛋白原　　D. 漏出与流体静力学有关

E. 液体内含有多量炎细胞

33. 下列哪一项不符合肿瘤性生长？（　）

A. 生长旺盛　　B. 常形成肿块

C. 细胞分化成熟能力降低　　D. 增生过程中需致癌因素持续存在

E. 相对无止境生长

34. 有关骨肉瘤的主要诊断依据，哪项是错的？（　）

A. 好发于老年人　　B. 发生于长骨干骺端　　C. 肿瘤细胞异型性明显

D. 出现肿瘤性成骨　　E. 易发生血道转移

35. 下列哪一类水及电解质代谢紊乱早期易发生休克（　）

A. 低渗性脱水　　B. 高渗性脱水　　C. 水中毒

D. 低钾血症　　E. 高钾血症

36. 心冠状动脉粥样硬化，最常受累的动脉分支是（　）

A. 左主干　　B. 左回旋支　　C. 左前降支

D. 右主干　　E. 右回旋支

37. 患者，男，25 岁，上腹痛 1 月，空腹痛及夜间痛明显，黑便 3 天，查体：上腹压痛，无反跳痛，未触及肿块，化验大便 OB（+），此患者最可能的诊断是（　）

A. 十二指肠球部溃疡　　B. 胃癌　　C. 急性胃炎

D. 慢性胃炎　　E. 胃溃疡

38. 患者，男，58 岁，进食后发噎，胸骨后疼痛间歇性加重，体检无阳性所见，确诊方法是（　）

A. CT　　B. 开胸探查　　C. 食管镜检 + 活检

D. 食管造影　　E. X 线检查

39. 原发性肺结核病原发病灶的好发部位是（　）

A. 肺尖部　　B. 肺门部　　C. 弥漫性病变

D. 肺膈面　　E. 肺上叶下部或肺下叶上部

40. 哪种疾病最易引起肠道狭窄（　）

A. 肠阿米巴病　　B. 肠伤寒　　C. 肠结核

D. 细菌性痢疾　　E. 肠血吸虫卵沉积

41. 慢性萎缩性胃炎时，胃黏膜上皮可化生为（　）

A. 鳞状上皮　　B. 移行上皮　　C. 软骨

D. 骨　　E. 肠上皮

42. 下列哪一项不属于萎缩？（　）

A. 重症脑动脉粥样硬化时的脑体积变小

B. 空洞型肾结核时变薄的肾实质

C. 老年人的心脏

D. 小儿麻痹症的下肢肌肉

E. 恶病质时的肢体

43. 潜水员从深水中快速升到水面易发生（　）

A. 氮气栓塞　　B. 血栓栓塞　　C. 脂肪栓塞

D. 羊水栓塞　　E. 空气栓塞

44. 某患者乳腺发生癌变，经病检发现，癌细胞突破导管基底膜进入间质，呈不规则实性条索或团块状排列，无明显腺样结构、实质与间质大致相当，则此癌是（　）

A. 导管内癌　　B. 浸润性导管单纯癌　　C. 浸润性导管硬癌

D. 浸润性导管不典型髓样癌　　E. 浸润性小叶癌

45. 寄生虫感染时，病灶内渗出的炎症细胞中，最多见的是（　）

A. 中性粒细胞　　B. 淋巴细胞　　C. 嗜碱性粒细胞

D. 浆细胞　　E. 嗜酸性粒细胞

46. 下列哪一项是原位癌的最主要特征（　）

A. 发生于子宫颈黏膜上皮　　B. 是一种早期癌　　C. 发生转移

D. 发生于食管黏膜　　E. 癌变波及上皮全层，但基底膜完整

47. 伤寒带菌者细菌一般居留在（　）

A. 小肠　　B. 结肠　　C. 胆囊

D. 肝脏　　E. 肾脏

48. 有关乙型脑炎的主要病理变化，哪项是错误的（　）

A. 神经细胞的变性，坏死　　B. 筛状软化灶形成　　C. 胶质结节

D. 化脓性炎　　E. 淋巴细胞套袖状浸润

49. 日本血吸虫病引起的肝硬化为（　）

A. 胆汁性肝硬化　　B. 门脉性肝硬化　　C. 坏死后性肝硬化

D. 干线性肝硬化　　E. 淤血性肝硬化

50. 正常人进入高原或通风不良的矿井中发生缺氧的原因是（　）

A. 吸入气的氧分压降低　　B. 肺气体交换障碍　　C. 循环血量减少

D. 血液携氧能力降低　　E. 组织血流量减少

51. 对挥发酸进行缓冲的最主要系统是（　）

A. 碳酸氢盐缓冲系统　　B. 无机磷酸盐缓冲系统　　C. 有机磷酸盐缓冲系统

D. 血红蛋白缓冲系统　　E. 蛋白质缓冲系统

52. 血液 pH 值的高低取决于血浆中（　）

A. $NaHCO_3$ 浓度　　B. $PaCO_2$　　C. AG

D. $[HCO_3^-]/[H_2CO_3]$ 的比值　　E. BE

53. 发热发生机制中共同的基本因素是（　）

A. 外源性致热原　　B. 内生致热原　　C. 前列腺素

D. 精氨酸加压素　　E. 环磷酸腺苷

54. 体温上升期的热代谢特点是（　）

A. 散热减少，产热增加，体温↑

B. 产热减少，散热增加，体温↑

C. 散热减少，产热增加，体温保持高水平

D. 产热与散热在高水平上相对平衡，体温保持高水平

E. 产热减少，散热增加，体温恒定

55. 关于心脏后负荷，下面哪项叙述不正确（　）

A. 又称压力负荷

B. 决定心肌收缩的初长度

C. 指心脏收缩时所遇到的负荷

D. 肺动脉高压可导致右室后负荷增加

E. 高血压可导致左室后负荷增加

56. 下述哪项不是心力衰竭的原因（　）

A. 心脏负荷增加　　B. 感染　　C. 弥漫性心肌病变

D. 心肌缺血缺氧　　E. 心包炎

57. 下述哪项原因不会引起高心输出量性心力衰竭（　）

A. 甲亢　　B. 贫血　　C. 维生素 B_1 缺乏

D. 动静脉瘘　　E. 二尖瓣狭窄

58. 呼吸衰竭通常是（　）

A. 外呼吸功能严重障碍的后果

B. 内呼吸功能严重障碍的后果

C. 内、外呼吸功能严重障碍的后果

D. 血液不能携氧的后果

E. 组织细胞不能利用氧的后果

59. 血氨升高引起肝性脑病的主要机制是（　）

A. 使乙酰胆碱产生过多　　B. 干扰脑细胞的能量代谢

C. 使去甲肾上腺素作用减弱　　D. 影响大脑皮质的兴奋性及传导功能

E. 使脑干网状结构不能正常活动

60. 失血性休克引起急性肾功能衰竭的最主要发病机制是（　）

A. 原尿回漏　　B. 儿茶酚胺增多　　C. 肾小管阻塞

D. 白细胞流变特性改变　　E. 肾血流量减少和肾内血流分布异常

【A3、A4 型题】

（61～63 题共用题干）

患者，男，25 岁，酗酒后突然起病，寒战，T 39.5℃，三天后感到胸痛、咳嗽，咳铁锈色痰。

61. X线检查，左肺下叶有大片密实阴影，其可能患有（　）
A. 急性支气管炎　B. 小叶性肺炎　C. 病毒性肺炎
D. 肺脓肿　E. 大叶性肺炎

62. 该疾病的病变性质是（　）
A. 纤维素性炎　B. 变态反应性炎　C. 化脓性炎
D. 浆液性炎　E. 出血性炎

63. 该疾病的病变范围是（　）
A. 肺尖部　B. 以终末细支管为中心　C. 以细支气管为中心
D. 左肺下叶　E. 双肺背侧

（64～65题共用题干）

某患者昏迷不醒，曾有乙肝病史，昏迷前一段时间食管下段静脉曲张、肝掌和蜘蛛痣。

64. 其可能昏迷的原因是（　）
A. 中毒性休克　B. 中枢神经受损　C. 药物中毒
D. 各种原因所致肝功能不全　E. 失血所致

65. 下述诱发肝性脑病的因素中最为常见的是（　）
A. 消化道出血　B. 利尿剂使用不当　C. 便秘
D. 感染　E. 尿毒症

（66～68题共用题干）

某患者长骨骨折，治疗后，不再多加注意，不久便有胸闷气短之感，后出现咯血，经体检发现肺水肿、肺出血及肺不张。

66. 可能原因是（　）
A. 细菌入侵机体　B. 不明因子所致　C. 肺癌
D. 隐性遗传病　E. 因骨折，脂肪入血形成栓塞所致

67. 右下肢静脉血栓脱落主要栓塞于（　）
A. 肺动脉　B. 下腔静脉　C. 右心房
D. 右心室　E. 右下肢大静脉

68. 股静脉血栓形成时，下述哪种结局不易发生？（　）
A. 阻塞血流　B. 机化　C. 脱落
D. 钙化　E. 血流完全恢复正常

（69～70题共用题干）

患者因肾病而亡，尸解检查发现其肾脏体积变小，表面不平、质地变硬，有大的瘢痕凹陷。肾盂、肾盏变形。镜下可见病变呈不规则片状，其间为相对正常肾组织。

69. 其因患以下哪种病而亡（　）
A. 慢性肾盂肾炎　B. 系膜增生性肾小球肾炎　C. 高血压肾病
D. 纤维增生性肾小球肾炎　E. 新月体性肾小球肾炎

70. 下列关于该种疾病的叙述哪一项是错误的（　）
A. 多发性脓肿　B. 上行性感染首先累及肾盂　C. 由细菌直接感染

D. 增生性炎症　　E. 多见于女性，多由上行性感染引起

（71～72 题共用题干）

某婴儿前囟饱满，角弓反张，脑脊液检查中发现有病菌。

71. 此儿患有（　）

A. 乙型脑炎　　B. 精神病　　C. 遗传性病

D. 分子病　　E. 流行性脑脊髓膜炎

72. 该疾病的特征性病变是（　）

A. 硬脑膜中性粒细胞浸润

B. 蛛网膜下腔有大量单核细胞

C. 脑实质内软化灶形成

D. 蛛网膜下腔有大量中性粒细胞渗出

E. 硬脑膜有大量单核细胞浸润

（73～75 题共用题干）

患者，女，24 岁，发热、头疼、乏力、食欲不振和末梢白细胞增多。腹痛、腹泻，里急后重排便次数增多。数小时后，休克。

73. 该患者可能患有（　）

A. 神经炎　　B. 肝炎　　C. 肺炎

D. 肾炎　　E. 细菌性痢疾

74. 我国目前所见的此病最常见的致病菌是（　）

A. 宋内氏菌和福氏菌　　B. 鲍氏菌　　C. 宋内氏菌

D. 志贺氏菌　　E. 舒密次氏菌

75. 该疾病是什么性质的炎症？（　）

A. 纤维素性炎　　B. 出血性炎　　C. 化脓性炎

D. 变质性炎　　E. 增生性炎

【B 型题】

（76～80 题共用选项）

A. 肉芽组织　　B. 纤维组织　　C. 纤维素

D. 淋巴细胞　　E. 变性坏死的中性粒细胞

76. 炎性假膜主要成分是（　）

77. 伤口愈合早期（　）

78. 慢性淤血晚期（　）

79. 脓肿（　）

80. 病毒感染（　）

（81～85 题共用选项）

A. 多取血道转移　　B. 多取淋巴道转移　　C. 多取种植性转移

D. 以上三者均可　　E. 不转移

81. 直肠癌（ ）
82. 绒毛膜癌（ ）
83. 胃癌（ ）
84. 子宫颈原位癌（ ）
85. 肺癌（ ）

（86～90 题共用选项）

A. 局灶性大量中性粒细胞浸润及该处组织坏死液化
B. 疏松组织的弥漫性化脓性炎症
C. 体腔内蓄积大量脓液
D. 黏膜的浆液渗出
E. 急性细菌性痢疾的典型结肠病变

86. 卡他性炎（ ）
87. 蜂窝组织炎（ ）
88. 脓肿（ ）
89. 纤维素性炎（ ）
90. 积脓（ ）

（91～95 题共用选项）

A. 纤维素样血栓　B. 氮气栓塞　C. 羊水栓塞
D. 脂肪栓塞　E. 混合栓塞

91. 股骨骨折（ ）
92. 动脉粥样硬化（ ）
93. 潜水员病（ ）
94. 弥散性血管内凝血（ ）
95. 孕妇生产时出现的栓塞（ ）

（96～100 题共用选项）

A. 支气管腺体肥大增生、黏膜上皮杯状细胞增多
B. 急、慢性支气管炎及细支气管周围炎
C. 支气管壁因炎症而遭破坏
D. 细支气管壁及肺泡间隔弹力纤维支架破坏和细支气管不完全阻塞
E. 肺组织高度纤维化

96. 慢性支气管炎时，患者通气与换气功能障碍、导致缺氧的重要环节（ ）
97. 慢性支气管炎时，患者咳痰病变基础（ ）
98. 慢性阻塞性肺气肿的发生主要由于（ ）
99. 矽肺引起肺源性心脏病的原因是由于（ ）
100. 支气管扩张症引起肺源性心脏病的原因是由于（ ）

答案

1. **E**	2. **E**	3. **D**	4. **B**	5. **B**	6. **C**	7. **C**	8. **B**	9. **D**	10. **C**
11. **D**	12. **C**	13. **A**	14. **E**	15. **E**	16. **D**	17. **E**	18. **C**	19. **D**	20. **A**
21. **B**	22. **D**	23. **A**	24. **C**	25. **C**	26. **E**	27. **B**	28. **B**	29. **D**	30. **E**
31. **C**	32. **E**	33. **D**	34. **A**	35. **A**	36. **C**	37. **A**	38. **C**	39. **E**	40. **C**
41. **E**	42. **B**	43. **A**	44. **B**	45. **E**	46. **E**	47. **C**	48. **D**	49. **D**	50. **A**
51. **D**	52. **D**	53. **B**	54. **A**	55. **B**	56. **B**	57. **E**	58. **A**	59. **B**	60. **E**
61. **E**	62. **A**	63. **D**	64. **D**	65. **A**	66. **E**	67. **A**	68. **E**	69. **A**	70. **D**
71. **E**	72. **D**	73. **E**	74. **A**	75. **A**	76. **C**	77. **A**	78. **B**	79. **E**	80. **D**
81. **B**	82. **A**	83. **D**	84. **E**	85. **D**	86. **D**	87. **B**	88. **A**	89. **E**	90. **C**
91. **D**	92. **E**	93. **B**	94. **A**	95. **C**	96. **B**	97. **A**	98. **D**	99. **E**	100. **E**

综合练习自测试卷与答案（四）

【A1、A2 型题】

1. 脂肪变最常发生的器官（　）

A. 肝　B. 心　C. 肾

D. 骨骼肌　E. 脾

2. 不易发生湿性坏疽的器官是（　）

A. 肠　B. 子宫　C. 肺

D. 四肢　E. 胆囊

3. 细胞坏死的主要形态学标志（　）

A. 细胞质的变化　B. 细胞间质的变化　C. 细胞膜变化

D. 细胞核的变化　E. 以上都不对

4. 某患者一侧输尿管结石致肾盂积水、肾萎缩，这种萎缩主要属于下列类型中的哪一种（　）

A. 营养不良性萎缩　B. 失用性萎缩　C. 生理性萎缩

D. 压迫性萎缩　E. 内分泌性萎缩

5. 下列各种细胞，哪种再生能力最强（　）

A. 血细胞　B. 心肌细胞　C. 平滑肌细胞

D. 肝细胞　E. 骨细胞

6. 心力衰竭细胞最常见于（　）

A. 右心衰竭　B. 肺褐色硬化　C. 间质性肺炎

D. 冠心病　E. 弥漫性肺纤维化

7. 术后好发血栓的部位是（　）

A. 下肢静脉　B. 颈静脉　C. 冠状动脉

D. 门静脉　E. 肾动脉

8. 血液循环中血凝块随血流运行发生血管阻塞的过程称为（　）

A. 血栓　B. 血栓栓塞　C. 血栓形成

D. 血栓转移　E. 梗死

9. 易发生贫血性梗死的脏器是（　）

A. 脾、心、肾　B. 心、脑、肠　C. 脾、心、肺

D. 肾、肠、脑　E. 肾、心、肺

10. 炎症局部的基本病变是（ ）
A. 炎症介质的释放 B. 变性、坏死、增生 C. 变质、渗出、增生
D. 血管变化及渗出物形成 E. 局部物质代谢紊乱
11. 假（伪）膜性炎症是指（ ）
A. 皮肤的纤维素性炎 B. 皮肤的化脓性炎 C. 浆膜的纤维素性炎
D. 黏膜的纤维素性炎 E. 浆膜的化脓性炎
12. 脓肿最常见的致病菌是（ ）
A. 溶血性链球菌 B. 绿脓杆菌 C. 草绿色链球菌
D. 白色葡萄球菌 E. 金黄色葡萄球菌
13. 过敏性炎症主要出现哪种炎症细胞浸润（ ）
A. 淋巴细胞 B. 中性粒细胞 C. 巨噬细胞
D. 嗜酸性粒细胞 E. 浆细胞
14. 下列哪一种疾病的病变是以变质性炎为主（ ）
A. 慢性阑尾炎 B. 肾小球肾炎 C. 蜂窝织炎
D. 大叶性肺炎 E. 急性重型肝炎
15. 判定肿瘤的性质，主要根据（ ）
A. 肿瘤的颜色 B. 肿瘤的形态 C. 肿瘤的硬度
D. 肿瘤的大小 E. 肿瘤细胞的分化程度
16. 恶性肿瘤经血行转移最常受累的器官是（ ）
A. 肺、脑 B. 肺、肝 C. 肝、脑
D. 肺、肾 E. 心、肺
17. 下列哪一项不是真正的肿瘤（ ）
A. 创伤性神经瘤 B. 霍金奇病 C. 白血病
D. 蕈样霉菌病 E. 神经母细胞瘤
18. 高分化鳞癌中最典型的特征是（ ）
A. 细胞核分裂象少 B. 形成癌巢 C. 出现角化珠
D. 网状纤维围绕癌巢 E. 实质与间质分界清楚
19. 良性高血压病最严重的并发症是（ ）
A. 左心室肥大 B. 视网膜水肿 C. 脑出血
D. 高血压性心脏病 E. 原发性固缩肾
20. 良性高血压病的基本病变是（ ）
A. 细动脉玻璃样变性 B. 动脉中层钙化 C. 小动脉硬化
D. 动脉粥样硬化 E. 血浆脂蛋白沉积在血管内膜下
21. 良性高血压脑出血的好发部位是（ ）
A. 基底节、内囊 B. 小脑 C. 中脑
D. 大脑白质 E. 大脑皮质

22. 恶性高血压病的主要病变特点是（　）
A. 细小动脉硬化　B. 动脉粥样硬化　C. 血管壁玻璃样变性
D. 病变主要发生在心脏　E. 血管壁的纤维素样坏死
23. 冠状动脉粥样硬化最常好发于（　）
A. 左旋支　B. 右冠状动脉　C. 右旋支
D. 左前降支　E. 左主干
24. 冠状动脉粥样硬化引起心肌急剧暂时性缺血缺氧属（　）
A. 心绞痛　B. 冠状动脉性猝死　C. 心肌梗死
D. 心肌劳损　E. 心肌纤维化
25. 心肌梗死是因为（　）
A. 严重感染所致　B. 心肌脂肪变性　C. 心肌暂时性缺血
D. 心肌严重持久缺血缺氧　E. 心肌慢性缺血
26. 心肌梗死最常见的并发症是（　）
A. 心力衰竭　B. 室壁瘤　C. 心律失常
D. 休克　E. 心脏破裂
27. 有关风湿病发病的描述，哪项是正确的（　）
A. 乙型溶血性链球菌直接感染　B. 乙型溶血性链球菌感染有关
C. 流感病毒直接感染　D. 流感病毒感染有关
E. 对青霉素过敏所致
28. 风湿性病变中，哪一项对机体危害最大（　）
A. 反复发作的风湿性关节炎　B. 反复发作的风湿性心包炎
C. 风湿性动脉炎　D. 反复发作的风湿性心内膜炎
E. 风湿性皮下结节
29. 某慢性肾炎患者，血压持续升高，属于（　）
A. 原发性高血压　B. 继发性高血压　C. 缓进型高血压
D. 急进型高血压　E. 缓进型高血压和急进型高血压
30. 慢性风湿性瓣膜病常见的联合瓣膜损害是（　）
A. 二尖瓣、主动脉瓣及三尖瓣　B. 二尖瓣和三尖瓣
C. 二尖瓣和主动脉瓣　D. 主动脉瓣和肺动脉瓣
E. 主动脉瓣和三尖瓣
31. 风湿病时二尖瓣上形成的赘生物，其本质是（　）
A. 白色血栓　B. 红色血栓　C. 混合血栓
D. 透明血栓　E. 延续性血栓
32. 动脉粥样硬化好发于（　）
A. 大中动脉　B. 全身静脉　C. 毛细血管
D. 全身动脉　E. 细小动脉

33. 慢性支气管炎上皮容易发生的化生是（　）

A. 黏液上皮化生　B. 移行上皮化生　C. 鳞状上皮化生

D. 杯状上皮化生　E. 肠型上皮化生

34. 下列哪一项符合小叶性肺炎（　）

A. 支气管和肺泡的卡他性炎　B. 肺泡的纤维素性炎　C. 肺上部病变较重

D. 支气管和肺泡的化脓性炎　E. 细菌多由血道播散到肺

35. 下列哪一项病变能反映大叶性肺炎的本质（　）

A. 扩展到整个肺大叶的炎症　B. 肺泡的纤维素性炎症　C. 肺的化脓性炎症

D. 肺的肉质变　E. 肺的出血性炎症

36. 乙型肝炎病毒的主要传播途径（　）

A. 经输血和血制品传播　B. 粪—口传播　C. 性接触传播

D. 经手术传播　E. 皮肤接触传播

37. 我国门脉性肝硬化的常见原因是（　）

A. 慢性酒精中毒　B. 营养缺乏　C. 毒物中毒

D. 病毒性肝炎　E. 药物中毒

38. 胃溃疡病最常见的部位是（　）

A. 胃前壁　B. 胃后壁　C. 胃大弯及胃底

D. 胃小弯近贲门处　E. 胃小弯近幽门处

39. 胃溃疡的并发症最常见的是（　）

A. 梗阻　B. 穿孔　C. 出血

D. 癌变　E. 粘连

40. 急性链球菌感染后肾小球肾炎属于（　）

A. 急性弥漫性增生性肾小球肾炎　B. 新月体性肾小球肾炎

C. 膜性肾小球肾炎　D. 膜性增生性肾小球肾炎

E. 微小病变性肾小球肾炎

41. 急性肾盂肾炎的基本病变属于（　）

A. 纤维素性炎　B. 卡他性炎　C. 急性增生性炎

D. 化脓性炎　E. 肉芽肿性炎

42. 原发性肺结核病的肺内原发病灶的好发部位是（　）

A. 肺尖部　B. 肺门部　C. 肺膈面

D. 肺上叶下部或肺下叶上部　E. 肺内弥漫性病变

43. 母亲怀孕期间感染风疹病毒，新生儿查出患先天性心脏病，说明以下哪种致病因素起作用（　）

A. 生物性因素　B. 遗传性因素　C. 先天性因素

D. 营养性因素　E. 免疫性因素

44. 引起发热的最常见的病因是（　）

A. 淋巴因子　B. 恶性肿瘤　C. 变态反应

D. 病毒感染　　E. 细菌感染

45. 健康者进入高原地区或通风不良的矿井可发生缺氧的主要原因是（　）

A. 吸入气的氧分压低　　B. 肺部气体交换差　　C. 肺循环血量减少

D. 血液携氧能力低　　E. 体循环血量减少

46. 下列哪项不是引起血浆胶体渗透压降低的病因（　）

A. 肝硬化　　B. 严重营养不良　　C. 肾病综合征

D. 恶性肿瘤　　E. 肾小球滤过率降低

47. 盛暑行军时大量出汗可发生（　）

A. 等渗性脱水　　B. 低渗性脱水　　C. 高渗性脱水

D. 水中毒　　E. 水肿

48. 碱中毒时神经－肌肉应激性增高，出现手足抽搐的发生机制是（　）

A. 血浆中游离的氢降低　　B. 血浆中游离的钾降低　　C. 血浆中游离的钙降低

D. 血浆中游离的镁降低　　E. 血浆中游离的钠降低

49. 血清钾浓度的正常范围是（　）

A. 130～150mmol/L　　B. 140～160mmol/L　　C. 3.5～5.5mmol/L

D. 0.75～1.25mmol/L　　E. 2.25～2.75mmol/L

50. 机体的正常代谢必须处于（　）

A. 弱碱性的体液环境中　　B. 弱酸性的体液环境中　　C. 较强的酸性体液环境中

D. 较强的碱性体液环境中　　E. 中性的体液环境中

51. 下列哪项是诊断脑死亡的首要指标（　）

A. 瞳孔散大或固定　　B. 脑电波消失，呈平直线　　C. 自主呼吸停止

D. 脑干神经反射消失　　E. 不可逆性深昏迷

52. 肝性脑病患者应用肠道抗生素的目的是（　）

A. 防治胃肠道感染　　B. 防止腹腔积液感染　　C. 预防肝胆系统感染

D. 抑制肠道对氨的吸收　　E. 抑制肠道细菌，减少氨产生和吸收

53. 休克缺血性缺氧期发生的急性肾衰竭属于（　）

A. 肾前性肾衰竭　　B. 肾性肾衰竭　　C. 肾后性肾衰竭

D. 急性肾小管坏死　　E. 器质性肾衰竭

54. 严重阻塞性肺气肿患者呼吸衰竭时，不宜进行高浓度吸氧是由于（　）

A. 易引起氧中毒　　B. 会使二氧化碳排出过快

C. 二氧化碳分压超过 80mmHg 时呼吸兴奋主要靠低氧刺激

D. 缺氧对呼吸中枢抑制作用大于反射兴奋作用

E. 低于 60mmHg 对化学感受器作用才明显

55. 下列哪一种情况引起的呼吸衰竭，吸氧治疗无效（　）

A. 通气障碍　　B. 弥散障碍　　C. 肺动静脉瘘

D. 死腔样通气　　E. 功能性分流

56. 休克早期“自身输液”主要是指（　）

A. 容量血管收缩，回心血量增加　B. 毛细血管内压降低，组织液回流增多

C. 醛固酮增多，钠水重吸收增加　D. 抗利尿激素增多，重吸收水增加

E. 动－静脉吻合支开放，回心血量增加

57. 高钾血症对机体的主要危害在于（　）

A. 引起肌肉瘫痪　B. 引起严重的肾功能损害　C. 引起血压降低

D. 引起严重的心律失常　E. 引起酸碱平衡紊乱

58. DIC 时引起休克与下列哪项因素无关（　）

A. 出血引起有效循环血量减少　B. 微血栓阻塞回心血量减少

C. 外周阻力降低　D. 冠状动脉内形成微血栓，致心肌收缩力减弱

E. 外周血中出现变形红细胞

59. 上消化道出血诱发肝性脑病的主要机制是（　）

A. 血浆蛋白在肠道细菌作用下产生氨增多

B. 脑组织缺血、缺氧

C. 血中苯乙醇胺和羟苯乙醇胺增加

D. 破坏血脑屏障，假性递质入脑

E. 引起失血性休克

60. 慢性肾衰竭晚期钙磷代谢障碍的特点是（　）

A. 血磷降低，血钙升高　B. 血磷正常，血钙升高

C. 血磷升高，血钙降低　D. 血磷升高，血钙正常

E. 血磷降低，血钙降低

61. 患者，男，60 岁，患动脉粥样硬化 20 余年，一年前开始双下肢发麻发凉，活动时常出现阵发性疼痛，休息后可缓解，近 1 个月左足剧痛，感觉渐消失，足趾发黑。请问左足最可能发生下列哪种病变（　）

A. 干酪样坏死　B. 干性坏疽　C. 湿性坏疽

D. 气性坏疽　E. 液化性坏死

62. 患者，女，28 岁，胎膜早破行剖宫产手术，欲进行麻醉时出现胸闷气短、发绀，继而抽搐、剧烈咳嗽、口鼻涌出粉红色泡沫痰，抽静脉血 5mL 离心镜检发现角化鳞状上皮，经抢救无效死亡。该患者最可能发生的是哪种类型栓塞（　）

A. 血栓栓塞　B. 脂肪栓塞　C. 气体栓塞

D. 羊水栓塞　E. 其他栓塞

63. 患儿，男，2 岁。阵发性哭闹一日伴呕吐，1 小时前排果酱样大便一次，右上腹触及一包块，轻触痛，医生诊断为“肠套叠”。该患儿肠管最有可能发生的严重病变是（　）

A. 淤血　B. 出血性梗死　C. 肠炎

D. 梗阻　E. 肠畸形

64. 患者，女，22 岁，因阑尾炎入院行阑尾切除术。病理检查：阑尾肿胀，浆膜面充血，可见黄白色渗出物。阑尾腔内充满脓液，镜检发现：阑尾壁各层均显著充血，水肿，大

量中性粒细胞弥漫浸润。请问该患者的阑尾发生了什么病变（　）

A. 纤维素性炎　B. 表面化脓　C. 蜂窝织炎
D. 脓肿　E. 出血性炎

【A3、A4 型题】

（65～66 题共用题干）

患者，男，50 岁，上腹隐痛伴明显消瘦 2 年余，疼痛与进食无关，黑粪 3 周入院。体格检查：消瘦，上腹软，明显触痛，左锁骨上可触及 3 个黄豆大小淋巴结，活动度差，质硬，无压疼，粪潜血实验阳性，胃镜检查见胃小弯近幽门处有一 4cm×5cm×3cm 的肿块，呈溃疡状，不规则形，边缘隆起，底部凹凸不平，伴有出血、坏死，周围黏膜皱襞中断。

65. 如何确诊该病变是良性还是恶性（　）

A. B 超检查　B. X 线检查　C. CT 检查
D. 核磁共振　E. 组织活检

66. 如果确诊是恶性肿瘤，最可能是（　）

A. 淋巴瘤　B. 胃癌　C. 肝癌
D. 食管癌　E. 肠癌

（67～68 题共用题干）

患者，男，38 岁。突然上腹部剧痛，并放射到肩部，疼痛加重 3 小时，面色苍白，大汗淋漓，急诊入院。20 多年前开始上腹部疼痛，以饥饿时明显，伴反酸、嗳气，有时大便隐血（+），5 年前疾病发作时解柏油样大便。

67. 上腹部剧痛的诊断是（　）

A. 穿孔　B. 出血　C. 癌变
D. 腹膜炎　E. 幽门梗阻

68. 上腹部疼痛，以饥饿时明显，该患者的诊断是（　）

A. 胃溃疡　B. 十二指肠溃疡　C. 胃癌
D. 痔疮　E. 阑尾炎

（69～70 题共用题干）

患者，男，57 岁，游走性关节疼痛 13 年，心悸，双下肢水肿 5 年，口唇及肢端发绀，颈静脉怒张，双肺闻及湿性啰音；心尖闻及三级粗糙收缩期杂音和雷鸣样舒张期杂音。肝肋下 3cm，颈静脉反流征（+），双下肢水肿。胸部 X 片示：肺淤血，间质性肺水肿，心界向左右扩大，心脏各房室普遍增大。

69. 该患者肺淤血的原因是（　）

A. 心悸　B. 肺水肿　C. 二尖瓣狭窄
D. 三尖瓣狭窄　E. 主动脉瓣狭窄

70. 该患者肝肋下 3cm，颈静脉反流征（+），双下肢水肿的原因是（　）

A. 左心衰　B. 右心衰　C. 左心房肥大
D. 肝淤血　E. 肝硬化

（71～72 题共用题干）

患者，女，58 岁。上腹部隐痛 2 年余，近半年来腹痛加剧，经常呕吐，食欲极差。胃镜见胃贲门处有一 4cm×4cm×5cm 大小肿块，表面有溃疡、出血。

71. 该患者最有可能的诊断是什么（　）

A. 胃出血　　B. 十二指肠溃疡　　C. 胃癌

D. 慢性萎缩性胃炎　　E. 阑尾炎

72. 该病的主要扩散途径是（　）

A. 直接蔓延　　B. 血行转移　　C. 淋巴道转移

D. 种植性转移　　E. 接触性转移

（73～75 题共用题干）

患者，女，50 天。4 天前洗澡受凉，出现发热，咳嗽，2 天前症状加重到医院就诊。体格检查：T 38.2℃，P 120 次/分，律齐，R 45 次/分，双肺可闻及细小湿啰音，血常规示 WBC 12×10^9/L，X 线检查可见双肺散在分布不规则小片状模糊阴影。

73. 该患儿诊断为何种疾病（　）

A. 肺气肿　　B. 大叶性肺炎　　C. 小叶性肺炎

D. 肺结核　　E. 非典

74. 该病常见于哪些人群（　）

A. 小儿、老年人　　B. 中年男性　　C. 青年男性

D. 中年女性　　E. 青年女性

75. 该病的基本病理变化是什么（　）

A. 化脓性炎　　B. 纤维素性炎　　C. 出血性炎

D. 肉芽肿性炎　　E. 浆液性炎

（76～77 题共用题干）

患者，男，60 岁，因心前区疼痛，并向左肩、左上肢放射 2 天就诊。入院后三天，患者突发呼吸急迫、咳粉红色泡沫状痰，经抢救无效死亡。尸检：心脏体积无明显增大，左冠状动脉前降支可见动脉硬化所致的半月形狭窄，左心室前壁和室间隔前部有数处灰黄色梗死灶。主动脉及其分支有粥样硬化病变。镜下观：冠状动脉和主动脉均见动脉粥样硬化病变，冠状动脉病变处可见血栓形成，质地较实。肺切面可挤出泡沫状的血性液体。

76. 该患者的病理诊断（　）

A. 心绞痛　　B. 心肌梗死　　C. 心肌纤维化

D. 心源性猝死　　E. 休克

77. 下列哪项不是动脉粥样硬化的病因（　）

A. 高脂血症　　B. 高血压　　C. 肺炎

D. 吸烟　　E. 高血糖

（78～79 题共用题干）

患者，男，25 岁。前日腹痛腹胀，呕吐数次，经药物治疗后缓解。今因腹胀逐渐加重，伴全身乏力就诊。体查：腹部隆起，腹软，无压痛及反跳痛，无移动性浊音。肠鸣音减弱，

ECG 示 T 波低平，病理性 U 波。

78. 该患者最有可能的诊断的是（　）

A. 高钾血症　B. 低钾血症　C. 代谢性酸中毒

D. 代谢性碱中毒　E. 肠胀气

79. 该疾病最大的死亡原因是（　）

A. 心脏骤停　B. 呼吸肌麻痹　C. 胃肠道麻痹

D. 肾脏损伤　E. 代谢性碱中毒

（80～81 题共用题干）

患者，男，42 岁，患慢性乙型肝炎 13 年，肝硬化伴腹水。近日出现烦躁不安，睡眠障碍等神经精神症状，1 天前因进食高蛋白饮食后发生昏迷入院。

80. 该患者患何种疾病（　）

A. 慢性乙型肝炎　B. 肝硬化　C. 腹水

D. 肝性脑病　E. 精神病

81. 该病可能的发病机制是（　）

A. 氨中毒学说　B. 病毒感染　C. 假小叶形成

D. 胆管阻塞　E. 精神分裂

（82～83 题共用题干）

患者，男，57 岁，游走性关节疼痛 13 年，心悸，双下肢水肿 5 年，口唇及肢端发绀，颈静脉怒张，双肺闻及湿性啰音；心尖闻及三级粗糙收缩期杂音和雷鸣样舒张期杂音。肝肋下 3cm，颈静脉反流征（+），双下肢水肿。胸部 X 片示：肺淤血，间质性肺水肿，心界向左右扩大，心脏各房室普遍增大。

82. 该患者的诊断为（　）

A. 左心衰竭　B. 右心衰竭　C. 全心衰竭

D. 肺水肿　E. 关节炎

83. 该疾病时下列哪项不是心脏本身的代偿反应（　）

A. 心率加快　B. 心肌收缩力增强　C. 心脏紧张源性扩张

D. 心室重塑　E. 血液的重新分配

【B 型题】

（84～86 题共用选项）

A. 窦道　B. 瘘管　C. 空洞

D. 溃疡　E. 糜烂

84. 肛周脓肿穿破皮肤（　）

85. 肛周脓肿一端穿透皮肤，一端穿破肛管（　）

86. 肺内干酪样坏死物液化并经支气管排出（　）

（87～89 题共用选项）

A. 淋巴道转移　B. 种植性转移　C. 血行转移

D. 扩散　　E. 直接蔓延

87. 直肠癌转移到肝属于（　）

88. 胃癌转移到盆腔壁属于（　）

89. 乳腺癌转移到腋窝下属于（　）

（90～94 题共用选项）

A. 萎缩　　B. 纤维素样坏死　　C. 肠上皮化生

D. 心肌肥大　　E. 干酪样坏死

90. 肺结核的病理变化是（　）

91. 风湿小体的病理变化是（　）

92. 慢性萎缩性胃炎出现的病理变化是（　）

93. 高血压性心脏病可以出现的病理变化是（　）

94. 动脉粥样硬化可以导致器官出现（　）

（95～98 题共用选项）

A. 高渗性脱水　　B. 低渗性脱水　　C. 等渗性脱水

D. 水中毒　　E. 水肿

95. 慢性充血性心力衰竭患者常发生（　）

96. 急性肾衰少尿期摄入水分过多可发生（　）

97. 大量呕吐未加处理者常发生（　）

98. 严重腹泻后仅补了水常发生（　）

（99～100 题共用选项）

A. 咖啡色　　B. 玫瑰红色　　C. 苍白色

D. 樱桃红色　　E. 青紫色

99. 一氧化碳中毒患者皮肤黏膜的颜色常呈（　）

100. 贫血的患者皮肤黏膜的颜色常呈（　）

答案

1. **A**　2. **D**　3. **D**　4. **D**　5. **A**　6. **B**　7. **A**　8. **B**　9. **A**　10. **C**
11. **D**　12. **E**　13. **D**　14. **E**　15. **E**　16. **B**　17. **A**　18. **C**　19. **C**　20. **A**
21. **A**　22. **E**　23. **D**　24. **A**　25. **D**　26. **C**　27. **B**　28. **D**　29. **B**　30. **C**
31. **A**　32. **A**　33. **C**　34. **D**　35. **B**　36. **A**　37. **D**　38. **E**　39. **C**　40. **A**
41. **D**　42. **D**　43. **C**　44. **E**　45. **A**　46. **E**　47. **C**　48. **C**　49. **C**　50. **A**
51. **C**　52. **E**　53. **A**　54. **C**　55. **D**　56. **B**　57. **D**　58. **E**　59. **A**　60. **C**
61. **B**　62. **D**　63. **B**　64. **C**　65. **E**　66. **B**　67. **A**　68. **B**　69. **C**　70. **B**
71. **C**　72. **C**　73. **C**　74. **A**　75. **A**　76. **B**　77. **C**　78. **B**　79. **B**　80. **D**
81. **A**　82. **C**　83. **E**　84. **A**　85. **B**　86. **C**　87. **C**　88. **B**　89. **A**　90. **E**
91. **B**　92. **C**　93. **D**　94. **A**　95. **E**　96. **D**　97. **C**　98. **B**　99. **D**　100. **C**

综合练习自测试卷与答案（五）

【A1、A2 型题】

1. 患者，男，45 岁，刺激性干咳 30 天。患者有 20 年吸烟史。你建议他做什么检查（　）
A. 活检　　B. 彩超　　C. 核磁共振
D. 组织细胞培养　　E. 痰脱落细胞学检查

2. 变态反应和寄生虫感染性炎症常见的炎细胞是（　）
A. 中性粒细胞　　B. 嗜酸性粒细胞　　C. 巨噬细胞
D. 淋巴细胞　　E. 浆细胞

3. 良性肿瘤的主要生长方式（　）
A. 浸润性生长　　B. 外生性生长　　C. 膨胀性生长
D. 缓慢生长　　E. 快速生长

4. 浸润型肺结核病变部位多位于（　）
A. 锁骨上区　　B. 肺尖部　　C. 左肺下叶
D. 肺下叶上部　　E. 肺上叶下部

5. 休克的本质是（　）
A. 心排出量升高　　B. 动脉血压不变　　C. 血容量降低
D. 外周阻力降低　　E. 微循环障碍

6. 正常人进入高原或通风不良的矿井中发生缺氧的原因是（　）
A. 吸入气体氧分压过低　　B. 外呼吸功能障碍　　C. 血液失去携氧能力
D. 组织利用氧障碍　　E. 静脉血分流入动脉血

7. 引起高钾血症最常见的原因是（　）
A. 大量溶血　　B. 大面积烧伤　　C. 输入库存血
D. 钾摄入过多　　E. 肾排钾减少

8. 易发生干性坏疽的器官是（　）
A. 肺　　B. 阑尾　　C. 膀胱
D. 四肢　　E. 子宫

9. 肉芽组织的主要成分是（　）
A. 巨噬细胞和成纤维细胞　　B. 新生毛细血管和单核细胞
C. 新生毛细血管和成纤维细胞　　D. 单核细胞、巨噬细胞和淋巴细胞形成的结节
E. 新生毛细血管和中性粒细胞

10. 诊断恶性肿瘤的主要依据是（　）

A. 肿瘤的肉眼形态　B. 肿瘤的异型性　C. 肿瘤的大小

D. 肿瘤对机体的影响　E. 肿瘤的继发改变

11. 高血压病血管壁玻璃样变主要发生于（　）

A. 大中动脉　B. 细小动脉　C. 毛细血管

D. 大静脉　E. 细静脉

12. Ⅰ期愈合的条件是（　）

A. 组织缺损大　B. 继发感染　C. 伤口哆开

D. 结痂　E. 对合整齐

13. 冠状动脉粥样硬化引起的心肌急剧性、暂时性的缺血缺氧时可导致（　）

A. 心绞痛　B. 心包炎　C. 心肌纤维化

D. 心律失常　E. 心肌梗死

14. 死亡的标志是（　）

A. 心跳停止　B. 自主呼吸停止　C. 脑死亡

D. 瞳孔散大或固定　E. 颅神经反射消失

15. 高血压病患者不会发生（　）

A. 左心室肥大　B. 颗粒性固缩肾　C. 脑出血

D. 脑水肿　E. 绒毛心

16. 左心附壁血栓脱落后可引起（　）

A. 门静脉栓塞　B. 肺动脉栓塞　C. 肝静脉栓塞

D. 脑动脉栓塞　E. 股静脉栓塞

17. 动脉粥样硬化，是属于（　）

A. 水盐代谢障碍疾病　B. 糖代谢障碍疾病　C. 脂质代谢障碍疾病

D. 蛋白代谢障碍疾病　E. 能量代谢障碍疾病

18. 大量空气迅速进入血液循环引起猝死的原因是（　）

A. 脑栓塞　B. 脑梗死　C. 肺梗死

D. 心肌梗死　E. 急性心功能衰竭和呼吸衰竭

19. 患儿，女，4 岁，因发烧，头痛和出现脑膜刺激征，诊断为流行性脑脊髓膜炎。此炎症属于（　）

A. 浆液性炎　B. 纤维素性炎　C. 化脓性炎

D. 变质性炎　E. 肉芽肿性炎

20. 下列不符合肿瘤性增生特点的是（　）

A. 异常增殖　B. 常形成肿块　C. 不能分化成熟

D. 失去机体的正常调控　E. 增生过程中需致瘤因素持续存在

21. 机化的血栓中形成新的管腔而使部分血流得以恢复的过程称（　）

A. 血栓溶解　B. 血栓机化　C. 血栓再通

D. 血栓钙化　E. 侧支循环形成

22. 患者，男，52 岁，糖尿病患者，近两月来出现左下肢第一足趾逐渐变黑、变硬、干燥、疼痛，此足趾最为可能的病变为（　）

A. 干性坏疽　B. 湿性坏疽　C. 黑色素瘤

D. 出血性梗死　E. 液化性坏死

23. 坏死与坏疽的主要区别在于（　）

A. 动脉阻塞的程度　B. 静脉回流的好坏　C. 发生的部位

D. 病变的严重程度　E. 有无腐败菌感染

24. 表面化脓、蜂窝织炎以及脓肿是根据什么区分的（　）

A. 根据脓液含量多少　B. 根据细菌种类不同　C. 根据白细胞渗出的数量

D. 根据是否形成脓腔　E. 根据致病菌和发生的部位不同

25. 瘘管（　）

A. 只有一端开口的盲管　B. 具有两个或以上开口的病理性通道

C. 多个毛囊发生的化脓性炎　D. 单个毛囊发生的化脓性炎

E. 表面或黏膜上皮坏死脱落形成较深缺损

26. 感染性肉芽肿的特征性细胞成分是（　）

A. 嗜酸性粒细胞及浆细胞　B. 淋巴细胞及巨噬细胞

C. 多核巨细胞及上皮样细胞　D. 单核巨噬细胞及中性粒细胞

E. 异物巨细胞及淋巴细胞

27. 急性炎症时局部组织肿胀的主要原因是（　）

A. 静脉充血　B. 组织细胞变质　C. 肉芽组织增生

D. 组织细胞增生　E. 血管充血及液体渗出

28. 关于炎症的叙述，下列哪项是正确的（　）

A. 致炎因子未必都是损伤因子　B. 任何机体都会发生炎症

C. 炎症反应不会损伤机体　D. 损伤不一定会引起炎症

E. 炎症是一种损伤后防御性反应

29. 细胞坏死镜下主要形态表现是（　）

A. 核固缩，核膜破裂，胞质浓缩　B. 核固缩，核碎裂，核溶解

C. 核破裂，胞质浓缩，胞核破裂　D. 核溶解，胞质浓缩，核膜破裂

E. 核碎裂，胞质浓缩，核膜破裂

30. 患者手臂被开水烫伤后红肿、疼痛，冷敷后稍减轻，但未起水疱。此种病变应被称为（　）

A. 淤血　B. 浆液性炎　C. 蜂窝织炎

D. 脓肿　E. 炎性水肿

31. 严重贫血可引起（　）

A. 循环性缺氧　B. 乏氧性缺氧　C. 血液性缺氧

D. 组织性缺氧　E. 低张性缺氧

32. 血浆［HCO_3^-］原发性降低可见于（　）

A. 代谢性酸中毒　B. 代谢性碱中毒　C. 呼吸性碱中毒

D. 呼吸性酸中毒　　E. 呼吸性酸中毒合并代谢性酸中毒

33. 某患者消化道手术后禁食一周，仅静脉输入葡萄糖盐水，此时最易发生的电解质紊乱是（　）

A. 低钾血症　　B. 低钙血症　　C. 低磷血症

D. 低镁血症　　E. 低钠血症

34. 患者口渴、尿少，尿中钠高、血清钠 >150mmol/L，其水与电解质平衡紊乱的类型是（　）

A. 高渗性脱水　　B. 低渗性脱水　　C. 等渗性脱水

D. 水中毒　　E. 水肿

35. 低渗性脱水患者皮肤弹性降低、眼窝凹陷主要是由于（　）

A. 血容量减少　　B. 细胞内液减少　　C. 细胞外液减少

D. 淋巴减少　　E. 组织间液减少

36. 脱水热产生的原因是（　）

A. 产热增加和散热减少　　B. 散热减少　　C. 产热增加

D. 体温调节中枢调定点上移　　E. 体温调节中枢功能障碍

37. 有关原发性肺结核病的描述，错误的是（　）

A. 指初次感染结核杆菌而在肺内发生的病变

B. 肺原发综合征形成

C. 可发生血行播散到各器官

D. 结核杆菌常经淋巴道引流到肺门淋巴结

E. 原发灶及淋巴结不发生干酪样坏死

38. 关于继发性肺结核病的描述，正确的是（　）

A. 多发生于儿童　　B. 病变多开始于肺中叶　　C. 病变常经血管播散

D. 常侵犯肺门淋巴结　　E. 病变易沿支气管播散

39. 子宫颈癌的癌前病变是（　）

A. 子宫颈鳞状上皮化生　　B. 子宫颈息肉　　C. 子宫颈重度糜烂

D. 子宫颈腺囊肿　　E. 子宫颈上皮内肿瘤

40. 急性弥漫性增生性肾小球肾炎肉眼表现为（　）

A. 大白肾　　B. 多囊肾　　C. 多发性小脓肿

D. 蚤咬肾和大红肾　　E. 固缩肾

41. 我国最常见的病毒性肝炎是（　）

A. 甲型肝炎　　B. 乙型肝炎　　C. 戊型肝炎

D. 丁型肝炎　　E. 庚型肝炎

42. 大叶性肺炎患者开始出现肺实变体征是在（　）

A. 充血水肿期　　B. 红色肝样变期　　C. 灰色肝样变期

D. 溶解消散期　　E. 以上都不是

43. 患者，女，55 岁，上呼吸道感染后出现流鼻涕、眼泪等症状。此炎症属于（　）

A. 浆液性炎　B. 纤维素性炎　C. 化脓性炎

D. 变质性炎　E. 肉芽肿性炎

44. 动脉粥样硬化主要发生在（　）

A. 大中动脉　B. 细小动脉　C. 毛细血管

D. 大静脉　E. 细静脉

45. 高血压病时，心脏的主要改变是（　）

A. 心肌间质有肉芽肿形成　B. 心肌有梗死灶　C. 左心室肥大

D. 左心室有疤痕形成　E. 右心室肥大

46. 大叶性肺炎的肺肉质变是由于（　）

A. 中性粒细胞渗出过多　B. 中性粒细胞渗出过少　C. 纤维素渗出过多

D. 红细胞渗出过多　E. 红细胞渗出过少

47. 有关肾病综合征的描述，下列哪项除外？（　）

A. 严重水肿　B. 高脂血症　C. 高血压

D. 低蛋白血症　E. 大量蛋白尿

48. 患者，男，24 岁，食欲差，厌油，肝大，肝区疼痛，临床诊断急性普通型肝炎，患者肝的主要病变为（　）

A. 含铁血黄素沉积　B. 肝脂肪变性　C. 肝细胞玻璃样变

D. 脂褐素沉积　E. 肝细胞胞质疏松化和气球样变

49. 肝硬化门脉高压最突出的临床表现为（　）

A. 牙龈出血　B. 黄疸　C. 腹水

D. 厌油　E. 全身乏力

50. 结核病引起的组织坏死属于（　）

A. 凝固性坏死　B. 干酪样坏死　C. 液化性坏死

D. 纤维素样坏死　E. 大片坏死

51. 下列哪项不是脑死亡的判定标准（　）

A. 自主呼吸停止　B. 颅神经反射消失　C. 脑电波消失

D. 瞳孔散大或固定　E. 心跳停止

52. 疾病的发展过程不包括（　）

A. 濒死期　B. 潜伏期　C. 前驱期

D. 症状明显期　E. 转归期

53. 损害胎儿生长发育的因素属于（　）

A. 生物性因素　B. 理化因素　C. 遗传因素

D. 先天性因素　E. 免疫因素

54. 决定肿瘤性质的主要依据是（　）

A. 肿瘤的形态　B. 肿瘤的大小　C. 肿瘤细胞的形态

D. 肿瘤的生长速度　E. 肿瘤的颜色

55. 以下属于肿瘤的是（ ）

A. 静脉瘤　B. 动脉瘤　C. 室壁瘤

D. 血管瘤　E. 炎性假瘤

56. 老年男尸，主动脉、下肢动脉及冠状动脉等内膜不光滑，有散在大小不等黄白色斑块。左股动脉及胫前动脉有不规则黄白色斑块。左下肢明显变细。左下肢发生的病变是（ ）

A. 营养不良性萎缩　B. 压迫性萎缩　C. 去神经性萎缩

D. 内分泌性萎缩　E. 失用性萎缩

57. 患者突发急性心力衰竭，抢救无效死亡。尸检见：双侧肾苍白色，混浊无光泽，包膜紧张，镜下见肾近曲小管上皮细胞体积增大，胞质内充满粉红色细微颗粒。肾发生的病变是（ ）

A. 细胞水肿　B. 脂肪变性　C. 细胞内玻璃样变

D. 脂褐素沉积　E. 含铁血黄素沉积

58. 心肌梗死患者，长期卧床休息，下肢深静脉形成血栓，若血栓脱落，可引起（ ）

A. 脑栓塞　B. 脾栓塞　C. 肾栓塞

D. 肺栓塞　E. 肠栓塞

59. 患者，男，40 岁，慢性风湿性心脏病，近日发现二尖瓣狭窄合并房颤，住院治疗。在纠正房颤后，突然发生偏瘫。患者最可能发生了（ ）

A. 脑栓塞　B. 脑出血　C. 脑血管血栓形成

D. 脑膜炎　E. 脑炎

60. 患者，男，25 岁，因外伤性脾破裂入院。手术后一直卧床休息。术后第 9 天，右小腿腓肠肌处有压痛及轻度肿胀。患者右小腿最可能发生了（ ）

A. 静脉内血栓形成　B. 动脉内血栓形成　C. 动脉栓塞

D. 静脉曲张　E. 动脉痉挛

【A3、A4 型题】

（61 ~ 63 题共用题干）

患者，女，60 岁，有高血脂和高血压病史，近日心前区发生疼痛。考虑为心绞痛。

61. 其疼痛性质应为（ ）

A. 刀割样痛　B. 阵发性针刺样痛　C. 隐痛持续数天

D. 压迫紧缩感　E. 阵发性绞痛

62. 心绞痛的发生主要是由于（ ）

A. 冠状动脉栓塞　B. 主动脉供血不足　C. 肺动脉供血不足

D. 冠状动脉痉挛　E. 心包缺血

63. 心绞痛发作时首要的处理是（ ）

A. 静脉输液　B. 口服止痛片　C. 喝少许糖水

D. 硝酸甘油舌下含服　E. 立即停止活动，安静坐下休息

（64 ~ 68 题共用题干）

患者，女，52 岁，因消瘦、腹胀、食欲缺乏入院。有慢性肝炎病史。体格检查：皮肤、

巩膜黄，腹部膨隆，移动性浊音阳性，脾肋下 2 指。

64. 最可能的诊断是（　）

A. 肝癌　B. 肝硬化　C. 肝脓肿
D. 病毒性肝炎　E. 脂肪肝

65. 血常规检查示红细胞、白细胞、血小板减少，造成此表现的主要原因是（　）

A. 上消化道大出血　B. 营养吸收障碍　C. 肾功能衰竭
D. 凝血因子合成减少　E. 脾功能亢进

66. 该病最危重的并发症是（　）

A. 肝癌　B. 肝肾综合征　C. 肝性脑病
D. 上消化道大出血　E. 脾肿大

67. 该患者应避免食用坚硬食物，其原因是（　）

A. 难消化　B. 难咽下　C. 以减轻腹水
D. 以免诱发肝性脑病　E. 以免引起食管下段静脉丛破裂

68. 该患者若出现牙龈出血，其出血原因主要是（　）

A. 凝血因子合成减少　B. 营养不良　C. 过敏反应
D. 维生素 K 缺乏　E. 造血功能障碍

（69 ~ 71 题共用题干）

患者，男，66 岁，高血压病史 20 年。近 10 多天来出现心慌、气急，咳嗽、咳粉红色泡沫痰，双肺布满湿啰音，端坐呼吸。

69. 最可能的诊断是（　）

A. 急性支气管炎　B. 肺气肿　C. 肺炎
D. 急性肺淤血　E. 支气管扩张症

70. 如患者突然发生剧烈头痛伴喷射性呕吐，应考虑（　）

A. 脑软化　B. 脑膜炎　C. 心肌梗死
D. 高血压脑病　E. 心力衰竭

71. 患者出现上题表现紧急处理中最关键的是（　）

A. 吸氧　B. 限制钠的摄入　C. 注射镇静剂
D. 降低颅内压　E. 扩充血容量

（72 ~ 75 题共用题干）

患者，男，30 岁，技师。因寒战、高热、咳嗽、咳铁锈色痰、胸痛入院。听诊，左肺下叶有大量湿啰音；触诊语颤增强；X 线检查，左肺下叶有大片致密阴影。

72. 最可能的诊断是（　）

A. 肺癌　B. 继发性肺结核病　C. 大叶性肺炎
D. 硅肺　E. 原发性肺结核病

73. 该病患者咳铁锈色痰是由于痰中含有（　）

A. 红细胞　B. 纤维素　C. 含铁血黄素
D. 中性粒细胞　E. 巨噬细胞

74. 该患者血象（　）

A. 嗜酸性粒细胞增加　　B. 单核细胞增加　　C. 淋巴细胞增加
D. 中性粒细胞增加　　E. 嗜碱性粒细胞增加

75. 该病不会发生（　）

A. 肺肉质变　　B. 肺脓肿　　C. 脓胸
D. 肺褐色硬化　　E. 中毒性休克

（76～78 题共用题干）

患者，男，24 岁。因石块砸伤右下肢 3 小时急诊入院。急性痛苦病容。脸色苍白，前额、四肢冷湿，BP 96/70mmHg，P 96 次/分，R 28 次/分、急促。神志清楚、烦躁不安、呻吟。尿少、尿蛋白（++）。右下肢小腿部肿胀，有骨折体征。

76. 患者出现了（　）

A. 缺氧　　B. 休克　　C. 贫血
D. 肾功能衰竭　　E. 呼吸衰竭

77. 该患者所处时期微循环灌流特点（　）

A. 少灌少流，灌少于流　　B. 多灌少流，灌多于流
C. 多灌多流，灌多于流　　D. 灌而少流，灌少于流
E. 不灌不流，灌流相等

78. 该患者扩容时应遵循（　）

A. 失多少，补多少　　B. 需多少，补多少　　C. 宁多勿少
D. 宁少勿多　　E. 血压变化不明显时可不必补液

【B 型题】

（79～82 题共用选项）

A. 苍白色　　B. 樱桃红色　　C. 青紫色
D. 玫瑰红色　　E. 咖啡色（青灰色）

79. 高铁血红蛋白血症（　）

80. 贫血（　）

81. 淤血（　）

82. 一氧化碳中毒（　）

（83～85 题共用选项）

A. 结核杆菌　　B. 溶血性链球菌　　C. 肺炎球菌
D. 人乳头瘤病毒　　E. 金黄色葡萄球菌

83. 结核病的致病菌是（　）

84. 肺脓肿最常见的致病菌是（　）

85. 宫颈癌最常见的致病菌是（　）

（86～87 题共用选项）

A. 细胞内液　　B. 细胞外液　　C. 血浆

D. 淋巴　　E. 细胞内、外液

86. 低渗性脱水时丢失的体液主要是（　）

87. 高渗性脱水时丢失的体液主要是（　）

（88～92 题共用选项）

A. 变质性炎　　B. 浆液性炎　　C. 纤维素性炎

D. 化脓性炎　　E. 增生性炎

88. 痈是（　）

89. 肾小球肾炎是（　）

90. 大叶性肺炎是（　）

91. 结核性胸膜炎造成胸水是（　）

92. 病毒性肝炎是（　）

（93～96 题共用选项）

A. 梗死灶呈节段性　　B. 梗死灶呈锥形　　C. 梗死灶呈地图状

D. 梗死灶易液化　　E. 梗死灶呈化脓性

93. 脾梗死（　）

94. 心肌梗死（　）

95. 肠梗死（　）

96. 脑梗死（　）

（97～100 题共用选项）

A. 肝硬化　　B. 急性普通型肝炎　　C. 急性重型肝炎

D. 脂肪肝　　E. 重度慢性普通型肝炎

97. 桥接坏死（　）

98. 点状坏死（　）

99. 大片坏死（　）

100. 假小叶（　）

答案

1. **E**	2. **B**	3. **C**	4. **B**	5. **E**	6. **A**	7. **E**	8. **D**	9. **C**	10. **B**
11. **B**	12. **E**	13. **A**	14. **C**	15. **E**	16. **D**	17. **C**	18. **E**	19. **C**	20. **E**
21. **C**	22. **A**	23. **E**	24. **E**	25. **B**	26. **C**	27. **E**	28. **E**	29. **B**	30. **E**
31. **C**	32. **A**	33. **A**	34. **A**	35. **E**	36. **B**	37. **E**	38. **E**	39. **E**	40. **D**
41. **B**	42. **B**	43. **A**	44. **A**	45. **C**	46. **B**	47. **C**	48. **E**	49. **C**	50. **B**
51. **E**	52. **A**	53. **D**	54. **C**	55. **D**	56. **A**	57. **A**	58. **D**	59. **A**	60. **A**
61. **D**	62. **D**	63. **E**	64. **B**	65. **E**	66. **D**	67. **E**	68. **A**	69. **D**	70. **D**
71. **D**	72. **C**	73. **C**	74. **D**	75. **D**	76. **B**	77. **A**	78. **B**	79. **E**	80. **A**
81. **C**	82. **B**	83. **A**	84. **E**	85. **D**	86. **B**	87. **A**	88. **D**	89. **E**	90. **C**
91. **B**	92. **A**	93. **B**	94. **C**	95. **A**	96. **D**	97. **E**	98. **B**	99. **C**	100. **A**

参考文献

［1］李玉林．病理学［M］.8 版．北京：人民卫生出版社，2013.

［2］王建枝，殷莲华．病理生理学［M］.8 版．北京：人民卫生出版社，2013.

［3］步宏．病理学与病理生理学［M］.3 版．北京：人民卫生出版社，2012.

［4］陈命家，易慧智．病理学与病理生理学［M］.北京：人民卫生出版社，2016.

［5］付莉，江桃桃．病理学与病理生理学［M］.北京：人民卫生出版社，2016.

［6］周洁．病理学［M］.2 版．北京：科学出版社，2018.

［7］“医行天下”医学学习记忆编委会．病理生理学——听课、记忆与测试［M］.上海：第二军医大学出版社，2009.

［8］“医行天下”医学学习记忆编委会．病理学——听课、记忆与测试［M］.上海：第二军医大学出版社，2009.

［9］魏保生，吴秀贞．病理学笔记［M］.3 版．北京：科学出版社，2017.

［10］魏保生．病理生理学笔记［M］.3 版．北京：科学出版社，2014.

［11］李良．轻松学习病理学［M］.2 版．北京：北京大学医学出版社，2014.

［12］孟凡星，高维娟．轻松学习病理生理学［M］.2 版．北京：北京大学医学出版社，2015.